POR QUE ~~NÃO~~ CONSIGO EMAGRECER?

Desire Coelho

POR QUE ~~NÃO~~ CONSIGO EMAGRECER?

Um olhar sobre corpo, comportamento e alimentação

1ª reimpressão

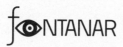

Copyright © 2021 by Desire Ferreira Coelho

O selo Fontanar foi licenciado para a Editora Schwarcz S.A.

Grafia atualizada segundo o Acordo Ortográfico da Língua Portuguesa de 1990, que entrou em vigor no Brasil em 2009.

CAPA Joana Figueiredo

PREPARAÇÃO Letícia Féres e Adriane Piscitelli

REVISÃO Clara Diament, Luciane H. Gomide e Julian F. Guimarães

Dados Internacionais de Catalogação na Publicação (CIP)
(Câmara Brasileira do Livro, SP, Brasil)

Coelho, Desire Ferreira
    Por que não consigo emagrecer? : Um olhar sobre corpo, comportamento e alimentação / Desire Ferreira Coelho. — Iª ed. — São Paulo : Fontanar, 2021.

    ISBN 978-85-8439-264-3

    I. Alimentação saudável 2. Comportamento – Modificação 3. Corpo – Peso – Controle 4. Dietas 5. Emagrecimento 6. Hábitos alimentares 7. Saúde – Promoção I. Título.

21-86033	CDD-613.25

Índice para catálogo sistemático:
1. Emagrecimento e mudança comportamental : Promoção de saúde 613.25

Cibele Maria Dias – Bibliotecária – CRB-8/9427

Todos os direitos desta edição reservados à
EDITORA SCHWARCZ S.A.
Rua Bandeira Paulista, 702, cj. 32
04532-002 — São Paulo — SP
Telefone: (11) 3707-3500
facebook.com/Fontanar.br
instagram.com/editorafontanar

*Aos meus avós, Lourdes e Manoel,
responsáveis por muitas das minhas
melhores memórias, à mesa e fora dela.*

Sumário

Emagrecer é uma questão de força de vontade! 11

PARTE I —AS CONFUSÕES A RESPEITO DA PERDA DE PESO E SAÚDE

1. Será que você precisa perder peso? 17
Sobre o peso corporal 18
Existe um peso ideal?. 20
Como funciona a perda de peso com as dietas restritivas 27
O que ganhamos quando o peso aumenta?. 31

2. Por que você quer emagrecer? 34
Sempre fui mais magro e, depois que engordei, não me encaixo nesse
novo corpo 35
Acho lindo ser magro e quero melhorar minha autoestima 36
Briguei a vida inteira com a balança e agora acho que estou pronto
para mudar 41
Sobre motivação 44
Melhorar a minha saúde 48

3. Seu corpo não é massinha de modelar! 49
Existe um percentual de gordura ideal? 51
Me diga onde estás que te direi quem és 54
Por que eu engordo sempre no mesmo lugar? 57

4. Uma ciência exata, mas também de humanas 60
Mudança de comportamento 61

PARTE II — COMO O NOSSO CORPO FUNCIONA: O QUE MOSTRAM
OS ESTUDOS SOBRE EMAGRECIMENTO, DIETAS E EXERCÍCIO

5. Como nosso corpo emagrece? 69
Gaste mais, coma menos! 72

6. Gastar mais — a complexa matemática do nosso corpo 74
É possível acelerar o metabolismo? 79
Como o exercício afeta o peso e o emagrecimento? 85
Então como escolher? 89
Por que nem todo mundo emagrece com o treinamento? 90

7. Exercício ou dieta restritiva? 98
Então preciso comer menos? 99

8. Como as dietas restritivas "funcionam" 102
Dietas restritivas são preditoras de ganho de peso 112
Efeito da restrição alimentar na adaptação metabólica 115
É possível diminuir ou evitar a adaptação metabólica? 117
Aumento da fome física 118

9. Você quer emagrecer, mas será que seu corpo também quer? 122
Existe um peso corporal padrão? 122
Nem todo corpo quer engordar! 132
Cuide da sua massa magra 134

PARTE III — RECONSTRUINDO A (BOA) RELAÇÃO COM O SEU CORPO

10. Você está garantindo o básico? 141
Sono ruim 142
Restringir a alimentação 146
Sobre a mente restritiva e classificação de alimentos como bons e ruins ... 150

11. Por que você come? 155
Fome homeostática ou fome física 156
Fome não homeostática, a vontade de comer 162
Por que gostamos de comer? 163
A influência da nossa história de vida 169
Comfort food 171
Fator cultural e como o comer é recheado de significados 174
A alimentação é um modo de pertencimento 175

12. Identificando as diferentes fomes 178
Eu sinto fome o dia inteiro! 183
Sobre os guias 186
Descobrindo sua necessidade diária de proteína 188
Entender seu cronotipo é entender sua fome física 190

Como está sua fome no fim de tarde? 192
Longe dos olhos, longe do estômago 193
Não coma em pé 194
Avalie e reavalie 194

13. Saciação e saciedade: você sabe a diferença? 196
O que sacia uma pessoa pode não saciar a outra 197
GLP-1, o hormônio da vez 199
Glicose e insulina 200
Nutrição individualizada 201
Unindo a saciação e a saciedade 202
Você sabe o que é a microbiota intestinal? 207
O que sabemos? 209
Modulando a microbiota intestinal 211
Diversidade na comida das bactérias (e na sua!) 212
Outros fatores que influenciam na saciação e na saciedade 214
Suas crenças influenciam sua saciedade. Sim, você leu certo... 216
Saciação 218
Saciedade 230

14. Por que eu como mesmo estando saciado? 235
Dopamina e serotonina: o conflito entre prazer e felicidade 237
Dopamina e alimentação 240

15. Vício em comida e em comer 244
O aspecto genético 250
Vício em comer 254

16. Sobre o comer emocional 255
17. Como o estresse e a ansiedade afetam nossa alimentação e vice-versa . . . 264
Como lidar com o estresse e a ansiedade 267

18. Entendendo os episódios de exagero e o comer emocional 270
19. Impulsividade, autocontrole e força de vontade 283
Genética e autocontrole 285
Aspectos cognitivos 286
Influência dos hormônios 287
Contexto das escolhas. 288
Como a alimentação influencia nossa capacidade de escolha 297
Sabotagem e autossabotagem! 299

20. Quem sou eu? 304
21. Como traçar suas metas 318
Como foi o seu processo de ganho de peso? 319
Emagrecimento saudável não significa abdome definido! 321
Metas baseadas no volume corporal 321

Como é a sua genética? 322
Suas principais metas devem ser de comportamentos 323
Tenha em mente as principais barreiras 323
Traçando o plano de ação 325

22. Velocidade de emagrecimento e manutenção 333
Emagrecimento rápido × devagar 337

23. Ame a sua versão saudável 343

Agradecimentos 345
Notas 347
Referências bibliográficas 365

Emagrecer é uma questão de força de vontade!

(Autor: alguém que não entende
nada sobre emagrecimento)

Quantas vezes você já ouviu essa frase?

Eu já era formada em Esporte pela USP quando terminei a faculdade de Nutrição. Nessa época, também terminei o curso de aprimoramento em Transtornos Alimentares, no qual aprendi muito sobre dietas e sobre comportamento alimentar. Depois, no mestrado e doutorado, estudei a regulação do tecido adiposo após a lipoaspiração. Estava determinada e tinha certeza de que, unindo tudo o que havia aprendido, conseguiria ajudar as pessoas a ter mais saúde e um relacionamento melhor com a comida e com o corpo.

Porém, em um dos primeiros locais onde trabalhei, encontrei como prática a prescrição de dietas com baixo teor de gordura, que deveriam ser seguidas com rigor. Prescrever mais de 10% ou 15% de gordura era motivo de grande discussão, situação na qual me vi algumas vezes. Apesar de não concordar com visões extremistas sobre a alimentação, essa foi uma época muito enriquecedora para entender o que me motivava e o modo como queria seguir na minha profissão. Ali fui entendendo o que fazia sentido para mim, unindo ciência e valores pessoais.

Quando me senti pronta, fui buscar meu próprio caminho, decidida a aproximar meus conhecimentos sobre emagrecimento e sobre comportamento alimentar, adquiridos depois de anos de estudo. Esse percurso me mostrou coisas importantes, como o fato de que a abordagem simplista, imediatista e julgadora de muitos profissionais afasta as pessoas de alcançarem seus objetivos em relação a uma vida mais saudável. Neste livro apresento o que aprendi em meu caminho.

As pessoas se julgam e se criticam o tempo todo ao verem, principalmente nas mídias sociais, os outros parecendo felizes, desfilando corpos conquistados, como já supõem, com determinação, força de vontade e autocontrole. Mas minha prática profissional mostra que muitas vezes as pessoas não são sinceras em relação ao que fazem, nem ao preço que pagam — seja financeiro, físico ou emocional — para atingir aquele resultado.

Penso que está na hora de fazermos uma autorreflexão para entender melhor dois dos relacionamentos mais duradouros da nossa vida: o que temos com o próprio corpo e com a comida. Sim, o modo como interagimos conosco e com a comida é um relacionamento, e, como todo bom relacionamento, requer atenção, compreensão e dedicação.

Acho importante avisar que, apesar de abordar pontos característicos de algumas dietas, o foco deste livro não é falar de modo específico sobre o que comer. O livro *A dieta ideal* já trata desse tema. Eu o escrevi em 2015, em parceria com Marcio Atalla, conceituado profissional da área da saúde que trabalha incessantemente para aumentar a prática de atividade física no nosso país. Nele, abordamos diversos aspectos da alimentação e mostramos que a dieta ideal não é única ou universal: ela depende de diversos fatores que vão muito além da contagem de calorias e considera o meio em que a pessoa vive, sua história de vida e suas preferências. Se é o que procura, *A dieta ideal* vai ajudar você.

Vamos falar com sinceridade sobre outro ponto? É muito fácil encontrar uma dieta na internet ou nas revistas, e talvez você já tenha posto várias delas em prática. E é comum ter passado por diversos profissionais, na esperança de que algum deles o ajude. Mas... será que deu certo? A sensação de que está sempre tentando, sempre buscando alternativas, pode ser muito desgastante e até angustiante, principalmente quando você não consegue atingir os resultados que deseja.

Para entender como essa sensação pode ser sufocante, gostaria de fazer uma analogia. Imagine que você está dentro do mar, brigando com as ondas para tentar voltar à areia, e quanto mais você luta, mais a corrente o leva para o mesmo lugar. Quando está recuperando o fôlego, de repente, vem outra onda. Você se recompõe, volta a lutar, mas tudo parece se repetir. Às vezes você consegue avançar alguns metros, mas, dependendo da intensidade da corrente, você retrocede e precisa reiniciar todo o processo. Por quanto tempo conseguirá lutar contra o mar, contra a força da natureza?

Para piorar, enquanto está se esforçando, você consegue ver pessoas conseguindo sair. Algumas até parecem ter facilidade, e você nota que várias já estão na areia. Ao olhar para esse cenário, muitas vezes você se empolga, mas pode ser também que desanime e sinta que as pessoas estão rindo de você, que ainda está ali "tomando caldo". Por quanto tempo ainda conseguirá lutar?

A sensação de tentar emagrecer e não conseguir pode lembrar a de lutar contra ondas que o afundam, ao mesmo tempo que é julgado por todos que já estão na praia.

Mas não se engane, você não está sozinho. Se olhar um pouco para o lado, perceberá que está cercado de pessoas como você, que tentam seguir dietas aparentemente promissoras. Tentam perder peso, mas, além de não alcançarem o sucesso esperado, por vezes veem o peso aumentar. Nesses casos, questionamentos como os que indico a seguir são muito comuns e serão tratados neste livro. Você se identifica com algum deles?

- "Por que é tão difícil perder os últimos quilinhos?"

- "Treino muito, mas não perco peso."

- "Sinto que melhoro, mas depois volta tudo ao que era antes."

- "Não consigo controlar a alimentação."

- "Eu só penso em comida!"

- "Consigo me manter focado durante o dia, mas à noite exagero."

- "Quando começo a comer não consigo parar."

- "Estou estagnado e não sei o que fazer."

Esta leitura pode ser desafiadora em alguns momentos. Para entender o porquê de você não conseguir emagrecer, quero que você reflita sobre sua história, questione-se sobre alguns conceitos que você tem sobre o seu corpo, a sua alimentação e o seu relacionamento com eles.

Sim, existem pessoas que falam que querem emagrecer, mas não se esforçam, não têm força de vontade. Muitas, porém, se dedicam, mas não observam o resultado desejado. Aqui neste livro você vai entender um pouco mais sobre seu corpo e sobre alguns comportamentos que você tem e que boicotam o seu processo. Abordarei o processo de emagrecimento, suas barreiras e dificuldades, sejam elas genéticas, fisiológicas ou comportamentais, que não só você mas muitas outras pessoas encontram. Esses são temas complexos na ciência, e traduzi-los e resumi-los para uma linguagem acessível para pessoas que não são especialistas é uma tarefa desafiadora. Mas faço isso para que você seja capaz de entender os múltiplos fatores que envolvem o processo de emagrecimento. E você perceberá que muito do que se fala sobre esse assunto está errado.

Acho importante esclarecer o que você não encontrará neste livro. Aqui não tem a famosa "receita de bolo". Não tenho respostas simples ou fórmulas milagrosas de emagrecimento. Eu adoraria poder prometer coisas assim, mas, sejamos honestos, sabemos que todas elas não passam de um caminho direto para o seu bolso. Cada processo é único, e meu objetivo é ajudar você a entender, por meio de exemplos e casos, um pouco mais sobre o *seu* caminho e as barreiras que *você* enfrenta.

O que posso garantir é que quanto mais honesto e realista você for, mais próximo estará de traçar estratégias mais realistas e que levem em consideração sua saúde física e emocional.

É importante dizer que este livro tem como objetivo tratar de emagrecimento com foco em saúde. Então, se você busca emagrecimento por fins puramente estéticos e acha que para ter saúde é preciso ser magro e que qualquer pessoa com força de vontade consegue chegar lá e manter o peso, respire fundo, deixe as emoções de lado e esteja preparado para desfazer algumas crenças. Mas, para isso, esteja com a mente e o coração abertos!

Vamos lá?

PARTE I

AS CONFUSÕES A RESPEITO DA PERDA DE PESO E SAÚDE

Aos 20 anos: Ela olha pra si mesma e se vê muito gorda, muito magra, muito alta, muito baixa, cabelo muito liso, muito encaracolado, decide sair, mas vai sofrendo.

Aos 30 anos: Ela olha pra si mesma e se vê muito gorda, muito magra, muito alta, muito baixa, cabelo muito liso, muito encaracolado, mas decide que agora não tem tempo pra consertar; então vai sair assim mesmo.

Aos 40 anos: Ela olha pra si mesma e se vê muito gorda, muito magra, muito alta, muito baixa, cabelo muito liso, muito encaracolado, mas diz: pelo menos eu sou uma boa pessoa, e sai mesmo assim.

Aos 50 anos: Ela olha pra si mesma e se vê como é. Sai e vai pra onde ela bem entender.

Aos 60 anos: Ela se olha e lembra de todas as pessoas que não podem mais se olhar no espelho. Sai de casa e conquista o mundo.

Aos 70 anos: Ela olha pra si mesma e vê sabedoria, risos, habilidades. Sai para o mundo e aproveita a vida.

Aos 80 anos: Ela não se incomoda mais em se olhar. Põe simplesmente um chapéu de flor e vai se divertir com o mundo. Talvez devêssemos pôr aquele chapéu de flor mais cedo!

Texto atribuído a Erma Bombeck, trecho "Chapéu de flor"

1. Será que você precisa perder peso?

Às vezes me deparo com perguntas como: "Quem não quer perder uns quilinhos?". Parece até que estão falando de algo simples, como "Quem não quer comprar com desconto?". É tão comum as pessoas falarem que querem perder peso que isso praticamente virou a norma.

É preocupante quando pessoas relatam que só serão felizes se pesarem X quilos. Por vezes, vejo metas rígidas e inatingíveis de peso sendo traçadas e chego a ficar perplexa pensando como essas pessoas conseguiriam ter tanto controle sobre o corpo. Mas logo lembro que elas não conseguem, o que se torna fonte de insatisfação e uma luta eterna. A verdade é que é impossível ter o controle que desejaríamos, e que muitos acham que têm, sobre o próprio corpo.

Para começar, é fundamental explicar duas coisas que as pessoas tratam como se fossem iguais, mas não são: perder peso e emagrecer. Você sabe a diferença entre os dois?

O QUE É EMAGRECER?

Muita gente confunde emagrecer com perder peso corporal. *Emagrecer* significa *se tornar mais magro*. Isso pode ser conseguido:

1. Perdendo gordura corporal, principalmente aquela estocada no tecido adiposo;
2. Ganhando massa magra, porque proporcionalmente seu corpo estará mais magro.

Perceba se você:

- ganhou 2kg de massa magra e perdeu 2kg de gordura, o peso indicado na balança se manterá inalterado, mas você emagreceu;
- perdeu 2kg de gordura e ganhou 3kg de massa magra, a balança mostrará que está 1kg mais pesado, mas você estará mais magro;
- perdeu 2kg de massa magra, então não só não emagreceu, como ainda engordou proporcionalmente, uma vez que, para um peso corporal menor, agora você tem mais massa gorda.

Exatamente por isso a balança é um péssimo referencial.

Importante ressaltar que neste livro você perceberá que, ao citar estudos, algumas vezes apresento apenas os dados de peso corporal. Apesar de não me agradar, quando isso acontece significa que não há, nos estudos pesquisados, informações sobre a composição corporal, ou seja, a quantidade de massa magra e massa gorda, o fator que considero mais importante.

Usar apenas o peso corporal como referência é um problema e a seguir explicarei mais sobre isso.

SOBRE O PESO CORPORAL

Você já percebeu que seu peso corporal varia diariamente? Apesar de gerar certo desconforto em algumas pessoas, essa variação acontece com todo mundo e ocorre por motivos diversos.

Em condições normais, o peso corporal mais baixo é atingido ao acordar, logo após a primeira urina da manhã. Depois, considerando uma rotina alimentar padrão, o peso corporal aumenta, sendo normal uma variação de 1kg a 1,5kg em um mesmo dia, ou até mais, dependendo do organismo e das circunstâncias.

A quantidade de água corporal é o fator que mais influencia o peso no curto prazo. Ela, por sua vez, pode variar de acordo com a alimentação, a quantidade de suor e até as oscilações hormonais. Apesar de muitos saberem disso, geralmente ao subir na balança e perceber um pequeno aumento de peso, as pessoas têm certeza de que engordaram — e se angustiam com isso.

Um exemplo de como nosso peso oscila facilmente é o fato de que, se você beber 500 mililitros de água, notará o aumento de 500 gramas na balança. Você engordou? É certo que não. Além disso, se na noite anterior você ingeriu bebida alcoólica[1] ou comida mais salgada, seu corpo vai reter mais água nas horas seguintes. É um processo natural de regulação corporal e, nesse caso, você estará mais pesado, não mais gordo.

PARA ENTENDER UM POUCO MAIS

Cerca de 70% do nosso corpo é composto de água. De modo geral, ele mantém a concentração de água bem regulada. A retenção ocorre quando o corpo passa a acumular uma quantidade maior de água em alguns locais, como estratégia para manter o equilíbrio. Um dos principais motivos para esse acúmulo é o aumento na concentração de sódio.[2] Quando isso acontece, o corpo retém água para a taxa de sódio no sangue se manter estável.

Além disso, nas mulheres, a variação hormonal ocasionada pelo ciclo menstrual pode aumentar a retenção de líquido, o que leva a um ganho de peso geralmente às vésperas do primeiro dia do ciclo que tende a se normalizar com o término da menstruação.[3]

Outras condições também podem ocasionar retenção de água,[4] como problemas circulatórios, renais e cardíacos e o uso de medicamentos como corticoides. Se sentir que tem retenção aumentada ou se tiver dúvidas, procure um médico.

Além da retenção de água e da variação hormonal, há diversos fatores que podem influenciar o peso sem ter relação direta com o ganho de gordura. Não é possível saber só pela balança se você engordou ou emagreceu, e sim se você está mais leve ou pesado. Por isso, utilizá-la como único parâmetro para medir se avançou em seu objetivo pode ser um grande erro. Isso porque, além de o peso oscilar constantemente, como veremos nos próximos capítulos, sua regulação é bem mais complexa do que podemos imaginar.

EXISTE UM PESO IDEAL?

Muitas pessoas acreditam que há um peso saudável ideal, que varia conforme a altura. Mas essa relação não existe. O que há é uma faixa de peso ideal.

Para entender, veja o gráfico a seguir. Ele é um compilado de dados extraídos de estudos publicados sobre a relação entre o peso corporal e o risco de morte. Foram estudadas milhões de pessoas com o objetivo de estabelecer uma relação entre risco de morte e peso corporal, a partir do Índice de Massa Corporal (IMC).[5]

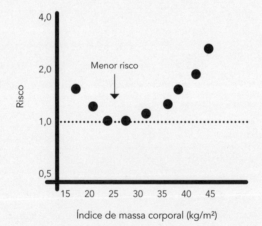

FONTE: Traduzido e adaptado de GBD 2015 Obesity Collaborators, "Health Effects of Overweight and Obesity in 195 Countries over 25 Years", 2017; Bhaskaran et al., "Association of BMI with overall and cause-specific mortality: A population-based cohort study of 36 million adults in the UK, 2018; THE GLOBAL BMI MORTALITY COLLABORATION, "Body-Mass Index and All-Cause Mortality: Individual Participant-Data Meta-Analysis of 239 Prospective Studies in Four Continents", 2016.

Perceba que a figura está quase no formato da letra *u*. Quanto mais perto do eixo horizontal, menor é o risco de morte. Isso acontece entre o IMC 21 e 27.

A tabela a seguir mostra como o IMC é classificado:

Categoria	IMC
Abaixo do peso	Abaixo de 18,5
Peso adequado ou eutrofia	de 18,5 a 24,9
Sobrepeso	de 25,0 a 29,9
Obesidade Grau I	de 30,0 a 34,9
Obesidade Grau II	de 35,0 a 39,9
Obesidade Grau III	40,0 e acima

FONTE: Organização Mundial da Saúde, disponível em: <www.euro.who.int/en/health-topics/disease-prevention/nutrition/a-healthy-lifestyle/body-mass-index-bmi>.

De acordo com essa classificação, o peso considerado adequado, de eutrofia, seria referente ao IMC entre 18,5 e 24,9. O sobrepeso está relacionado com o IMC entre 25 e 29,9, e a obesidade, acima desse valor. Muitas vezes o IMC de eutrofia é chamado de "peso normal", entretanto, como o uso dessa expressão pode levar a erros de interpretação sobre o que é saudável ou não, usarei o termo eutrofia ao longo do livro.

Voltando aos estudos citados,[6] foi verificado que o *menor risco de morte está entre o IMC classificado como normal até o que é considerado sobrepeso*. Isso mesmo, inclusive *o que é considerado sobrepeso*. Estudos similares apresentaram resultado muito parecido, mesmo quando o risco foi separado por doenças — cardiovasculares, metabólicas e alguns tipos de câncer.

Esse dado é importante para desmistificar a relação entre IMC, peso adequado e risco aumentado de doenças e até de morte, que é um dos motivos que levam as pessoas a procurar formas de perder peso. O que esse estudo mostra é que essa busca talvez não seja necessária.

Ao analisar o gráfico, verificamos que o maior risco de morte está acima do IMC 32, que, conforme a tabela acima, é classificado como obesidade grau I. Porém, o que passa despercebido para muitos é que o risco de morte de uma pessoa obesa é praticamente o mesmo de uma pessoa com IMC 18, ou seja, classificada como abaixo do peso. Esse é o IMC, por exemplo, de uma pessoa com 1,70 metro e 52kg. Em nossa sociedade ela dificilmente será julgada como grupo de risco. Aliás, frequentemente acontece o oposto — essas características são símbolo de saúde e beleza. Porém, uma pessoa com IMC 32 — que tem os mesmos 1,70 metro, mas pesa 93kg — seria julgada de forma muito diferente. Entretanto, segundo o estudo, ambas estão sob risco similar. *Sendo assim, esse é um julgamento pautado em saúde ou estética?* Vale comentar que a variação do IMC está relacionada a diferentes causas de morte. Enquanto o IMC alto está relacionado a mortes ocasionadas por doenças crônicas — como diabetes e doenças cardiovasculares que estão diretamente associadas ao ganho de gordura —, pessoas com baixo peso e, consequentemente, baixo IMC têm risco aumentado por outros tipos de doenças, como, por exemplo, as infecciosas.

O IMC é uma ferramenta útil apenas para avaliar grandes populações em estudos com centenas ou milhares de participantes, mas é muito limitada para avaliar indivíduos. Para se ter uma ideia da limitação de ter como referência IMC e peso corporal isolado, um estudo recente de alta qualidade verificou que, enquanto o aumento de massa gorda pode implicar até 50% no aumento do risco de morte, o aumento de massa magra diminui o risco em até 30%.[7] Agora imagine uma pessoa que ganhou 5kg de peso corporal. Para a balança e para o cálculo do IMC, esse aumento pode fazer com que ela pense que seu risco aumentou. Mas, se o ganho foi de massa magra — porque a pessoa está treinando mais, por exemplo —, o risco dela, na verdade, diminuiu. Quantas pessoas começam a treinar e desanimam por não verem diminuir o número na balança? Nesses casos, pode ser que a pessoa tenha ganhado um pouco de massa magra e perdido gordura. O peso não mudou, mas a composição corporal e o risco, sim!

Sendo assim, mais do que fixar certo peso, entenda sua composição corporal e, acima de tudo, que o peso corporal sofre flutuações. Entenda seu corpo e a faixa de peso na qual ele transita. Pensar em uma faixa de peso faz muito mais sentido do que estabelecer uma única medida.

Se esse estudo ainda não convenceu você a se libertar da balança, espero conseguir fazer isso ao longo do livro. Mas saiba desde já que seu histórico de saúde é muito mais importante que seu peso corporal ou o IMC.

Se você:

- tem peso estável há muitos meses ou anos;

- tem uma alimentação de qualidade;

- é fisicamente ativo;

- está saudável, com check-up em dia, sem uso de medicamentos; e

- consegue realizar atividades rotineiras com disposição e sem dores,

isso significa que você está saudável do ponto de vista fisiológico. Porém, se você não cumpre algum desses pré-requisitos, pode ser que seu risco de desenvolver alguma doença esteja aumentado. Nesses casos, em vez de focar na perda de peso, na minha opinião, e na de muitos outros especialistas, o mais indicado é colocar metas baseadas nos seus hábitos e na composição corporal — aí sim emagrecendo.

Para mostrar como perder peso é simples, criei um guia para ilustrar como é se basear somente no peso corporal.

GUIA PRÁTICO (ENGANOSO E SENSACIONALISTA) DE PERDA DE PESO

Aviso aos leitores: este guia é só uma brincadeira! Serve apenas para mostrar, de forma irônica, como o peso pode variar sem que isso signifique a diminuição da gordura corporal. Não tem relação alguma com emagrecimento ou com saúde. Na verdade, a prática de alguns destes pontos está relacionada com o risco de desenvolver transtornos alimentares. Se você acredita que se encaixa nesse perfil, procure ajuda.

1. SUAR E DESIDRATAR

Você já viu em academias pessoas que chegam, se pesam, treinam e se pesam de novo. Na ingenuidade, acham que a diferença na balança mostra o quanto o treino foi eficaz, mas isso não é verdade. A diferença indica basicamente a quantidade de líquido que perderam, principalmente, através do suor. Se beberem exatamente a mesma quantidade de água para se reidratar, pronto, a diferença some. Ou seja, após o treino você está mais leve pois perdeu suor e talvez esteja desidratado.

Aliás, sabia que existem pessoas que não perdem ou até ganham peso quando treinam? Isso porque tomaram tanto líquido durante a sessão que, ao final, ingerem mais do que suaram. Isso não significa que engordaram treinando. E em pouco tempo o corpo se reequilibrará, eliminando o excesso de água.

Inclusive, essa é uma técnica utilizada por modalidades de lutas cujas categorias são determinadas pelo peso dos atletas. Alguns lutadores de MMA chegam a perder mais de 10kg em um dia. Como você deve estar pensando, isso não é nada saudável — há diversos casos de atletas que morreram durante esse procedimento. Cientes de que esse protocolo de perda de peso põe em risco a saúde e a vida, alguns atletas e organizações brigam para alterar as regras vigentes, de forma que a pesagem seja feita imediatamente antes da luta, por exemplo. Algumas modalidades já conseguiram mudanças, mas ainda existem aquelas que mantêm esse método agressivo e letal.

Resumindo: perder peso dessa forma é simples, mas, dependendo do estágio de desidratação da pessoa, pode fazer muito mal.

DRENAGEM LINFÁTICA E MASSAGEM MODELADORA PODEM AJUDAR?

A drenagem linfática é uma técnica de massagem muito popular para estimular a eliminação do excesso de líquido corporal por meio do sistema linfático. A drenagem de fato ajuda a diminuir a retenção hídrica e, por isso, logo depois do procedimento é preciso urinar para eliminar o excesso de líquido. Muitas clínicas de estética até estimulam a pessoa a se pesar antes e depois para comprovar os benefícios. Mas é importante deixar claro que nem ela nem nenhum outro tipo de massagem possui efeito direto sobre o emagrecimento.

Nunca vou me esquecer de uma vez que fui fazer drenagem e a profissional que me atendeu falou: "A minha técnica é uma mistura de drenagem e modeladora". Imaginem a minha cara.

Massagem modeladora modela por alguns segundos — quando você volta à vida normal, a modelagem se perde. Para entender isso, basta pensar uma coisa simples: se a massagem modeladora funcionasse, bastaria a gente ficar empurrando a gordura de um lado para o outro para modelar o corpo. Imagine só: "Ah, o verão está chegando, vou empurrar essa gordura da barriga para a bunda", "Vou passar essa semana tentando aumentar meu peito". Faz algum sentido? Não tem como modelar o corpo desse jeito.

Essas massagens são ótimas para o que realmente servem: reduzir a retenção de líquido e ajudar no bem-estar. Além disso, são um ótimo método de relaxamento. Se não é isso que você procura, não gaste seu dinheiro à toa!

2. DORMIR

Você já reparou que quando acorda está mais leve? Isso ocorre de modo natural com todo mundo. Isso significa que se ficarmos dormindo o dia todo vamos emagrecer? Bom, se não acordarmos nem para nos alimentar, sim, mas daí convenhamos que não somos animais que hibernam e que isso seria um estado de doença, e não de saúde, que é o foco deste livro.

Isso ocorre porque enquanto você está dormindo seu corpo continua ativo e necessita de energia. Gasta-se, em média, cerca de cinquenta calorias por hora de sono, o que pode variar bastante dependendo da composição corporal e do nível de atividade física da pessoa. De qualquer modo, dá para perceber que não é isso que faz com que o peso diminua enquanto dormimos. Essa perda tampouco é de gordura. O que perdemos de modo significativo é água. Já reparou como seu corpo aparenta estar mais definido, *mais seco* pela manhã? Nos diversos processos que ocorrem durante o sono, o corpo está continuamente utilizando energia e água, e parte disso é usada na própria respiração. Por isso é importante começar o dia tomando um bom copo de água para reidratar e evitar, no café da manhã, supervalorizar a fome por conta da sede.

3. EVACUAR: A IMPORTÂNCIA DO "NÚMERO DOIS"

Se o seu intestino funciona bem, talvez essa estratégia não se aplique a você. Já para as pessoas que sofrem com intestino preso e passam muitos dias sem fazer o famoso número dois, a evacuação pode alterar, e muito, o número da balança.

Uma vez estava atendendo uma paciente cuja principal queixa era o hábito intestinal. Ela contou que sempre teve o intestino muito preso, muita distensão abdominal e gases, e fazia mais de quatro dias que não evacuava. Como ela também queria perder peso, antes de iniciar a avaliação da composição corporal já a adverti sobre seu peso, que provavelmente estaria aumentado por conta do intestino. Afinal, apesar de não evacuar, ela continuou se alimentando nesses dias. Passei algumas orientações e, como ela tinha uma balança em casa, pedi que se pesasse antes e depois de evacuar, e anotasse o resultado. Ela chegou à diferença de quase 1kg nos dias seguintes. A pergunta que fica é: essa pessoa emagreceu só porque evacuou? A resposta é não. A diferença se deve muito ao peso do conteúdo intestinal. Um adulto chega a evacuar, em média, 400g de fezes por dia. Esse valor pode variar bastante, mas, na média, uma pessoa com constipação por três dias poderia ter um aumento de cerca de 1,2kg na balança. Por isso, se você é uma pessoa que frequentemente fica com o intestino preso e se assusta com o peso da balança achando que engordou, lembre-se disso!

O intestino preso, além de prejudicar seriamente a saúde, interfere até no humor. Talvez você não saiba, mas o intestino é o maior produtor de serotonina, o chamado hormônio do bem-estar, que, dentre outras funções, tem se mostrado um importante regulador da motilidade intestinal.[8] A ciência vem mostrando continuamente que o bom funcionamento do intestino é fundamental para a saúde física e emocional, além de influenciar diretamente a alimentação e o peso corporal.

> **4. CORTAR O CARBOIDRATO DA DIETA**
> **E OUTRAS DIETAS RADICAIS**
>
> As dietas mais famosas da atualidade tendem a ser uma variação de estratégias de restrição total ou parcial dos alimentos que são fonte de carboidratos da alimentação. Algumas delas são: dieta Atkins, Dukan, low-carb e cetogênica. Nos grupos de WhatsApp e de perda de peso, propaga-se o que podemos chamar de "dietas de fome", que prometem a perda de muito peso em pouco tempo. Elas estabelecem o consumo de quinhentas calorias por dia, enquanto um adulto deve ingerir diariamente pelo menos de 2 mil a 2500 calorias.
>
> Quando a pessoa adere a uma dieta desse tipo, vê seu peso diminuir significativamente nos primeiros dias e fica muito animada. Há quem perca de 3kg a 4kg na primeira semana e acredite que está no caminho certo, como se essa diminuição na balança provasse que os carboidratos são realmente o mal da humanidade. Mas muita calma nessa hora, pois não é bem assim!

COMO FUNCIONA A PERDA DE PESO COM AS DIETAS RESTRITIVAS

Para a nutrição, dieta é tudo aquilo que uma pessoa come em um dia. Sendo assim, cada pessoa tem a sua dieta habitual. Porém, popularmente, quando as pessoas falam de dietas se referem às restrições alimentares feitas normalmente com o objetivo de perder peso.

Essas restrições vão desde a diminuição da quantidade de calorias até a supressão do consumo de certo grupo de alimentos — carnes, frutas, cereais etc. — ou de macronutrientes — como carboidratos e gorduras.

Quem já fez dieta sabe que a perda de peso não é linear. Toda restrição alimentar leva à perda mais accntuada de peso logo na primeira semana, principalmente nos quatro primeiros dias, e depois tende a ser mais lenta, até chegar a um platô, que seria uma nova estabilização do peso corporal.

Na fase 1 ocorre a perda mais acelerada, que varia conforme a restrição feita tanto qualitativa quanto quantitativamente. Boa parte desse peso saiu de uma reserva de energia, localizada no fígado e nos músculos, chamada *glicogênio*, que é um estoque de carboidratos. Um dado importante para entender o motivo dessa queda rápida de peso é saber que o glicogênio é formado por glicose e água, sendo que, para cada 1g de glicogênio estocado, o corpo acumula cerca de 2,7g de água.

Vamos fazer um cálculo: um adulto sadio que pesa aproximadamente 70kg possui, em média, 600g de glicogênio no corpo.[9] Isso significa que tem cerca de 1,6kg de água no corpo associada ao glicogênio.[10]

De um modo extremo, quando a pessoa corta radicalmente as fontes de carboidrato da alimentação, o corpo passa a utilizar suas reservas de glicogênio. Sendo assim, o que diminui na balança não se refere apenas à queda do glicogênio utilizado para a produção de energia, mas também da água associada a ele. Isso faz com que a pessoa consiga perder uma quantidade significativa de peso em poucos dias. Ela fica motivada, pois acredita que está emagrecendo, mas o que realmente perdeu foi peso de massa magra, do glicogênio e de outros componentes dos tecidos magros,[11] inclusive dos órgãos.

Em contrapartida, isso já explica também o motivo pelo qual o peso sobe rapidamente quando a pessoa desiste dessas dietas e reintroduz o carboidrato na alimentação. Essa alteração pode fazer com que ela ganhe cerca de 2 a 3kg de peso sem ter de fato engordado. O corpo está apenas repondo seus estoques de glicogênio e demais componentes. Deu para perceber como a balança engana?

Após essa fase inicial da perda de peso, se o déficit energético for mantido, o corpo entra em outro estágio de perda — uma fase mais lenta, com maior queima de gordura corporal. A quantidade e velocidade dessa perda depende de fatores como genética, gênero, intensidade do déficit, prática de atividade física e composição corporal inicial.[12] Nessa segunda fase, também pode ocorrer perda mais acentuada de massa muscular — a importância dessa massa magra no processo de emagrecimento será discutida mais adiante. Há ainda a terceira fase, na qual a pessoa tentará manter o peso perdido. Nela, o corpo de algumas pessoas começa a estimular mecanismos compensatórios na tentativa de voltar ao estado anterior.

UM POUCO SOBRE A GENÉTICA

Sabemos, por exemplo, que de 45% a 75% da variação no IMC está relacionada à genética.[13] Atualmente, sabe-se que mais de duzentos genes relacionados ao peso corporal e à obesidade influenciam esses resultados de diversas formas.[14] As centenas de publicações sobre o tema se concentram em menos de cinco genes, dentre os quais o mais estudado é o FTO (*fat mass and obesity associated gene*, ou gene associado à gordura corporal e à obesidade).

Existem testes genéticos (alguns caríssimos) que tentam determinar a chance de uma pessoa se tornar obesa, por exemplo. Para isso, avaliam a presença e atividade de um ou mais genes. Tudo pode parecer muito científico e certeiro, mas cuidado! Essa é uma área muito nova e esses testes, em sua maioria, são apenas desperdício de dinheiro.

Entenda o motivo:

- Apesar de o gene FTO estar diretamente relacionado à obesidade,[15] seus estudos chegaram a resultados bem controversos. Inclusive, uma pesquisa recente mostrou que as pessoas que apresentam variantes ativas do gene FTO têm a mesma capacidade de emagrecer daquelas que não as apresentam.[16]
- Nossos hábitos são capazes de aumentar, diminuir ou silenciar a atividade de um gene. Ou seja, mesmo se houver a presença de determinada variante, isso não significa necessariamente que o gene esteja ativo.[17] Você deve estar se perguntando quais hábitos são capazes de reduzir ou de silenciar a atividade do gene da obesidade, certo? Veja só: atividade física regular parece ser o principal deles!

Agora mostrarei os resultados de um dos estudos de que mais gosto.[18] Ele usou um método inusitado para avaliar se o fato de uma pessoa saber seu risco genético poderia alterar seu comportamento, de forma a até aumentar esse risco. Para isso, foi analisado o comportamento de duzentos participantes que fizeram uma série de testes antes e depois de receber o resultado do exame genético que avaliava o FTO — esse exame poderia indicar "alto risco" ou "protegido". Só que os participantes não sabiam que os pesquisadores trocaram o resultado de metade dos exames. Assim, uma pessoa sem risco podia ser levada a acreditar que seu teste deu "alto risco". O estudo indicou que o simples fato de receber resultado positivo para obesidade piorou a resposta cardiorrespiratória, a liberação do hormônio da saciedade e a sensação de saciedade depois de uma refeição. Isso indicou que a resposta não foi a genética, mas sim como o fato de receber um resultado fez com que eles passassem a se comportar de modo a comprovar o resultado que receberam.

Isso seria como dizer: "Estou fadado a isso, não adianta lutar contra". É o mesmo que muitas pessoas fazem hoje com seu signo astrológico. Quando se fala, por exemplo, que o regido pelo signo de Touro é comilão, há taurinos que entendem que não precisam refrear como e quanto comem, porque foi determinado pelos astros. Não caia nessa!

Entenda, genética é muito importante, mas não é um veredicto![19] Isso porque nossos hábitos são capazes de alterar e silenciar diversos genes através de uma modulação epigenética.[20] Como ouvi uma vez numa palestra de um dos maiores pesquisadores de genética, Giles Yo, professor na Universidade de Cambridge: "Genética é como pôquer, algumas vezes você pode ganhar mesmo saindo com cartas bem ruins".

A perda de peso possui diferentes fases, e cada uma delas tem uma característica específica. Porém, como sabemos, perder peso é muito mais fácil que emagrecer.

Você tem uma meta de peso corporal que quer atingir? Se sim, vamos a algumas perguntas para reflexão:

- Essa escolha de peso que você fez, ou que fizeram para você, foi baseada em um parâmetro estético, porque acha bonito, ou de saúde?

_____

_____

- Você acha esse peso viável, inclusive levando em conta seu histórico de saúde e peso?

_____

_____

- Você já atingiu essa meta antes e conseguiu manter esse peso alguma vez na vida, física e emocionalmente saudável?

_____

_____

- Sabendo das limitações do peso corporal, você mudaria sua meta para algum outro parâmetro?

_____

_____

- Se essa meta de peso for focada apenas em estética, qual o seu objetivo com ela? (Lembre-se, estamos aqui em um processo para descobrir o que guia suas escolhas e sua relação com o corpo e a comida, não para julgamentos, por isso tente resgatar o motivo.)

_____

_____

O QUE GANHAMOS QUANDO O PESO AUMENTA?

Geralmente a pessoa determina o peso que deseja alcançar considerando um peso que já teve e/ou porque ganhou X quilos e quer perdê-los. O raciocínio parece lógico, mas não é tão simples assim. Como sabemos, aumento de peso não significa necessariamente aumento de gordura: pode haver também ganho de massa magra, e isso depende muito do estilo de vida (alimentação e atividade física), mas principalmente da genética da pessoa.

Um estudo bastante interessante com doze pares de gêmeos idênticos[21] analisou a variação do ganho de peso.[22] Os participantes deveriam manter um estilo de vida sedentário e, depois de passarem pela análise do gasto e do consumo de energia diário, foram instruídos a ingerir 1000 calorias a mais do que o necessário ao menos seis dias na semana. O experimento durou cem dias e totalizou 84 dias de excesso calórico, ou seja, foram 84 mil calorias adicionais no período.

A média de aumento de peso foi de 8,1kg, porém, ao analisar os dados individuais, esse ganho de peso variou bastante, entre 4,3kg e 13,3kg (três vezes maior em relação ao menor ganho de peso). Considerando a composição corporal, o ganho médio individual foi de 5,4kg de gordura e de 2,7kg de massa magra. Primeiro ponto importante a destacar é que, com o mesmo excesso calórico, as pessoas ganham quantidades bem diferentes de peso corporal! Além disso, nem todo peso a mais é de gordura, parte dele é de massa magra.

A partir desse estudo, suponhamos que uma pessoa ganhou 8kg (5kg de gordura e 3kg de massa magra). Se ela chegar ao consultório dizendo que quer perder o peso que ganhou, isso significaria perder também os 3kg de massa magra. Como você verá no decorrer deste livro, perder massa magra pode ser um péssimo negócio para a fase de manutenção de peso.

Embora não seja o mais indicado, entendo que observar o peso na balança é um método a que muitos foram condicionados, e parece prático utilizá-lo como um referencial. Mas se nosso foco é emagrecer de forma saudável, devemos aprender a depender menos da balança. A seguir vou listar algumas sugestões:

- Não considere o peso sozinho. Sempre o associe com outros parâmetros, como medidas de circunferências corporais e tamanho das roupas (quando emagrecemos elas ficam mais soltas, e esse é um referencial bem importante).

- Em vez de estabelecer uma meta específica, defina uma faixa de oscilação de peso.

- Entenda, aceite e respeite seu histórico. A variação de peso que você teve durante a vida, e um possível efeito sanfona, interfere na sua composição corporal e na forma como seu corpo responde às intervenções.

- Seja realista. É importante conhecer os limites do seu corpo e saber qual é seu peso possível, considerando a saúde física e a emocional, as coisas que você ama fazer e também as que você está disposto ou não a mudar.

- Certifique-se de que sua meta está relacionada primeiramente com a saúde. Levar seu corpo ao extremo não é saudável.

2. Por que você quer emagrecer?

Pode parecer que a resposta é óbvia, mas muitas vezes quando pergunto o motivo pelo qual a pessoa quer emagrecer — e sempre questiono — ela não sabe exatamente o que responder. Parece que sente como se fosse simplesmente algo que deveria fazer, como se fosse uma obrigação.

Sugiro que, se você deseja emagrecer, reserve um momento para refletir sobre esta pergunta: *Por que você quer emagrecer e o que isso trará para a sua vida?*

_____

_____

Depois, reflita sobre sua motivação. O que faz você querer emagrecer vem de dentro, é uma vontade sua, ou é uma expectativa externa, de outras pessoas?

_____

_____

Uma atividade bem interessante que aprendi é perguntar a si mesmo pelo menos quatro ou cinco vezes o porquê da sua motivação. Vou exemplificar isso a seguir, com perguntas e possíveis respostas:

"Quero emagrecer." *Por quê?*

"Porque quero usar as roupas de quando eu era mais magro." *Por que* você quer voltar a usar essas roupas?

"Porque eu me sentia mais confiante com elas." *Por que* você ficava mais confiante?

"Porque me achava mais bonito." *Por que* se achar mais bonito lhe dava confiança?

"Porque associo beleza a sucesso."

A questão não é entrar no mérito sobre o que emagrecer significa para você, mas refletir sobre sua real motivação. Por isso quero que seja bem sincero consigo mesmo, inclusive para reajustar sua meta e suas expectativas, entendendo que é possível haver outros comportamentos mais eficientes para realizar o que você deseja, como estudar, conhecer pessoas, aprender um novo idioma, sair de casa mais vezes, aceitar mais convites etc.

Entre as várias razões para as pessoas quererem emagrecer, as mais frequentes parecem se relacionar com as descritas abaixo:

- "Sempre fui mais magro e, depois que engordei, não me encaixo nesse novo corpo."

- "Acho lindo ser magro e quero melhorar minha autoestima."

- "Briguei a vida inteira com a balança e agora acho que estou pronto para mudar."

- "Melhorar a minha saúde".

A seguir comentarei cada uma delas.

SEMPRE FUI MAIS MAGRO E, DEPOIS QUE ENGORDEI, NÃO ME ENCAIXO NESSE NOVO CORPO

Seu corpo acumula uma história de flutuação de peso e de composição. Nem sempre sabemos a extensão dessa variação ao longo dos anos.

No capítulo anterior, expliquei por que usar o peso corporal pregresso como parâmetro não é adequado. Por isso, considerarei que você está pensando em emagrecimento sem associá-lo diretamente à diminuição do peso na balança.

Para mostrar como o volume corporal é mais significativo que o peso, vou propor um exercício. Pegue uma garrafa de dois litros de refrigerante (ou algo que tenha um volume parecido), vá para a frente do espelho e coloque-a na frente do seu corpo. Considerando apenas o volume dela, pense quanto você gostaria de perder de volume corporal — uma garrafa ou mais? Analise de modo crítico, considerando que na região abdominal não temos apenas gordura, mas também coluna, intestino e diversos outros órgãos que ocupam espaço significativo. Lembre-se também de que pernas e braços possuem boa quantidade de músculos, ossos e pele.

Pois bem, agora saiba que essa garrafa tem o volume parecido com 2kg de gordura. Se você respondeu que perdendo um ou dois volumes desses estaria satisfeito, seu objetivo de emagrecimento fica em torno de 2kg a 4kg. Faço esse exercício de reflexão com frequência na consulta com os pacientes, e eles mesmos se surpreendem, pois chegam com a meta de perder entre 10kg e 12kg e, depois da dinâmica, entendem que o emagrecimento de qualidade implica metas menores, mais possíveis e alcançáveis — e isso é extremamente reconfortante.

Imagine ouvir de um profissional da saúde que, para atingir seu resultado esperado, em vez de perder 10kg você precisa perder apenas 5kg. Não seria motivador?

Melhoras na saúde e no seu bem-estar devem ser o seu objetivo, mas isso não significa voltar a ser quem era antes e ter o mesmo peso ou corpo. Permita-se descobrir outra versão de você. Melhorada, sim, mas totalmente renovada e mais saudável.

ACHO LINDO SER MAGRO E QUERO MELHORAR MINHA AUTOESTIMA

Quando o que motiva a pessoa é o fator estético, em geral ela está falando sobre atender a um estereótipo de beleza. Por mais que atualmente ele esteja sendo questionado e se saiba que a beleza é um conceito subjetivo, ainda existe um padrão vigente, que é extremamente opressivo e excludente — o corpo magro, torneado; a pele clara, de traços delicados; os cabelos lisos; os olhos claros. Quem atende ao padrão é mais bem aceito e tem maiores chances de atingir o ideal de sucesso preconizado pela sociedade.

O estereótipo reflete os valores vigentes, é uma construção sociocultural que varia de acordo com os períodos da história. Os meios de comunicação são cada vez mais importantes no processo de construção e disseminação desses padrões inalcançáveis, que movimentam o mercado da insatisfação, gerando lucros de bilhões de dólares por ano.

Mas será que os estereótipos têm alguma função na nossa espécie?

Nos primórdios da nossa história, eles foram importantes para ajudar a categorizar e identificar quem pertencia ao grupo e quem podia ser uma ameaça. Os estereótipos de beleza também são observáveis no reino animal. As fêmeas, por exemplo, geralmente escolhem o macho que exibe as melhores qualidades, que, por sua vez, estão associadas a características mais vantajosas do ponto de vista evolutivo. Esses traços podem estar relacionados a uma maior aptidão para a sobrevivência e a procriação. Charles Darwin, pai da teoria da evolução, chegou a chamar esse fenômeno de seleção sexual.

Apesar de hoje não ser necessário ser forte ou rápido para caçar e garantir a refeição da família, uma vez que basta ir ao mercado e escolher a carne já fatiada direto na bandeja, ainda carregamos um cérebro primata, ou reptiliano, como alguns pesquisadores dizem. Isso explicaria a propagação de diversas características fundamentais para a espécie, dentre elas a necessidade de pertencer a um determinado grupo e a um padrão de beleza visto como melhor ou de mais sucesso.

Existem evidências científicas que comprovam que as pessoas tendem a mudar seu comportamento na tentativa de pertencer a um grupo desejado. Um dos mais interessantes estudos vem do arquipélago de Fiji, uma cultura isolada até meados da década de 1990.[1] Para seus habitantes, falar que alguém ganhou peso era elogio, e num jantar era esperado que os convidados comessem o máximo possível. Apenas em 1995 eles começaram a receber sinal da TV americana, com seriados que apresentavam um padrão de beleza oposto ao vigente. Um mês depois do início da transmissão desses programas, um grupo de pesquisadores avaliou 65 adolescentes de uma escola e verificou que 3% delas já tinham tentado induzir o vômito na tentativa de emagrecer. Quando reavaliaram um grupo similar, três anos depois do início das transmissões de TV, esse número tinha subido para 15%. Era uma região em que casos de transtornos alimentares eram praticamente inexistentes. Décadas depois, pesquisadores verificaram que 80% dos adolescentes do sexo feminino e 70% dos do sexo masculino estavam insatisfeitos e tentavam controlar o peso corporal com estratégias não saudáveis.[2]

A exposição à mídia é uma das grandes responsáveis por gerar insatisfação com o corpo, mas não é a única. Ela pode ser influenciada desde por pessoas com quem nos relacionamos até por produtos culturais a que somos expostos na nossa vida, inclusive, acredite, brinquedos — mais especificamente, bonecas e bonecos.

Um estudo avaliou a satisfação corporal de mais de oitenta meninas de seis a oito anos antes e depois de brincar com bonecas.[3] Elas foram divididas em quatro grupos, e cada uma podia brincar por três minutos com uma boneca bem magra, a famosa Barbie, ou uma boneca mais gorda, a Tracy (personagem do filme *Hairspray*). Como resultado, as meninas que brincaram com as bonecas magras apresentaram mais insatisfação corporal do que as que brincaram com as bonecas mais gordas.[4]

Essa sensação não é exclusividade do mundo feminino. Há estudos que mostram que o padrão e a mudança corporal de personagens como Batman, Hulk, entre outros — que nos últimos cinquenta anos passaram a ser moldados com mais músculos — também estão diretamente relacionados a maior insatisfação em meninos.[5]

A respeito do estudo com as meninas, você pode até pensar: "Ah, mas esse é um estudo de curto prazo, talvez quinze minutos depois elas nem se lembrassem mais e já teriam mudado de opinião". Talvez sim, mas considere que somos bombardeados a todo momento por figuras e estereótipos magros na TV, nas lojas, nas revistas, na internet. E, além disso, vivemos em uma cultura na qual é socialmente aceito comentar sobre o corpo dos outros — "Você viu como fulana engordou?", "Nossa, por que será que ele não faz exercício para emagrecer um pouco?",

"Ela ficou linda depois que emagreceu". Assim, essas meninas são constantemente expostas a esses padrões e, cronicamente, a insatisfação não apenas se mantém como também se agrava.

Esse estudo me lembrou de uma vez que eu estava assistindo a um programa de TV de uma famosa apresentadora norte-americana que sempre brigou com a balança. Uma mulher falava sobre sua rotina para manter o corpo magro, e então apareceu a filha, uma criança de não mais de cinco anos, dizendo que exercícios para emagrecer eram uma das coisas de que mais gostava e, além disso, adorava comer alface, pois não tinha calorias. Veja bem: uma criança que praticamente acabou de desfraldar e que, mesmo que de brincadeira, já sabe que existem alimentos com calorias e que ela deve preferir os que não têm. Uma garotinha que foi ensinada que os exercícios são um modo de compensar a alimentação... Não à toa os transtornos alimentares estão começando cada vez mais cedo. Há alguns anos eles eram notados sobretudo em adolescentes e em adultos; agora vemos sua incidência aumentada em meninas e meninos menores de dez anos.

Novamente, não estamos falando da magreza associada a uma suposta melhora da saúde, mas a uma busca da magreza pela magreza. Por ser o padrão de beleza.

Junto com essa reflexão, gostaria de apresentar mais uma: quantas pessoas você conhece que são satisfeitas com o corpo? Quantas, se lhes fosse dada a oportunidade de mudar o corpo, não mudariam absolutamente nada? Imagino que sejam raras, se é que você conhece alguma. Você acha normal ou saudável um mundo no qual é raro achar alguém satisfeito?

RAQUEL E O CORPO DESEJADO

Raquel é uma advogada muito bem-sucedida de cerca de 45 anos. Começou a ganhar peso depois do nascimento dos dois filhos. Quando iniciamos nosso acompanhamento, ela estava cerca de 15kg acima do peso que tinha como padrão.

Nessa época, sua rotina de atividade física era quase inexistente, exceto pelas atividades com os filhos nos finais de semana. Na alimentação, apresentava episódios quase diários de exagero alimentar, principalmente ingerindo doces no fim do dia. Aos poucos fomos trabalhando os principais gatilhos, entendendo o que funcionava ou não para ela e formas de incluir exercícios na sua rotina. Fizemos vários ajustes e, depois de um tempo, ela não apenas parou de engordar como conseguiu emagrecer. Não perdeu os 15kg, e essa nem era a nossa meta, mas ela se sentia bem melhor com as mudanças. Algumas roupas antigas voltaram a vestir de modo confortável. Ela se sentia bem, bonita, mas queria mais.

Queria chegar ao seu referencial de corpo bonito. Pedi então que me mostrasse corpos que exemplificassem esse padrão. Ela me mostrou fotos de mulheres que são modelos de corpo e de estilo de vida nas redes sociais. Mulheres com "vidas perfeitas", que malham todos os dias, fazem os mais variados tratamentos estéticos (normalmente como parte do trabalho de publicidade). Uma delas tinha até um chef de cozinha particular para garantir sua alimentação saudável.

A questão não era o acesso aos procedimentos, pois Raquel poderia pagar por eles. Fomos conversando e em algum momento ela percebeu que estava buscando obter mais atenção através do seu corpo. Ela queria ser admirada. Queria o reconhecimento do outro. E percebeu que essa é uma grande armadilha.

Não temos como controlar o outro. Nem o que ele pensa, quer, deseja ou vai dizer. Na verdade, não temos como controlar nada além de nós mesmos e, ainda assim, temos sérias limitações. Associar seu objetivo ou seu bem-estar ao comportamento do outro é um enorme problema que apenas aumenta a frustração. A autoestima de Raquel estava associada a ser elogiada. Realmente receber um elogio genuíno é gostoso, faz bem, mas aqui cabe uma pergunta: quão normal é ficar elogiando várias vezes a mesma coisa sobre uma pessoa? Alguém pode elogiar uma vez, duas, mas logo não vai mais elogiar. O elogio e o reconhecimento vão diminuir e, se a pessoa precisar da confirmação do outro para ter certeza de que está bem, ela se frustrará e seguirá duvidando de si mesma. Então buscará outra meta ou mudança para conseguir o que tanto busca, a aprovação do outro.

O mais recompensador foi ver a reação de Raquel ao perceber isso. Ela disse, rindo: "Tenho até vergonha de admitir, mas lá no fundo eu quero que as pessoas olhem para mim como referência de corpo. Preciso voltar para a terapia!".

Depois de identificada sua questão principal, o ponto a ser trabalhado era descobrir qual função o elogio exercia para ela. Teria relação com o sentimento de pertencimento, reconhecimento, aceitação, desejo etc.? O que sei é que cada pessoa tem sua resposta. Por isso, apenas sorri.

Atualmente, o padrão de beleza é ser extremamente magro e cada vez mais atlético. Isso enquanto vivemos em uma época na qual um dos principais riscos à saúde está relacionado ao excesso alimentar e ao aumento de gordura. Esse desejo pelo corpo magro faz com que muitas pessoas, mesmo já magras, ainda desejem emagrecer mais, pois ainda não estão no que entendem como ideal. Essa busca pelo corpo idealizado muitas vezes faz com que evitem eventos sociais, viagens e vivam uma vida completamente limitada e estressante. Elas desenvolvem uma autocrítica cada vez mais punitiva e, em vez de entenderem seu corpo e se cuidarem, se submetem a procedimentos cada vez mais radicais.

Ter uma boa autoimagem corporal e autocuidado é importante para o sucesso no processo de emagrecimento. Mais do que querer que o outro goste de você, é importante se gostar em primeiro lugar, entendendo sua história e seu corpo. Isso faz com que você se cuide mais. Afinal de contas, nós cuidamos do que amamos, não é mesmo?

Entender nosso padrão de beleza, os efeitos da evolução no nosso comportamento e o nosso desejo de pertencer a um grupo é fundamental. Certa vez ouvi que não é uma questão de *se*, mas de *como* a evolução teve influência.

É seu direito querer se sentir melhor. A questão é se sua motivação é interna ou vem dos outros. O preço que você terá que pagar por esse emagrecimento e para sustentá-lo será só seu.

Pense se ele vale a pena para você.

Sua meta estética, seu padrão de beleza, é compatível com seu estilo de vida?

Só você pode responder a essas questões. Saiba que não há nenhum mal em rever suas metas e suas crenças. Ao contrário, pode fazer muito bem para sua saúde física e emocional.

BRIGUEI A VIDA INTEIRA COM A BALANÇA E AGORA ACHO QUE ESTOU PRONTO PARA MUDAR

Sentir-se preparado para a mudança é um passo fundamental em direção aos seus objetivos. Algumas pessoas pensam que o fato de terem marcado uma consulta com o nutricionista significa que querem mudar. Bom, apesar de isso ser um grande passo, é importante entender a diferença entre querer a mudança e estar pronto para ela.

Precisamos saber o que nos motiva a mudar. A motivação seria intrínseca, movida pelo desejo de fazer algo porque realmente gostamos ou sentimos verdadeira necessidade, ou extrínseca, como o caso de Raquel, na qual esperamos o elogio do outro, ou somos movidos por medo ou para evitar algum tipo de punição? Os resultados mais significativos vêm quando somos guiados pela motivação intrínseca. Por isso perguntei logo no começo do capítulo: por que você quer emagrecer? E será que essa resposta é importante o suficiente para você se sentir capaz de abdicar de algumas coisas?

Quanto mais importante uma decisão, maiores o nosso comprometimento e as chances de levar aquela mudança adiante. Ou seja, estamos mais aptos para tomar a decisão que nos levará em direção ao nosso objetivo.

CAROLINA E OS CONFLITOS COTIDIANOS

Além da dificuldade para emagrecer, uma das maiores queixas de Carolina era não conseguir comer melhor. Constantemente ela ia à cafeteria do trabalho no meio da tarde e comprava salgados e bolos, mesmo sem ter fome. À noite, comia algo que comprava pronto na ida para casa ou pedia delivery. O fim de semana era o momento para relaxar: além de comidas diferentes, incluía também algumas taças de vinho ou outra bebida.

Durante nosso acompanhamento, conseguimos fazer algumas mudanças e melhorar sua alimentação em determinados períodos. Mas, apesar de sua grande vontade de emagrecer, tudo era muito difícil, muito custoso.

Conhecendo um pouco mais sua rotina, foi possível perceber que Carolina tinha poucos momentos para si mesma, inclusive nos fins de semana. Fomos identificando momentos e situações importantes que eram gatilho para ela buscar a comida, e a cada consulta ela ficava mais pensativa. Dizia que sabia qual era a questão central, mas que não estava pronta para encará-la. Nós nos vimos mais uma ou duas vezes depois disso.

Quase dois anos depois ela voltou ao consultório. O que me marcou foi que depois de nos cumprimentarmos ela se sentou diante de mim e anunciou: "Agora estou pronta!". Comentou como nossas sessões fizeram com que ela percebesse que precisava reestruturar muita coisa em sua vida particular e profissional. Sua empresa estava passando por uma mudança importante, e ela tinha muita dificuldade para desvincular os momentos de trabalho do lazer. Estava vivendo 24 horas em função do trabalho. Não se permitia sequer sair para almoçar com uma amiga ou ir ao salão, como sempre gostou de fazer. Como havia engordado, nem sentia mais vontade de se arrumar. Colocava todo o seu foco no trabalho, que estava cada vez mais intenso e desgastante.

Quando conseguiu identificar o que precisava fazer, e querendo muito a mudança, começou a implementá-la. Ela sabia que isso levaria um tempo e preferiu, naquele momento, deixar de lado o processo de emagrecimento e se concentrar no que já havia conquistado e na causa central do seu comportamento. Passado aquele período, estava mais bem estruturada e se sentia preparada para outras mudanças.

....

É interessante perceber como é comum que pessoas que desejam emagrecer digam que não têm vontade de se arrumar, algumas pessoas têm dificuldade para se olhar no espelho de um modo acolhedor, e outras relatam até que têm dificuldade para se cuidar, mas também dizem que, quando atingirem a meta de peso, tudo mudará.

Tive um paciente, homem por volta dos quarenta anos, que usava roupas velhas, às vezes até rasgadas. Dizia que não gostava do que via, nem se olhava no espelho. Tinha um armário cheio de coisas lindas, mas era como se quisesse se esconder por trás das roupas velhas.

A gente cuida do que a gente gosta. Se for esperar emagrecer para se gostar, a pessoa não vai conseguir. Não vai melhorar sua alimentação, não vai fazer o melhor para si, pois sente que não merece. Qualquer deslize já pode ser motivo de punição, e uma confirmação, a seus olhos, de que não tem valor. Quais as chances de uma pessoa assim conseguir mesmo mudar?

SOBRE MOTIVAÇÃO

Se você tem dificuldade para emagrecer, acho importante que reflita sobre a sua disposição para a mudança. Será que você está realmente pronto para esse processo? Será que os motivos que você tem o animam e estimulam?

O modelo a seguir pode ajudar a entender em que fase do processo de mudança você está. É chamado de modelo transteórico.[6] Nele, os estágios de motivação estão organizados em cinco etapas. Imagine que está subindo uma escada, começando pelo degrau 1, da pré-contemplação. Porém, para ser eficaz, você precisa identificar como um problema o comportamento que pretende mudar. A decisão para a mudança surge somente quando percebemos a real necessidade dela. Se você é uma pessoa que sempre fala que quer mudar, emagrecer, mas ao mesmo tempo não sente que está com um problema, tudo bem. Provavelmente isso não é uma questão que o incomoda o bastante para mudar.

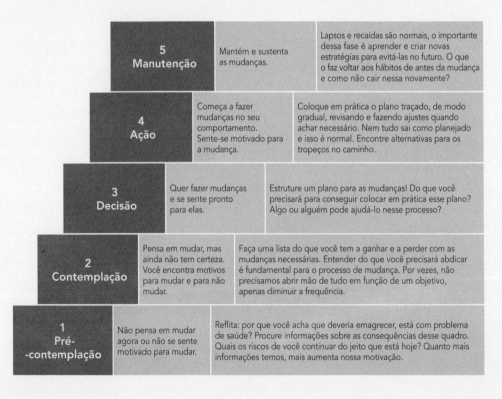

Ao procurar um nutricionista por vontade própria, normalmente a pessoa está na fase de decisão ou de ação — está pronta ou já começou a fazer mudanças em sua rotina e precisa de orientação para aperfeiçoar ou melhorar os resultados. Quando sugerimos uma mudança, o paciente consegue se ver nela e perceber como poderia inseri-la na sua rotina, e já se organiza para ela. Contudo, quando a consulta não é feita pela vontade do próprio paciente, mas sim por indicação médica ou de algum familiar, esse processo pode ser diferente. Porque geralmente a pessoa está na fase da contemplação, ou até na de pré-contemplação, e precisa lidar com comportamentos a que não está disposta para que a mudança ocorra.

Uma das maiores dificuldades que vejo em minha prática clínica é quando o paciente está nesse estágio contemplativo, que é o estágio de resistência e ambivalência. Nessa fase, a pessoa entende que precisa adotar alguns comportamentos para alcançar seus objetivos, mas encontra meios ou barreiras para manter os mesmos comportamentos. Nesse momento é mais fácil continuar com o que já se está habituado e dá menos trabalho, pois exige menos esforço. Para tentar tirar a pessoa desse estágio, muitos experts do emagrecimento na internet vociferam sobre a importância da força de vontade: "Se você quiser e for forte, você conseguirá".

A verdade é que estamos tão cheios de tarefas e preocupações que por vezes incluir mais uma atividade, por mais simples que ela pareça (como fazer vinte minutos de caminhada diária), pode se tornar uma tarefa exaustiva. Estamos acostumados a ter estímulos agradáveis no nosso dia a dia — é muito mais fácil ficar no celular, ver uma série, comer algo gostoso, postar uma foto bonita e receber curtidas ou elogios do que encarar algo que não fornece um retorno tão rápido. Isso pode ser desmotivador para algumas pessoas. Para B. F. Skinner,[7] um dos principais nomes da área da psicologia comportamental, *a falta de motivação dificulta o desenvolvimento de comportamentos de persistência, resiliência e disciplina em busca dos seus objetivos.*

Você se identifica com a frase: "Eu começo, mas não tenho *disciplina*"? Eu, particularmente, não simpatizava muito com essa palavra. Não pelo que ela significa, mas pelo uso que se faz dela. Uma pessoa disciplinada é aquela que faz tudo certinho, e isso muitas vezes pode ser confundido com uma característica perfeccionista. Estudando análise do comportamento, comecei a me aproximar novamente dessa palavra e de seu real significado. Uma pessoa disciplinada é aquela que mantém seu comportamento mesmo na ausência de grandes ganhos (reforçadores e fortalecedores) imediatos.

Toda vez que nos comportamos de determinado modo fazemos uma escolha. Falar simplesmente: "Eu não sou disciplinado, não quero treinar hoje" só explica seu sentimento, e não quais fatores o influenciam. De modo automático ou não, você considerou algumas possibilidades e fez uma escolha. Vamos refletir sobre elas:

- Quais fatores foram determinantes para você escolher ficar em casa? Quais barreiras você encontra que diminuem sua vontade de fazer exercício? O que o impede de conseguir mudar?

- O que você pode fazer diferente para mudar sua escolha no futuro? É possível ir direto do trabalho? Ficar já com a roupa do treino?

- De que modo você pode ter satisfação ou prazer nessa atividade? Será que com companhia ou retomando algo que já fez e de que gostava?

Uma dica que pode ser útil é se perguntar: "Que comportamento seria melhor e mais coerente com meus objetivos?". A resposta sobre o que você deveria fazer está aí! Mas poucos segundos depois de responder é provável que você já comece a pensar em uma lista de contras e a remover a escolha.

Sabemos do que precisamos, mas começamos a pensar no que pode acontecer, no que vão pensar, no tempo, no clima... e acabamos mantendo os mesmos comportamentos.

O processo de mudança é desconfortável, pois tira você da sua zona de conforto. Uma das saídas é não pensar tanto no longo prazo, e mais no que consegue fazer agora. Isto é algo que uso muito com meus pacientes: quando estiver na dúvida, não pense na perfeição, pense apenas: *O que de melhor posso fazer agora?*. Não quero caminhar uma hora, vou caminhar vinte minutos. Não estou disposto a ir à academia, vou subir a escada do prédio. Em vez de beliscar algo na cozinha por tédio, vou tomar um bom copo de água ou de chá. Sem perfeição, apenas dentro do seu possível naquele momento.

Analisar seu comportamento e as barreiras é fundamental para trabalhar sua motivação para a mudança. Além disso, saiba que você pode estar em determinado estágio para a mudança e em outro para um objetivo diferente. Por exemplo: você está no estágio de ação para incluir mais atividade física no seu dia. Já combinou com um amigo de treinar junto e marcou o horário na sua agenda. Porém, ainda tem dificuldade para organizar a alimentação e come qualquer coisa que tiver, ou pede um delivery. Em relação à alimentação, você ainda está no estágio contemplativo. Sabe que é importante, entende os benefícios, mas simplesmente não consegue se organizar para ela, ou, quando chega a hora, prefere comer qualquer outra coisa.

Como podemos ver, motivação é um tema complexo. Meu objetivo aqui não é discorrer sobre todas as suas facetas. Meu objetivo é apenas ajudá-lo a identificar em que fase você se encontra e entender que o fato de você querer algo não significa que está preparado para isso. Sobretudo quando isso significa fazer escolhas que irão tirá-lo da sua zona de conforto. Para sair dela, a motivação tem que ser grande o suficiente para você estar disposto a sentir pequenos desconfortos em busca do seu objetivo.

É importante entender que a zona de conforto é fundamental para nossa vida. O único problema é quando estamos em uma zona incoerente com nosso discurso e objetivo. Tudo bem desenvolver alguns passos e se acomodar um pouco. Isso é até importante em alguns casos.

Apenas atente para o motivo de encontrar tanta dificuldade para uma coisa que você diz querer. Será que quer mesmo? Será que tem medo do que pode acontecer? Tanto de falhar quanto de conseguir e não estar pronto para essa mudança — ou, ainda, de essa mudança sonhada não acontecer quando você atingir seu objetivo?

São muitas questões em jogo, e se você está perdido em alguma delas talvez seja interessante procurar um método ou um profissional para ajudá-lo a entender seu padrão de comportamento e suas resistências.

MELHORAR A MINHA SAÚDE

Se o que o motiva a emagrecer é uma preocupação com a sua saúde, excelente! Contudo, hoje há muita confusão sobre estética e saúde, o que faz com que as pessoas tracem metas corporais acreditando que estão aliando os dois sem de fato fazerem isso.

Vivemos em uma época na qual grande parte das pessoas acha que o tecido adiposo é um mal que deve ser combatido a qualquer custo. Para que você consiga entender melhor o seu corpo e saber como traçar metas coerentes e realistas, é importante entender qual a função do tecido adiposo no corpo e o que a ciência tem descoberto sobre a regulação de peso e composição corporal.

Vamos falar disso no próximo capítulo, mas, por enquanto, que tal revermos qual era sua meta antes de começar a ler este livro e qual é agora? Será que ela se manteve? Se desejar, preencha as lacunas:

Quando pensava apenas em peso, quanto você queria perder? _____ kg.

Pensando em emagrecimento e no exercício do volume da garrafa de 2 litros, quanto você quer perder agora? _____ kg.

Mudou alguma coisa de lá para cá? Se sim, como você se sente em relação a isso?

3. Seu corpo não é massinha de modelar!

Quando falamos em emagrecimento, estamos pensando em diminuir a quantidade de tecido adiposo estocada no corpo. Mas será que você conhece mesmo esse órgão do corpo humano? Talvez você já soubesse disso, talvez ainda não, mas o fato é que muitos ignoram que *o tecido adiposo é um órgão*. Assim como seu rim, pulmão, coração etc., ele é essencial para a vida e a saúde. E, diga-se de passagem, eu o considero fascinante; espero que ao término deste capítulo eu tenha conseguido fazer você concordar comigo.

Sabendo que se trata de um órgão, já é possível entender que ele não é apenas constituído de um tecido inerte que serve de reserva de energia na forma de gordura. Ele possui um sistema complexo de comunicação com outros órgãos através da liberação de hormônios que produz.[1] Além disso, possui receptores para informações de outros tecidos — como o muscular, o cerebral, o hepático —, regulando sua atividade. Tudo isso torna o tecido adiposo fundamental na regulação do metabolismo e da saúde.

UM POUCO MAIS SOBRE O TECIDO ADIPOSO

O tecido adiposo é formado por células chamadas *adipócitos*. É nelas que a gordura é armazenada. De acordo com os estímulos que recebem, elas podem aumentar ou diminuir de tamanho e de quantidade. Quando falamos em emagrecimento, estamos nos referindo principalmente ao processo de reduzir o acúmulo de gordura dentro dos adipócitos, ou seja, de reduzir o tamanho deles.

Existem três tipos de adipócitos, com atividades bem distintas:[2] branco, marrom e bege. De forma simples, podemos dizer que enquanto o adipócito branco acumula energia, o marrom queima, produzindo calor. Já o bege seria um meio-termo entre eles. Em condições específicas, parece que alguns tipos específicos de adipócitos teriam a capacidade de mudar de um para outro. Sobre esse processo, chamado *amarronzeamento* ou *branqueamento*, sabemos ainda muito pouco, mas a prática regular de atividade física, a temperatura ambiente e a alimentação parecem modulá-los.[3]

Vale ressaltar que ao nos referirmos ao acúmulo excessivo de gordura e ao processo de emagrecimento nosso foco é o tecido adiposo branco, formado principalmente por adipócitos brancos e que compõe a maioria absoluta do tecido adiposo corporal.

Embora o tecido adiposo venha sendo objeto de muitos estudos há décadas, sua única finalidade reconhecida era o acúmulo de energia na forma de gordura. Isso mudou quando, em 1994, descobriu-se que ele era capaz de produzir um hormônio chamado leptina. Na época, ele era tido como hormônio da saciedade, uma vez que cientistas acreditavam que ele possuía grande capacidade de inibir a fome.[4] As pesquisas evoluíram, e, apesar de ainda existirem muitas lacunas a serem preenchidas, sabemos hoje que, além da leptina, o tecido adiposo é capaz de produzir outros hormônios e fatores de regulação que atuam no peso corporal, na imunidade, no metabolismo da glicose e insulina, na fertilidade e no tônus muscular, entre outros. Sim, seu tecido adiposo faz tudo isso. Eu não disse que ele era fascinante?

Através das adipocinas, substâncias produzidas pelo tecido adiposo, ele se comunica, direta ou indiretamente, com os demais tecidos corporais. Para você ter uma ideia de quão nova é essa área e como ainda temos muito a descobrir, em 1993 havia apenas três artigos científicos publicados com esse termo. Desde 2008, mais de 2 mil artigos estão surgindo todo ano. É muita informação sendo gerada, e, como é característico da produção científica, cada um desses artigos traz ainda mais perguntas que precisam ser respondidas.

O tecido adiposo se comunica com o corpo todo regulando o processo de emagrecimento. Temos aprendido que quanto mais tentamos diminuir os estoques de gordura mais *o corpo se defende* através de mecanismos compensatórios.[5] Como a intensidade dessa resposta é diferente para cada pessoa, entender esse processo e como seu corpo responde a ele aproxima você de um emagrecimento realista e sustentável.

EXISTE UM PERCENTUAL DE GORDURA IDEAL?

Talvez você tenha escutado em algum lugar sobre um valor de percentual de gordura que seria adequado. Eu aprendi que, para as mulheres, o percentual de gordura corporal ideal seria entre 15% e 25% e, para os homens, entre 10% e 20%. Mas anos depois descobri que esse valor foi praticamente *tirado da cartola*, já que é baseado em estudos que consideram apenas o percentual de gordura de atletas, e não aspectos de saúde.

Um percentual ideal de gordura seria o valor no qual a pessoa teria menor risco de morte ou menores chances de desenvolver alguma doença, mas não temos estudos sobre isso. As pesquisas de que dispomos levam em consideração o IMC e as circunferências corporais, relacionando-os à prevalência de doenças e mortalidade — o que, como já comentei, tem suas limitações.

Ou seja, apesar de as medidas de composição corporal e de percentual de gordura serem muito populares, não existe um índice ideal para eles. Para você entender melhor o motivo disso, explicarei como é feita a avaliação da composição corporal que determina o percentual de gordura.

AVALIAÇÃO DA COMPOSIÇÃO CORPORAL

Normalmente, quando a pessoa faz uma avaliação, ela é informada sobre seu percentual de massa magra e de massa gorda. Existem algumas técnicas para chegar a esses valores, e todas possuem vantagens e (sérias) desvantagens. A principal desvantagem é que a medição é feita apenas por métodos indiretos, que fornecem uma estimativa do quanto de gordura uma pessoa tem no corpo.

A única forma de avaliar a composição corporal com precisão é pelo método direto. Ele é feito através da dissecação do corpo, o que o torna impossível de ser realizado com pessoas vivas. Mesmo os métodos mais precisos, normalmente utilizados em laboratórios de pesquisa — como o DEXA, a pesagem hidrostática, a pletismografia, entre outros —, são obtidos de forma indireta. De todo modo, eles apresentam pequena margem de erro e são ótimas ferramentas.

A avaliação da composição corporal feita em consultórios e clínicas normalmente é realizada com métodos duplamente indiretos: seja por meio das dobras cutâneas ou então com a balança de bioimpedância.[6] Na avaliação das dobras cutâneas, o profissional vai medir algumas vezes a espessura da gordura subcutânea, junto com a pele. Ele faz, então, uma *dobra* na pele e usa um instrumento específico (denominado adipômetro ou plicômetro) para medir sua espessura. Esse método baseia-se na premissa de que quanto mais gordura a pessoa tiver, mais espessas serão suas dobras. Os valores obtidos são aplicados em uma equação matemática, que tem como resultado o valor do percentual de gordura.

Limitações do método:

- Existem mais de duzentas fórmulas matemáticas possíveis de serem usadas, cada uma para uma população específica. Então você pode imaginar que os valores obtidos de percentual de gordura são diferentes, dependendo da fórmula utilizada.
- A avaliação é feita a partir da gordura subcutânea, e as fórmulas consideram uma relação entre o acúmulo nesse depósito e o

de outras regiões — o que varia de pessoa para pessoa. Ou seja, o resultado é apenas uma estimativa, e o erro pode ser grande. Quantos tipos de corpos existem? Inúmeros!

Na avaliação pela balança de bioimpedância, o cálculo é feito através da velocidade com que correntes elétricas (perceptíveis apenas pelo aparelho) passam pelo corpo. As correntes elétricas são conduzidas pela água dos tecidos corporais. Para o cálculo, considera-se que a variação na velocidade de condução dessas correntes estimará a diferença entre massa magra — que possui muito mais água em sua composição e, como consequência, conduziria rapidamente a corrente — e a quantidade de gordura corporal — que possui uma baixa quantidade de água e é mais resistente à condução da corrente. A partir do cruzamento entre o valor da velocidade dessa corrente e os dados que você insere na máquina — como idade, sexo, estatura do paciente —, a balança realiza seus cálculos de percentual.

Limitação do método:

- O estado de hidratação da pessoa influencia diretamente nesse resultado. E vale lembrar que a hidratação é influenciada por hormônios, alimentação, treino e uso de medicamentos, entre outros fatores. Ou seja, para confiar no valor indicado pela balança é preciso seguir um protocolo rigoroso recomendado pelo fabricante, como não se exercitar no dia, evitar tomar café algumas horas antes da avaliação, fazer a aferição sempre no mesmo horário etc. Porém, na vida real, é muito difícil garantir que você esteja exatamente nas mesmas condições todas as vezes que fizer a avaliação. Sendo assim, a margem de erro desse método é bem grande.[7]

Todos os métodos para avaliar composição corporal possuem limitações. No máximo eles podem ser ferramentas para avaliar a mudança corporal do paciente, mas, para isso, o profissional deve conhecer cada um dos métodos utilizados para poder discutir com riqueza de detalhes e de forma explícita os dados de cada avaliação.

No entanto, se a sua maior preocupação é com a saúde e você quer um referencial para isso, existe um método simples e comprovado: são as medidas de circunferência de cintura (parte mais fina entre o peito e a cicatriz umbilical) e de abdome (os protocolos variam, mas é perto ou em cima da cicatriz umbilical).[8]

A seguir, você encontra uma tabela com valores de risco para a circunferência abdominal, segundo a Organização Mundial da Saúde (OMS).

	Risco elevado	Risco muito elevado
Mulheres	≥ 80 cm	≥ 88 cm
Homens	≥ 94 cm	≥ 102 cm

Esse é o método mais simples de estimar o risco cardiovascular,[9] pois o fator mais importante, quando falamos em saúde, é a localização do acúmulo de gordura.[10] Variações nessas circunferências de modo geral estão relacionadas a alterações na quantidade de gordura acumulada ou no conteúdo intestinal. Por exemplo, o crescimento da circunferência da sua cintura ou do seu abdome pode ocorrer devido a um aumento de gordura, uma distensão abdominal (gases) ou fezes. Esses dois últimos tendem a ser fáceis de identificar com o paciente, e, uma vez que tenham sido excluídos, a variação provavelmente é explicada por uma alteração na quantidade de gordura nessa região.

Porém, na região da barriga encontramos alguns tipos diferentes de depósito de gordura, principalmente o subcutâneo e o visceral. Para você permanecer saudável, é muito importante saber qual deles você mais acumula. Um bom profissional pode ajudar nisso.

ME DIGA ONDE ESTÁS QUE TE DIREI QUEM ÉS

Apesar de muitos acreditarem que gordura é tudo igual, não é. Quando falamos da relação entre tecido adiposo e saúde, saber onde ele está localizado é tudo!

O tecido adiposo é classificado conforme os locais de estoque,[11] ou seja, conforme seus diferentes depósitos. Para facilitar a compreensão, vamos usar a divisão mais geral:

- O tecido adiposo subcutâneo está localizado imediatamente abaixo da pele. Ele é avaliado nas medidas de dobras cutâneas.

- O tecido adiposo visceral (ou intra-abdominal) está localizado dentro da cavidade abdominal, abaixo da musculatura e perto dos órgãos internos.

Cada um desses depósitos possui características bem específicas, em relação tanto à sua regulação quanto à sua atividade endócrina, na produção e liberação de adipocinas.[12]

A gordura visceral possui um perfil pró-inflamatório aumentado. Está diretamente relacionada a riscos à saúde em pessoas que apresentam um acúmulo aumentado nessa região, tenham elas excesso de peso ou não.[13] Inclusive algumas populações, como os chineses, mesmo com peso e IMC dentro do considerado adequado, ou seja, eutróficos, tendem a acumular gordura nessa região e, por isso, têm risco aumentado.[14] Já o acúmulo de gordura subcutânea parece não trazer risco tão elevado.

Como você deve imaginar, embora as medidas da circunferência de cintura ou de abdome não consigam indicar a diferença entre a gordura subcutânea e a visceral, elas são importantes. Isso porque alguns estudos mostram que a gordura subcutânea localizada nessa região também possui relação direta com doenças crônicas e até com prejuízos cognitivos.[15] Ela seria menos agressiva do que a gordura visceral, porém mais agressiva do que a gordura subcutânea de outras regiões do corpo, como pernas, quadril e braços.

Outro modo de saber se você tem risco aumentado é analisar sua forma corporal. Você acumula mais gordura na região da barriga, braços, quadril ou pernas? Enquanto nos braços e membros inferiores temos apenas a gordura subcutânea, na região abdominal existem os dois tipos. Olhar também para seus familiares, principalmente pais e avós, é um indicativo de como você tende a acumular, afinal, recebemos deles nossa herança genética.

Uma informação curiosa: enquanto homens tendem a acumular mais gordura na região abdominal, as mulheres acumulam principalmente na região da coxa e do quadril, famosa região do culote. Esse acúmulo parece ser guiado pela carga hormonal feminina e seria uma maneira de evitar o acúmulo na região intra-abdominal, que é uma gordura mais pró-inflamatória, protegendo o bebê em uma possível gestação. Ao entrar na menopausa, quando a produção de estrogênio diminui drasticamente e o perfil hormonal feminino passa a ser mais parecido com o masculino, o local do acúmulo também muda, passando para a região abdominal.

Já o fato de os homens acumularem mais gordura na região visceral (e, por isso, terem uma barriga mais enrijecida, pois está abaixo da musculatura abdominal) está relacionado com o aumento do risco de morte e menor expectativa de vida quando comparados às mulheres.

Dados muito interessantes sobre o poder do tecido adiposo de regular nosso metabolismo e de se preservar vêm de estudos sobre a lipoaspiração. Foi verificado que, por mais que a gordura subcutânea seja sugada para fora do corpo durante o procedimento, como efeito compensatório o corpo diminui o gasto de energia e tende a aumentar a fome na tentativa de repor a quantidade perdida. Contudo, esse reganho tende a ocorrer na região visceral, local mais nocivo para a saúde. Ou seja, é um procedimento estético que pode afetar diretamente a saúde![16] A boa notícia é que foi verificado que a prática regular de exercícios conseguiu contrapor tais efeitos.

Por isso, se você está preocupado com a sua saúde, mais do que saber seu peso ou percentual de gordura, fique atento às suas circunferências de cintura e abdome. Além disso, avalie com muito carinho seu histórico de peso, sua saúde e o lugar onde seu corpo acumula mais gordura. Faça isso para entender seu corpo. E, sempre que possível, reavalie suas metas.

POR QUE EU ENGORDO SEMPRE NO MESMO LUGAR?

Traduzindo para o bom português: sabe a famosa *gordura localizada*? Normalmente aquela de que a pessoa menos gosta e a que mais se acumula tem um importante fator genético e hormonal. Basta olhar para a sua família e você descobrirá alguém com um corpo muito parecido com o seu. Todo mundo tem um local em que ela predomina, e, se isso o incomoda, o melhor a ser feito é evitar seu acúmulo.

Um dado interessante sobre a importância do fator genético no local de acúmulo vem do estudo citado anteriormente, sobre os gêmeos que consumiram mil calorias a mais por dia, por 84 dias.[17] Nele, os irmãos gêmeos apresentavam semelhança no local de ganho da gordura. Ou seja, em qual depósito eles acumulavam mais.

Recentemente eu estava atendendo uma paciente que acompanho há pouco mais de dois anos. Quando ela chegou, disse que tinha engordado por conta de problemas pessoais e que, como no passado já tinha feito muitas dietas malucas, dessa vez queria emagrecer com saúde. Em dois anos, ela reduziu 10kg, sendo quase tudo gordura. Mesmo assim, um tema constante nas nossas consultas era sua insatisfação com a barriga. Dessa vez, reavaliando o seu progresso e medidas, verificamos que, apesar de toda a mudança corporal, que era nítida e a deixava bem feliz, a medida da dobra cutânea abdominal (ao lado do umbigo) praticamente não tinha se alterado. Veja bem, todas as medidas diminuíram significativamente e essa estava praticamente igual, embora a paciente estivesse muito mais magra. Ao perceber isso, ela disse, enquanto ria: "Melhor eu aceitá-la", ao que eu prontamente sorri.

Como sabemos, quando pensamos em saúde a quantidade de tecido adiposo é um fator relevante, uma vez que seu *excesso* pode estar associado a um risco aumentado de doenças e até de morte. Porém, o *local* de acúmulo é mais relevante do que a quantidade total, porque nem todo acúmulo de gordura é agressivo para a saúde e, em alguns casos, pode até ser protetor. O tecido adiposo tem uma função de proteção:

ele evita choques mecânicos, serve de barreira térmica contra o frio e é uma reserva de energia.

Por isso, não entenda todo e qualquer acúmulo de gordura como um vilão que deve ser combatido, mas sim como um órgão vital para sua sobrevivência, que possui características únicas. Aprender sobre isso é um passo importante para traçar suas metas com menos achismos e mais ciência.

JÉSSICA E A GORDURA NAS COXAS

Quando Jéssica chegou ao consultório, relatou que o seu principal objetivo, além de saúde, era o emagrecimento. Mas não qualquer emagrecimento: Jéssica sempre teve cintura fina, e sua principal questão era o culote — a gordura na região do quadril e da coxa, ou seja, nos membros inferiores.

Ela disse que já tinha tentado muitas coisas para perder essa gordura localizada e que estava disposta a novamente fazer dieta e exercícios para conseguir diminuir o culote. Expliquei que não é possível orientar o processo de emagrecimento visando a uma região específica. Diferentemente do que acontece com os músculos, não existe um exercício específico para aumentar ou diminuir a gordura do braço, por exemplo, ou a gordura do culote. Isso é determinado geneticamente e de acordo com a característica do tecido adiposo.

Cada depósito de gordura tem quantidades distintas de cada um dos tipos de receptores para queima de gordura. De modo simples, existem receptores que, quando ativados, podem estimular a queima (beta-adrenérgicos) ou o acúmulo de gordura (alfa-adrenérgicos). Por exemplo, o tecido adiposo visceral possui grande quantidade de receptores para queima, o que não ocorre com o tecido adiposo subcutâneo, principalmente o do culote e do braço.

É importante saber disso porque, às vezes, na ansiedade de ver o resultado rápido, a pessoa acaba desistindo do processo por achar que a perda de gordura localizada não é possível. O processo de emagrecimento requer mudanças de longo prazo, mas, acima de tudo, um alinhamento de expectativa para saber como e até onde é possível chegar de forma saudável.

No caso de Jéssica, com o acompanhamento ela conseguiu perceber e gostar das mudanças e do bem-estar que a nova rotina trouxe. Ela passou a se sentir confortável em seu corpo e a valorizá-lo como ele é. Entendeu e aceitou também que é uma mulher com quadril mais largo e cintura fina. E até contratou uma consultora de estilo para ajudá-la a valorizar seus traços, para conviver de modo mais harmonioso com o que ainda não amava, mas ainda assim fazia parte dela.

....

Assim, se você já tentou emagrecer mais de uma vez, saiba que é necessário ter paciência e entender que não temos como controlar esse processo. Por isso volto ao título deste capítulo: nosso corpo não é massinha de modelar. Entenda sua estrutura corporal, sua genética, estabeleça metas reais e esteja aberto e atento ao que seu corpo lhe mostrará nesse processo.

4. Uma ciência exata, mas também de humanas

Sempre penso que seria maravilhoso se a nutrição fosse como a área da tecnologia. Quando seu computador está com um problema, você o leva para o conserto com um especialista, ele arruma a máquina e a devolve em perfeitas condições.

Imagine como seria incrível uma consulta nutricional como esta:

> **Paciente:** Sabe o que é? De uns tempos pra cá, engordei bastante, e o problema é que já tentei emagrecer, mas não consigo. Quando chega a noite, começo a comer e não consigo parar... Tem conserto?
>
> **Nutricionista:** Tem sim, preciso apenas avaliar seu sistema de comportamentos e ver o que está desajustado. O conserto vai demorar quinze dias e dou uma garantia de três anos pelo serviço.

Um sonho, não? Quem não pagaria caro por isso? Mas esqueça. Isso só acontece num mundo imaginário chamado *redes sociais*. O mais interessante é que as pessoas continuam acreditando, buscando e pagando caro por isso.

Esse desejo de mudança rápida, de guinada, é explicado pelo filósofo Mario Sergio Cortella como a *síndrome do Rocky Balboa*.[1] Veja se concorda.

Durante o filme, o personagem Rocky Balboa, interpretado pelo ator Sylvester Stallone, é um lutador de boxe pobre, frustrado, que trabalha num açougue e passa a primeira parte da narrativa sofrendo e perdendo dos seus adversários. Após mais um dia frustrante, ele decide que chegou ao seu limite e começa a mudar. Então o filme se transforma. O personagem se esforça, se sacrifica... E o que acontece depois? Ele vence, se torna o melhor de todos, fica muito rico e ainda se casa com o amor da sua vida. Quer um conto de fadas melhor do que esse?

A questão é que a parte da guinada, da preparação física e da dedicação dura menos de três minutos no filme. E, de certo modo, essa dinâmica também está no imaginário de muitas pessoas. Quando falamos de mudança de hábitos, é isso que as pessoas idealizam. Elas sofreram com determinada situação por meses ou anos e estão dispostas a fazer concessões e certos sacrifícios. Mas esperam que seja uma fase rápida e que possam passar o resto da vida, ou pelo menos alguns bons anos, colhendo os louros dessa dedicação.

Porém, o filme não mostra que durante todo o processo, inclusive depois que começou a ganhar de seus adversários, Rocky continuou fazendo seus exercícios com dedicação. Essa preparação nunca para! Ou você conhece algum atleta que treina apenas um curto período e passa o resto do ano só competindo e ganhando?

Levando em consideração o que já refletimos sobre *precisar* perder peso ou o fato de isso sempre ser associado com uma melhora na saúde, fica claro que essa ideia de mudança de hábitos (ou de estilo de vida) pode não ser o que você realmente busca, se está sonhando com uma mudança rápida como a do Rocky. *Uma transformação efetiva demanda uma construção diária, na qual vamos entendendo como nosso corpo responde ao que lhe oferecemos*, em termos tanto de alimentação quanto de comportamentos em geral.

MUDANÇA DE COMPORTAMENTO

Quando falamos de comportamento, seja ele alimentar ou não, precisamos entender *que o processo de mudança muitas vezes não é linear.*

Ele apresenta altos e baixos, e é preciso que você esteja preparado para essas diferentes fases. O gráfico a seguir é uma adaptação que fiz de um modelo de processo de mudança de comportamento. Nele, é possível identificar as fases pelas quais você já passou ou ainda vai passar.

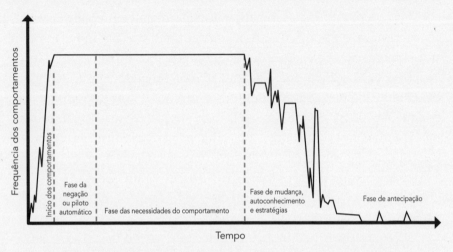

FONTE: Traduzido e adaptado de Reiff, *Eating Disorders: Nutrition Therapy in the Recovery Process*, 1999.

Há cinco fases distintas: início dos comportamentos, fase de negação ou piloto automático, fase da necessidade dos comportamentos, fase de mudanças — autoconhecimento e estratégias e fase de antecipação.

1. Início dos comportamentos

Cada pessoa tem uma história. Você se lembra de quando foi que começou a se incomodar com sua relação com o peso, com a comida e a se preocupar porque isso estava afetando sua saúde física e/ou emocional? Qual foi o momento determinante para isso acontecer? Talvez exista um acontecimento específico, talvez haja vários, ou talvez você possa mesmo nem ter ideia de como a mudança se deu. Nesse caso, espero poder ajudá-lo a identificar mais adiante o que houve.

2. Fase de negação ou piloto automático

Aqui os comportamentos que o levaram a uma relação cada vez mais desajustada com o corpo e com a comida ocorrem de modo mais pronunciado e constante. Talvez você ainda não saiba explicar por que está comendo ou tendo determinada atitude porque está no piloto automático ou em negação. Você sabe de algum modo que seu comportamento não está adequado, mas, como ainda não está pronto para lidar com ele, minimiza-o ou tenta ignorá-lo.

Quando estão nessa fase, algumas pessoas podem reagir de modo incoerente caso alguém questione sua atitude. Por exemplo, ao ouvir um comentário sobre determinado comportamento, a pessoa passa a repeti-lo de propósito, na tentativa de mostrar que aquilo não é um problema, que pode parar quando bem entender e que só não faz isso porque não quer (em alguns casos, esse tipo de resposta pode ocorrer em qualquer etapa do processo). Ela até diz para si mesma que está no controle da situação, mas a verdade é que começa a ter medo ou a suspeitar de que as coisas não sejam tão simples assim.

3. Necessidade dos comportamentos

Nessa fase você passa a entender melhor os determinantes dos seus hábitos que não podia ver na fase anterior, porque não estava preparado ou porque eles pareciam confusos. Talvez aqui você ainda esteja um pouco na fase da negação. Ou até reconhece, pelo menos para si mesmo, que tem um problema em relação à saúde ou à alimentação, mas ainda não está pronto para lidar com ele. Essa é a fase em que a pessoa está resistente e ambivalente, na qual ela encontra motivos tanto para permanecer do jeito que está quanto para mudar — o famoso *quero, mas não quero*. O importante dessa fase é que a pessoa ainda não se sente motivada o suficiente para abrir mão desses comportamentos, pois eles trazem ganhos, mesmo que indiretos. Mantê-los é mais importante ou recompensador do que mudar.

4. Fase de mudança, autoconhecimento e estratégias

Essa é a etapa mais reconfortante, e sempre faço questão de conversar sobre ela com meus pacientes. Aqui fica nítido como *os altos e baixos no processo não apenas são normais como também esperados!* Eles são importantes, pois, cada vez que as coisas não saem como esperamos, isso nos dá a oportunidade de aprender com o que aconteceu, pensar a respeito e testar alternativas para lidar com aquilo de outro modo.

Esse aprendizado será fundamental para que, no futuro, quando uma situação igual ou parecida estiver acontecendo, você tenha ferramentas para lidar com ela de modo diferente.

Entender esse processo é fundamental para realinhar suas expectativas com o processo de mudança. Até porque talvez você já tenha tentado mudar seu comportamento antes e não tenha conseguido justamente por achar que, como teve alguns deslizes e lapsos, não era forte o suficiente, que não conseguiria e era melhor desistir. Mas é muito importante que você entenda que esses deslizes fazem parte do processo e que agora você vai aprender a usá-los a seu favor.

VOCÊ SABE A DIFERENÇA ENTRE RECAÍDA E LAPSO?

Enquanto *recaída* tem a ver com a volta de comportamentos similares aos do passado, o *lapso* acontece quando, logo depois de agir da forma que considera inadequada, a pessoa se conscientiza do deslize e reajusta o comportamento.

É fundamental que a pessoa saiba reconhecer e entender os motivos que determinaram esse comportamento, seja ele o lapso ou a recaída. E, em vez de se punir e de ficar frustrada, passar a ter mais autocompaixão e se acolher para conseguir racionalizar e traçar estratégias para diminuir a sua ocorrência.

Talvez você esteja pensando: *Mas tem pessoas que conseguem mudar de forma linear e rápida. Parece que elas decidem e pronto!.*

Sim, eu sei que existem essas pessoas e que parece que elas simplesmente conseguem mudar em um estalar de dedos. Mais ou menos como alguém que num belo dia decidiu parar de fumar e falou: "Não fumo mais a partir de amanhã" e assim o fez. Olhando de fora, pode parecer que o processo foi instantâneo e que elas devem ter muito autocontrole. Mas a verdade é que esse é um olhar superficial do processo pelo qual elas passaram de fato.

Pode até ser que haja um ou outro caso em que o processo tenha sido *instantâneo* — aliás existe de tudo nessa vida, não é mesmo? Mas o que geralmente acontece é que essas pessoas já vinham trabalhando essa meta interna e externamente há algum tempo, há meses ou até anos. Você não percebe, pois às vezes o processo pode ter sido tão interno e intuitivo que talvez nem a própria pessoa saiba descrever o passo a passo. Ele pode ir desde parar de frequentar algum lugar em que todo mundo fumava, ter algum familiar ou pessoa querida que passou por um processo difícil relacionado ao cigarro, ter sofrido algum sintoma — digestão ruim, tosse, alteração da voz — de que nunca reclamou com ninguém ou começar outras atividades que lhe faziam bem... A pessoa só sabe que em determinado momento sentiu que estava pronta para a mudança e a fez. Ou seja, o fato de ela ter conseguido rapidamente atingir o objetivo pode significar que se organizou bem para a mudança, mas não que o processo tenha sido rápido ou fácil.

Então, sim, essas pessoas existem, mas talvez você seja como eu e como a maioria, que durante o processo de mudança sofre uns tropeços — e tudo bem, porque eles fazem parte e podem até ajudar.

5. Fase de antecipação

Essa é a última etapa do processo, e talvez você esteja pensando que gostaria que o nome dela fosse *fim*, *cura*, *libertação* ou algo do gênero...

Essa fase tem esse nome, *antecipação*, pois na etapa anterior você já aprendeu, a respeito daqueles altos e baixos do processo de mudança, quais são as situações, os comportamentos e os gatilhos que impedem você de avançar. Desse modo, quando perceber que algo está indo nesse sentido, você poderá se antecipar e evitar seguir por esse caminho. Entendeu agora por que os altos e baixos da fase anterior são tão importantes?

Cada pessoa responde de um jeito às diferentes fases da mudança de comportamento, e é importante perceber que o gráfico não tem um tempo definido. Isso porque cada caso, cada pessoa, tem seu tempo, e não adianta se comparar ou querer determinar antecipadamente a velocidade com que vai emagrecer. Mas uma coisa é verdade: *quanto mais a pessoa se entrega ao processo, melhor tende a ser o resultado*. Isso não significa que será rápido, pois quanto mais depressa a pessoa quer um resultado, mais radicais tendem a ser as mudanças, e maiores as chances de recaídas e de frustração.

Apesar de o processo ser extremamente individualizado, os motivos pelos quais alguma recaída pode ocorrer tendem a ser os mesmos para quase todos. Elas ocorrem sobretudo quando a pessoa para de se cuidar porque se sente bem e segura na sua nova fase. Posso até afirmar que esse é um clássico no acompanhamento. Por isso coloquei mais adiante algumas fichas para você preencher que o ajudarão a descobrir o que é importante para você, para que tenha claros quais são os fatores fundamentais no seu processo.

Então esqueça o Rocky Balboa, esqueça mudanças radicais. O que precisamos é de tempo, paciência, dedicação e resiliência.

O importante é entender qual é o melhor processo de mudança para a sua realidade sempre respeitando, aceitando e entendendo sua história até aqui, tendo em mente que *o que buscamos são progressos, mesmo que pequenos, não a perfeição.*

PARTE II

COMO O NOSSO CORPO FUNCIONA: O QUE MOSTRAM OS ESTUDOS SOBRE EMAGRECIMENTO, DIETAS E EXERCÍCIO

Mesmo se todas as pessoas treinassem do mesmo jeito e comessem as mesmas coisas, ainda assim seus corpos seriam muito diferentes!

5. Como nosso corpo emagrece?

São tantas promessas...
"Congele sua gordura"
"Acelere seu metabolismo"
"Perca gordura localizada"
"Aumento da lipólise"
"*Fat burner*" (queimador de gordura)

Outro dia vi uma blogueira divulgar um spray para seus milhões de seguidores (sim, milhões). Você tinha que passá-lo na região da sua gordura localizada antes do treino. O que o spray prometia? Estimular o metabolismo, ser termogênico, ativar a circulação, reduzir medidas, drenar toxinas e agir como intensificador de exercício (seja lá o que isso signifique). Quando li nem achei que fosse um spray, estava mais para um milagre embalado!

Seria tão mais fácil se existisse de fato um spray, creme, shake ou suplemento capaz de emagrecer... Será que você alguma vez já acreditou nessas promessas e gastou seu suado dinheiro com isso?

A indústria fitness e da estética sabe que tudo o que as pessoas mais querem não é emagrecer, mas sim *serem emagrecidas*. Algo simples que não demande muito esforço e que, se tiver que ser comprado, tudo bem, é um preço que elas estão dispostas a pagar.

Mas veja bem: para que o processo de emagrecimento ocorra, o corpo precisa "querer" gastar a gordura que está estocada no tecido adiposo. E para isso existem dois processos que são fundamentais — e que essa indústria adora utilizar em sua propaganda: a lipólise, que é a *quebra* da gordura que está estocada no nosso tecido adiposo, e a oxidação, que é a *queima* da gordura para produção de energia.

Funciona assim: para podermos queimar a gordura, ela precisa sair do seu depósito e ser transportada até um tecido que esteja precisando de energia. O processo inicial se chama *lipólise* (lipo = gordura; lise = quebra), permitindo que ela saia do depósito e caia na circulação, onde será transportada até ser captada por algum tecido. Uma vez lá, ela precisa entrar na célula desse tecido para poder ser *queimada* como fonte de energia. Sob condições específicas, diversos tecidos do nosso corpo podem utilizar (leia-se *queimar*) a gordura como fonte de energia.

QUANDO A PESSOA EMAGRECE, PARA ONDE VAI A GORDURA?

Cabe aqui uma curiosidade: todos os processos bioquímicos do nosso corpo são reações de transformação. Toda reação tem como princípio a conservação de massa. Isso significa que, no caso do emagrecimento, ela não queima e some, existe a formação de outros produtos. A queima de gordura produz gás carbônico e água, que são eliminados principalmente através da respiração.

Um estudo interessante avaliou que para queimar 10kg de gordura é preciso consumir 29kg de oxigênio. Esse processo resulta na produção de 28kg de gás carbônico e 11kg de água.[1] Resumindo: haja respiração para eliminar tudo isso de gordura!

Imagine o tecido adiposo como se ele fosse uma plantação de laranjas. A lipólise corresponde à retirada da laranja do pé. Para chegar à sua mesa ela precisa ser transportada até a sua casa e então ser consumida. De modo similar, a gordura estocada no tecido adiposo também precisa passar por alguns processos. São diversas etapas, e, em algumas delas, é preciso atividade de hormônios e outras proteínas carreadoras.

Quando o fabricante informa que um suplemento tem atividade lipolítica, ou que auxilia na quebra da gordura, significa que ele teria apenas a capacidade de retirar a gordura do seu depósito. O que aconteceria nesse caso, se de fato existisse algum suplemento ou aparelho que fizesse isso de modo significativo, é que a gordura iria para a circulação e ficaria *passeando* pelo corpo, até ser estocada novamente em algum tecido. Voltando ao nosso exemplo, seria como se a pessoa tirasse a laranja do pé, botasse no caminhão de transporte e ela ficasse lá até ser encontrada por alguém. Isso porque não existe uma demanda de energia aumentada para ela ser utilizada, queimada.

Já quando a propaganda promete que o produto aumenta a oxidação, isso significaria aumentar a queima e, consequentemente, seria possível haver um emagrecimento. Um spray, um creme ou um aparelho teria essa capacidade? Vamos lá: seu princípio ativo teria de ser absorvido pela pele, chegar à circulação e ter um efeito corporal que aumentasse o gasto de energia. Até hoje não existe creme ou spray capaz disso. Na verdade o que existem são hormônios, esteroides anabolizantes, que são de venda controlada — e por bons motivos, já que apresentam potenciais efeitos adversos que podem prejudicar a saúde. Aqui vale a ressalva: não existe segurança em sua utilização. O Conselho Federal de Medicina só autoriza sua prescrição em situações específicas de alteração hormonal, e qualquer médico que os indique para fins estéticos e de emagrecimento está não apenas ameaçando a saúde do seu paciente mas também cometendo uma infração ética grave. Como este livro é sobre saúde e emagrecimento, e não sobre ser emagrecido, voltemos ao tópico original...

Para que ocorra um emagrecimento significativo, é preciso que haja uma demanda de energia suficiente para estimular não apenas a quebra de gordura que está estocada no depósito como também sua queima. Por esse motivo, basta um pouco de atenção à propaganda para perceber que ela deixa claro que o produto só funcionará caso seja associado a uma rotina de alimentação saudável e exercícios. Como você deve saber, se você tiver essa rotina, o resultado aparecerá independentemente do produto, ou seja... não caia nessa!

GASTE MAIS, COMA MENOS!

Na teoria, emagrecer parece simples...

Para emagrecer, é preciso que haja um déficit energético, ou seja, o consumo de energia deve ser menor do que o que gastamos, de forma que o corpo utilize a reserva de gordura estocada para suprir essa diferença. Sabendo disso, você já parou para pensar que, sendo o tecido adiposo um órgão, emagrecer significa que o nosso corpo está consumindo uma parte importante de si mesmo? Esse pensamento talvez ajude a entender por que esse é um processo bem mais complexo do que pode parecer a princípio.

Para induzir esse déficit basta saber quanto a pessoa ingere e quanto ela gasta de energia. Então calculamos o balanço energético e definimos estratégias para promover o déficit necessário. Esse raciocínio está perfeito, mas:

1. Os melhores métodos que temos para avaliar quanto uma pessoa gasta de energia são complexos e utilizados quase exclusivamente em laboratórios de pesquisa. Nos consultórios e nas clínicas, os métodos comumente utilizados consistem em fórmulas preestabelecidas, cujos resultados são, na realidade, estimativas bem limitadas e que não levam em consideração uma série de fatores genéticos e adaptativos, que veremos no capítulo 6.

2. Os métodos que temos para avaliar o quanto uma pessoa come são falhos. Um dos maiores problemas é que eles dependem do relato das pessoas. Apenas para dar um exemplo: você lembra exatamente o que e quanto comeu de cada alimento ontem, inclusive as beliscadinhas do dia? E dos últimos sete dias?

Mesmo anotar tudo em um diário alimentar não garante muita coisa, pois as pessoas não vão saber o peso exato de tudo o que consomem (o que é um bom sinal, pois saber o peso ou as calorias de tudo que se come pode ser um sinal de um comportamento alimentar alterado ou até de um transtorno alimentar).[2] Além disso, grande parte das referências de tamanho dos alimentos é bastante imprecisa. Por exemplo, o que é considerado um pedaço de tamanho médio para uma pessoa pode ser percebido como pequeno ou grande para outra, e até para o nutricionista.

É difícil, em uma consulta típica de consultório, computar tudo com o nível de detalhes que os cientistas fazem em pesquisas. E mesmo eles têm dificuldades. Para se ter uma ideia de como se faz nas pesquisas, uma estratégia utilizada por eles é fornecer aos participantes toda a alimentação que terão que consumir. Ainda assim, os cientistas precisam de métodos para verificar se os participantes comeram tudo — e se comeram algo a mais que não estava programado.

Outro método que vem sendo cada vez mais utilizado nas pesquisas científicas é confinar os participantes em um local controlado durante o estudo. Eles ficam por alguns dias ou semanas *presos* para que os pesquisadores possam controlar exatamente o que eles estão fazendo, gastando e consumindo. São estudos caríssimos e de duração curta ou média, e que também têm suas limitações.

Quando falamos de pesquisa, os ambientes costumam ser muito bem controlados, e, quando falamos dos efeitos de uma dieta específica, o que nos interessa é o efeito delas no longo prazo e na vida real das pessoas, na rotina do dia a dia, e não apenas por dias ou semanas, como ocorre nos estudos. De qualquer modo, cito esses exemplos apenas para mostrar que, quando nos referimos à ciência da alimentação, há uma grande complexidade em avaliar e controlar quanto uma pessoa ingere e gasta.

Quando se trata de emagrecimento, já sabemos que precisamos criar uma condição de déficit energético, ou seja, comer menos calorias do que gastamos. Aqui temos duas opções: 1) comer menos; ou 2) gastar mais calorias. Ambos são processos que parecem simples, mas são altamente complexos. Vamos começar pelo último.

6. Gastar mais — a complexa matemática do nosso corpo

"Fulano não emagrece porque é preguiçoso, se fizesse mais exercícios com certeza emagreceria" — você já escutou ou já disse essa frase?

O total de energia gasta por um indivíduo é calculado pela soma de seus componentes: taxa metabólica basal (TMB), efeito térmico dos alimentos (ETA), termogênese induzida pela atividade física (TAF) e termogênese induzida pelo exercício físico (TEX). Quando falamos em gasto de energia, nos referimos ao aumento da contribuição de um, ou mais, desses diferentes componentes. Na tabela a seguir, você encontra um exemplo de cada componente e de sua contribuição média para nosso gasto total.

- Taxa metabólica basal é o quanto de energia nosso corpo precisa para manter suas funções vitais. Simplificando, seria o mínimo de energia de que precisaríamos para sobreviver se estivéssemos em estado vegetativo. Conforme pode ser visto na tabela, esse componente demanda cerca de 60% a 70% do nosso gasto total de energia.

- Efeito térmico dos alimentos se refere a quanto de energia nosso corpo gasta para mastigar, digerir e metabolizar o que comemos. A variação desse componente depende do quanto e do que a pessoa consome, podendo variar de 8% a 15% do gasto total.

COMPONENTES DO GASTO ENERGÉTICO DIÁRIO TOTAL (GED)

Componente do GED	Percentual do GED (kcal)	Exemplo: 1600 kcal GED (kcal)
Efeito térmico do alimento (ETA)	8-15	12-240
Termogênese do exercício (TEX)	15-30	240-480
Termogênese da atividade física (TAF)	15-50	240-800
Taxa metabólica basal (TMB)	60-70	960-1120

FONTE: Traduzida e adaptada de Aragon et al., "International Society of Sports Nutrition Position Stand: Diets and Body Composition", 2017.

Antes de explicar os dois últimos componentes, é importante diferenciar o que é atividade física e o que é exercício. *Atividade física* se refere a todo movimento corporal que resulta em gasto de energia, como escrever, mexer no rosto, caminhar de um cômodo para outro da casa, fazer faxina etc. Já *exercício* é normalmente uma atividade física estruturada, sistematizada, consciente e, muitas vezes — mas não sempre —, realizada com o objetivo de melhorar o desempenho: futebol, corrida, aula de dança, musculação, crossfit etc.

Por vezes um mesmo movimento pode ser enquadrado em uma ou outra categoria. Por exemplo, caminhar de um cômodo para outro é uma atividade física, enquanto fazer uma caminhada de quarenta minutos no parque é um exercício físico. É importante diferenciá-las, pois elas atuam de modo distinto no gasto total:

- Termogênese induzida pela atividade física (TAF), responsável por uma das maiores variações do gasto energético, podendo variar de 15% a 50% do gasto total.

- Termogênese induzida pelo exercício (TEX), assim como a atividade física, possui um importante papel no nosso gasto, podendo ser responsável por 15% a 30% do gasto de energia total.

Esses valores representam apenas uma média. A participação de cada um dos componentes pode variar muito, principalmente os relacionados a atividade física e exercício. E é exatamente por isso que eles são tão importantes para o processo de emagrecimento e sua manutenção.

Agora vamos para a parte mais complexa da matemática corporal.

Até pouco tempo atrás acreditávamos que tudo acontecia de modo simples — quanto mais atividade física e exercício (TAF e TEX) a pessoa fizesse, maior seria seu gasto energético. Logo, uma pessoa que se exercitasse o dia inteiro, como professores de academias, carteiros, trabalhadores braçais, diaristas e atletas, deveria ter um gasto calórico altíssimo, pois passa o dia inteiro em movimento. Contudo, não é bem assim que acontece.

Esse modelo, que soma os gastos de todos os componentes, é chamado de *modelo aditivo*: quanto mais se faz, mais se gasta. A figura a seguir apresenta os diferentes componentes do gasto calórico. Nesse modelo, pressupõe-se que o gasto deles se mantém estável mesmo quando há aumento significativo da atividade física diária ou do exercício.

MODELO CONVENCIONAL

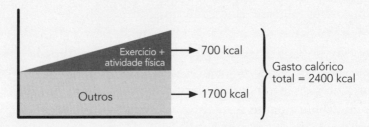

FONTE: Traduzido e adaptado de Pontzer et al., "Constrained Total Energy Expenditure and Metabolic Adaptation to Physical Activity in Adult Humans", 2016. Estes valores são apenas para comparação.

Porém, estudos têm mostrado que, quando o gasto com atividade física e exercício ultrapassa determinado ponto (não se sabe qual ou como), o corpo compensa esse aumento diminuindo o gasto de energia dos outros componentes. Essa é uma forma de estabilizar o gasto energético total, mantendo-o em certo equilíbrio. A essa teoria se dá o nome de *modelo adaptativo*,[1] exemplificado na figura a seguir.

MODELO ADAPTATIVO

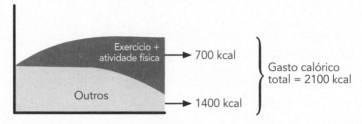

FONTE: Traduzido e adaptado de Pontzer et al., "Constrained Total Energy Expenditure and Metabolic Adaptation to Physical Activity in Adult Humans", 2016. Estes valores são apenas para comparação.

Esse modelo vem sendo cada vez mais aceito na comunidade científica. Nessa linha, um estudo comparou o gasto calórico entre adultos norte-americanos (majoritariamente sedentários) e um agrupamento aborígene de caçadores da Tanzânia chamado hadza. Além de caçar, eles caminham por dia em média 11,4km e fazem duas horas diárias de exercício em intensidade moderada a vigorosa.

Só por esses dados seria de esperar que o gasto calórico dos aborígenes fosse muito superior ao dos norte-americanos, mas isso não se confirmou. O gasto calórico total médio (aqui fiz a média entre homens e mulheres) dos hadzas foi de 2263 calorias versus 2700 calorias nos norte-americanos, ou seja, 437 calorias a menos por dia.

Considerando que os norte-americanos do estudo pesavam quase o dobro, 77,7kg versus 47kg dos hadzas, como você pode imaginar, os primeiros tinham um percentual de gordura bem maior (49,1% versus 17% de gordura dos hadzas). Os autores fizeram então a correção dos valores de gasto de energia pela massa magra, visto que esse é um tecido metabolicamente mais ativo. Como resultado, verificaram que, quando se faz essa correção, a diferença do gasto de energia desaparece. Os caçadores tanzanianos gastaram praticamente o mesmo que os norte-americanos sedentários. Esse dado é corroborado por um estudo que avaliou o gasto energético de mulheres que iniciaram um treinamento para correr uma meia maratona, 21km, e verificou que o gasto delas permaneceu o mesmo.[2] É o que você esperaria?

Antes de tirar conclusões precipitadas, lembre-se de que nesse momento estamos analisando o gasto de energia de modo isolado, e não se ele é feito de forma saudável.

Posto isso, como pode ser visto na figura anterior, tanto a atividade física quanto o exercício aumentam o gasto calórico total. O que esse estudo, e alguns outros, tem encontrado é que parece existir uma adaptação corporal quando esse gasto aumenta muito. Esse efeito parece variar enormemente de pessoa para pessoa e acontece semanas ou meses depois do início do estímulo, com a continuidade desses comportamentos ou do treinamento físico.

Outra evidência recente vem de um estudo realizado no Equador. Nele, avaliou-se o gasto calórico de crianças amazônicas que vivem na zona rural, e são fisicamente bem ativas, com outras crianças que moravam em cidades próximas. O resultado foi que, apesar de as crianças na zona rural serem bem mais magras e saudáveis, o gasto calórico entre os grupos era semelhante.[3]

Claro que existem exceções. Quem não lembra da polêmica da dieta do nadador norte-americano Michael Phelps? Um fenômeno mundial que ganhou 28 medalhas nas quatro Olimpíadas em que competiu, sendo 23 de ouro. Antes da sua participação nas Olimpíadas do Rio, em 2016, uma matéria sobre sua alimentação causou furor tanto pela quantidade que anunciava que o atleta comia quanto pela qualidade dos alimentos. O texto dizia que ele consumia impressionantes 12 mil calorias por dia, praticamente seis vezes mais que uma pessoa comum! Depois surgiram outras notícias explicando que essa alimentação era realizada durante um período específico e que, no dia a dia, em fase normal de treinamento, ele consumia cerca de 7 mil calorias. Contudo, estudos de outros atletas mostram que os números costumam ser bem mais modestos, entre 2500 e 3500 calorias por dia. O gasto também variou muito no estudo dos hadzas:, enquanto alguns homens gastavam 2 mil kcal por dia, outros gastavam 3633 kcal fazendo praticamente as mesmas atividades.

O reajuste da quantidade de energia que o corpo gasta ocorre de diversas formas. Uma delas é por meio da diminuição da atividade física espontânea. Alguns pesquisadores relatam que diminuímos a quantidade de movimentos, incluindo gestos, nos dias em que treinamos. Sim, sem perceber algumas pessoas gesticulam menos nos dias de treino, e isso influencia, pelo menos em parte, quanta energia gastamos.

Outro modo é diminuir a atividade de tecidos e eixos reguladores, como o hipotalâmico-hipofisário-adrenal, importante na regulação hormonal e dos sistemas nervoso simpático, imunológico e reprodutivo,[4] e esse tipo de regulação independe da força de vontade ou da determinação.

De modo geral, esses efeitos sobre o metabolismo são tão benéficos que fazem com que pessoas fisicamente ativas apresentem menores riscos de morte ou de desenvolver doenças. O nível de atividade física tem relação com o risco de morte. Pessoas sedentárias têm risco aumentado de morte em comparação a pessoas ativas. É como muitos pesquisadores dizem: não dá para falar em saúde quando há sedentarismo. Alguns até citam que o sedentarismo é um estado pré-doente. O corpo precisa e funciona muito melhor quando ativo, a questão é apenas achar uma atividade de que você goste e que consiga manter na sua rotina.

Um dado interessante que se verifica em diversos estudos é a associação de faixas intensas de exercício (alto volume e alta intensidade) com risco aumentado de morte. De modo geral, considerando que a maior parte das pessoas não é atleta nem treina muitas horas por dia em intensidade moderada a alta, não há com o que você se preocupar. Como sempre na vida, vale a máxima de que a diferença entre o medicamento e o veneno é a dose.

É POSSÍVEL ACELERAR O METABOLISMO?

O termo *metabolismo* engloba o conjunto de reações que ocorrem no corpo para que ele desempenhe todas as funções de que necessita. Quando se fala em acelerar o metabolismo, em geral isso significa que essas reações ocorreriam mais rapidamente e, por consequência, com um maior gasto de energia.

No entanto, esse aumento precisa ser significativo para que o emagrecimento ocorra. Isso quer dizer que é preciso haver um bom aumento, e esse aumento deve se manter por um longo período para que na prática tenha relevância.

> ## SIGNIFICANTE VERSUS SIGNIFICATIVO
>
> Há muitas coisas que precisamos entender em relação à ciência. Uma delas é que nem todo estudo que afirma ter resultado relevante realmente o tem na prática.
>
> Isso porque existe uma série de análises estatísticas que determinarão um ponto de corte e, a partir dele, a relevância do achado. Agora, o quanto essa diferença vai ser significativa para um resultado na prática é outra coisa. Desse modo, apesar de alguns resultados terem relevância estatística, isso não significa necessariamente que terão relevância clínica.

É importante essa distinção, pois existem muitas promessas de produtos para emagrecer e de estratégias para acelerar o metabolismo. A seguir, abordarei as principais delas:

1. Utilizar suplementos termogênicos

O princípio de qualquer produto que diz ser termogênico é aumentar o gasto de energia produzindo calor por meio da termogênese.

Para que tais suplementos sejam eficazes no emagrecimento, o aumento de temperatura corporal deve ser significativo. Ou seja, a temperatura poderia subir a ponto de gerar um estado febril perigoso. Tão perigoso que o único medicamento com essa capacidade foi comercializado na década de 1930 e foi responsável pela morte de algumas pessoas — e, obviamente, foi banido.[5] Por isso, quando alguém falar que tem um suplemento termogênico, de duas uma: ou essa pessoa não gosta de você ou o suplemento não funciona como promete.

2. Aumentar a quantidade de tecido adiposo marrom

Um dos caminhos que a indústria farmacêutica tem pesquisado para aumentar a termogênese de modo seguro é através da atividade do tecido adiposo marrom, aquele que queima calorias para produzir calor.

Os adipócitos marrons possuem uma família de proteínas chamadas UCPS — proteínas desacopladoras (do inglês *uncoupling proteins*), responsáveis pela termogênese.[6] Esse tecido é encontrado em diversos animais e é metabolicamente ativo e protetor. Está relacionado com regulação do apetite, metabolismo lipídico, sensibilidade à insulina e gasto energético.

Nos humanos, está presente em bebês e, até poucos anos atrás, acreditava-se que adultos não o possuíam. Porém, não apenas temos esse tecido como sua quantidade muda conforme as estações do ano.[7] Um estudo realizado no Japão mostrou um aumento considerável da quantidade desse tecido nos meses do inverno em países frios, quando o corpo precisa ter ativas as UCPS para produzir calor e se manter aquecido.[8] Já no verão, com o calor, esse depósito diminui significativamente.

As pesquisas sobre o tecido adiposo marrom aumentaram há menos de uma década, e o que já se sabe é que sua atividade é regulada principalmente pelo frio e pela dieta. Conforme os estímulos, alguns adipócitos possuem a capacidade de mudar seu tipo, sofrendo amarronzeamento ou branqueamento do tecido adiposo.[9]

Um método bastante estudado para estimular a atividade desse tecido é a exposição de pessoas ao frio. Estudos em animais submetidos a longos períodos de temperatura extrema indicam que eles emagrecem e são mais resistentes ao ganho de peso. Porém, de modo interessante, quando são submetidos ao frio intermitente, o efeito é outro: os animais começam a aumentar o consumo alimentar e a ganhar peso, em resposta à exposição ao frio.[10]

Mesmo que fôssemos submetidos a um frio intenso e incessante por semanas, depois de um tempo o corpo se adaptaria a essa nova condição. Se você já viajou para um local frio talvez tenha percebido que os primeiros dias são os mais sofridos. Depois, parece que o corpo se acostuma, e é isso mesmo. Ainda que o gasto calórico aumente em resposta à exposição ao frio, esse efeito parece diminuir com o tempo. O corpo se adapta à nova condição.

Além do frio, a alimentação parece ser um importante regulador da atividade desse tecido. Essas evidências surgiram mais de cem anos atrás, mas apenas mais recentemente têm sido confirmadas em estudos sobre excesso alimentar.

Lembra-se do estudo que forneceu um excesso de mil calorias por dia e mesmo assim alguns pares de gêmeos participantes engordaram muito abaixo do esperado? Pois é, supôs-se que, entre as adaptações que ocorrem em pessoas com mais resistência ao ganho de peso, uma delas seja o aumento da termogênese do tecido adiposo marrom.

Um dado interessante é que indivíduos com obesidade apresentam atividade termogênica reduzida desse tecido. E deve-se considerar que hábitos obesogênicos, como excesso alimentar e inatividade física, estão associados com o branqueamento do tecido adiposo. Tudo o que não queremos!

Sobre o processo reverso, o amarronzeamento do tecido adiposo tem sido o foco da indústria farmacêutica por um possível efeito na proteção contra ou até no tratamento da obesidade.[11] Apesar de essa ser uma área promissora, os estudos mostram que o efeito do tecido adiposo marrom de aumentar o gasto de energia parece ser de curto prazo. Com a continuidade dos estímulos, o corpo parece se adaptar e ativar mecanismos adaptativos, diminuindo ou cessando a ampliação desse consumo.

Considerando o que sabemos até o momento, faz mais sentido evitar o acúmulo e o branqueamento do tecido adiposo desenvolvendo bons hábitos do que colocando as expectativas em técnicas ou substâncias que prometem seu amarronzeamento.

3. Consumir alimentos "termogênicos" como chá verde, café e pimentas

Alimentos ricos em cafeína — como o café e o chá verde (e suas derivações como preto, oolong e branco), por exemplo — são alguns dos mais estudados por terem a capacidade de aumentar o metabolismo. Tal aumento estaria diretamente relacionado ao das concentrações de cafeína no sangue e duram de quatro a oito horas depois do consumo, dependendo da velocidade individual de metabolização de cafeína.

Esse aumento no gasto seria de 8 a 15 calorias por hora, o que geraria um aumento de no máximo 100 calorias por dia.[12] Parece interessante, por isso o título de muitos artigos explora uma *diferença significante no gasto de calorias*. Mas, porém, contudo, todavia... como expliquei no boxe anterior, isso nem sempre significa muita coisa.

Uma meta-análise de diversos estudos avaliou o consumo de chás por cerca de doze semanas, separando os estudos originários do Japão e os do restante do mundo. Os estudos fora do Japão verificaram perda de peso de menos de 100 gramas. Já os realizados no Japão verificaram uma enorme variação, de 200 gramas a 3,5kg de peso corporal. Essa diferença pode ter ocorrido por diversos fatores: no país, o consumo de chá é um ritual, por isso, além da qualidade da erva, é preciso levar em consideração outros comportamentos associados à atividade, como o manejo do estresse, o autocuidado, entre outros.

Outra vantagem é que a cafeína pode deixá-lo mais ativo, colaborando para a qualidade do seu treino quando consumida antes da sessão. Já o consumo de chás pode ser uma ótima maneira de se manter bem hidratado, além de um ritual de autocuidado. Assim como o café, se você gosta e lhe faz bem, consuma! Porém, se você é ansioso, tem dificuldade para dormir ou possui alguma questão de saúde, como gastrite ou alteração intestinal, fique atento, pois o consumo dessas bebidas pode agravar seu problema.

Outro alimento termogênico são as pimentas. Quem tem o hábito de comer as mais fortes deve ter sentido sua capacidade de produzir calor e suor. Esse efeito ocorre devido à presença de capsaicinoides, dos quais a mais famosa é a capsaicina. Essas substâncias possuem a capacidade de aumentar a produção de calor através da termogênese e, por isso, começaram a ser estudadas como possíveis auxiliares no emagrecimento.[13]

Sobre os efeitos no aumento do metabolismo, algumas pesquisas encontram um aumento de cerca de 50 a 70 calorias por dia. Se considerarmos que o gasto metabólico basal em condições normais é de no mínimo 1200 calorias, percebemos que esse efeito é bem pequeno. Porém, além dele, os capsaicinoides têm sido estudados por possuírem um efeito na saciedade. Uma meta-análise verificou que o consumo de pelo menos 2 miligramas de capsaicinoides antes das refeições foi capaz de reduzir em cerca de 74 calorias o consumo alimentar na refeição seguinte.

Os efeitos dos termogênicos parecem promissores, mas será que esses suplementos são capazes de induzir um emagrecimento significativo?

Os resultados de estudos nesse sentido são bastante variados. Enquanto uma pesquisa verificou efeitos positivos da suplementação de

4 miligramas por dia de capsaicinoides em adultos obesos, outros, com protocolo similar, porém em adultos eutróficos, não observaram qualquer efeito.[14]

O estudo que apresentou maior efeito utilizou, em obesos que já haviam perdido peso, um mix de compostos bioativos constituído por capsaicinoides, cafeína, chá verde, l-tirosina, pimenta-caiena e carbonato de cálcio junto com uma dieta com restrição de calorias. Avaliou-se que o consumo do suplemento três vezes por dia por oito semanas resultou em um emagrecimento de 1kg de gordura a mais que o grupo placebo (em números absolutos, 1,8 versus 0,8kg de gordura no grupo placebo).[15] Como o composto é um mix, não é possível falar que o efeito foi da capsaicina, mas de qualquer modo é um estudo interessante que precisa ser replicado e confirmado.[16]

Então tenha atenção antes de sair comprando o seu suplemento: saiba que diversos estudos publicados utilizam doses que variam de 2 a 10 miligramas de capsaicina. Contudo, existem no mercado suplementos que não declaram a dose da substância. Por curiosidade, pedi a uma farmácia o laudo técnico de um cuja embalagem informava 6 miligramas. No laudo constava que a concentração do produto era de 2%, ou seja, apenas 0,12 miligrama por dose. Para atingir a dose dos estudos, uma pessoa teria que consumir quase dezessete doses por dia para obter o efeito mínimo. Detalhe: um pote desse suplemento daria para apenas sete dias. Para perder 1kg de gordura ao final de quatro meses, valem a pena o gasto financeiro, a quantidade de cápsulas por dia, além dos possíveis efeitos colaterais? Não se esqueça de que estamos falando de um princípio ativo da pimenta, que pode gerar dor de estômago, diarreia, irritação de pele e dor de cabeça, entre outros.

Outro fator importante é que, assim como no consumo de pimenta, parece que pode ocorrer um efeito de dessensibilização com o uso. Quem costuma comer pimenta com frequência sabe disso, o corpo se adapta à picância e tolera doses cada vez mais fortes dela. Ou seja, o mais promissor dos efeitos por meio de alimentos e suplementos é limitado e tem custo alto.

4. Aumentar a quantidade de massa muscular

Embora o gasto do tecido muscular em repouso seja pequeno, cerca de 50 calorias por dia para cada quilo de massa, é preciso levar em consideração que o gasto durante a atividade aumenta.

Sendo assim, aumentar 2kg de massa muscular já tornaria maior seu gasto em pelo menos 100 calorias por dia, com o bônus das evidências científicas mostrando repetidas vezes que a quantidade de massa muscular influencia diretamente na saúde, no bem-estar e na longevidade com qualidade de vida.

De fato, um estudo de meta-análise verificou que o treino de força (no caso do estudo a musculação) aumentou o gasto energético basal em 96 calorias por dia, e outro estudo mostrou melhora da composição corporal em pessoas com obesidade![17]

Sem dúvida alguma, essa é a estratégia que produz o melhor resultado dentre todas as que citei, pois, além de ter diversos benefícios, eles não desaparecem com o tempo, como acontece com os suplementos. Ter a musculatura ativa é o caminho para a saúde do seu metabolismo, e, por ser conseguida por meio de atividades prazerosas, é um excelente medicamento para a alma também.

COMO O EXERCÍCIO AFETA O PESO
E O EMAGRECIMENTO?

É sabido que apesar de o corpo estimular a estabilização do gasto de energia, uma pessoa que se dedica à atividade física é capaz de aumentar seu gasto calórico total quando comparada a um sedentário. Além disso, exercícios regulares são fundamentais para a saúde e a manutenção do emagrecimento.

Quando se trata de saúde, a recomendação da OMS é de que, quando não houver contraindicação, adultos façam por semana de 150 a 300 minutos de atividade física moderada (seria o equivalente ao treino diário de 30 a 60 minutos, cinco vezes por semana) ou 75 a 150 minutos de atividade física intensa (treino diário de 15 a 30 minutos, cinco vezes por semana).[18] Essa orientação tem a ver com saúde, mas qual é a indicação para o emagrecimento? Será que existe um ideal? Talvez você já tenha escutado alguma destas frases:

"Quem quer emagrecer tem que fazer exercícios aeróbicos, como corrida, bicicleta ou natação."

"Musculação não emagrece!"

"O melhor para perder gordura são os exercícios de alta intensidade, como os famosos HIITS (*high intensity interval training*) e o crossfit."

Cada tipo possui sua vantagem e sua desvantagem, e talvez você esteja pensando: *Mas, Desire, qual emagrece mais?*. Depende! Precisamos levar em consideração o que é mais importante quando pensamos no processo de emagrecimento: qual deles vai ser eficaz *para você*.

Explicarei melhor.

São tantas informações sobre esse tema e muitas delas conflitantes entre si, que fica difícil saber o que seguir.

Há alguns anos sou convidada para ministrar a aula de Exercício e Emagrecimento em cursos da USP, voltados para os profissionais da área. Todo ano eu releio a literatura científica em busca das últimas novidades, comparando os diferentes tipos de treinamento, intensidades, duração e o que você puder imaginar. Vou resumir aqui as evidências até o momento.

O American College of Sports Medicine (ACSM), instituição norte--americana de medicina esportiva, indica o mínimo de 150 minutos de exercício por semana para uma perda leve de peso até a prática de 225 a 420 minutos por semana para uma perda mais intensa. Esse tempo pode ser distribuído como a pessoa desejar.[19]

Essa recomendação pode ser questionada, pois há evidências, por exemplo, de que, se a atividade for mais intensa, sua duração pode ser menor. Esse é um dos motivos pelos quais atividades mais vigorosas têm ganhado tantos adeptos.

Outro fator importante é que os diferentes tipos de exercícios podem ocasionar respostas de peso, massa magra e circunferências também distintas. O gráfico a seguir mostra que pessoas que fazem treino de força, como musculação, tendem a não alterar muito o peso corporal — ou não sofrer nenhuma mudança. Isso ocorre porque, apesar de uma significativa redução da circunferência abdominal e da gordura visceral, há também um ganho de massa magra.

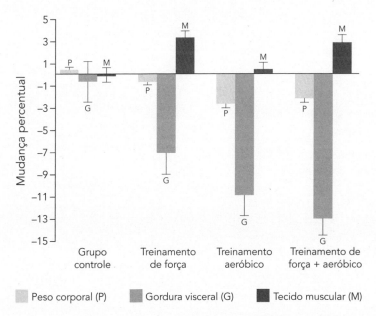

FONTE: Traduzido e adaptado de Ross e Bradshaw, "The Future of Obesity Reduction: Beyond Weight Loss", 2009.

Já no treinamento aeróbico a perda de peso é maior, pois pode ser acompanhada de diminuição tanto de massa gorda quanto de massa magra. No estudo em questão, associar os dois tipos de treino, aeróbico e musculação, foi o que apresentou melhor benefício, com redução expressiva da gordura visceral e aumento da massa muscular.

A análise científica, como a do gráfico anterior, é feita através da resposta média do grupo: soma-se o resultado de todos e divide-se pelo número de participantes. No entanto, alguns estudos apresentam, além dessa média, gráficos com valores individuais. A partir deles é possível analisar a resposta de cada participante ao protocolo aplicado.

Veja o gráfico a seguir. Esse estudo comparou o efeito no emagrecimento de doze semanas de exercício aeróbico contínuo versus exer-

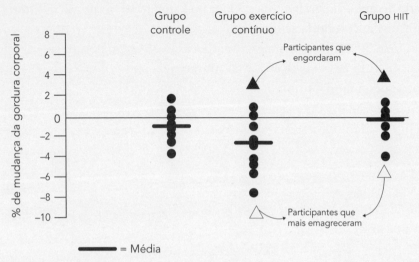

FONTE: Traduzido e adaptado de Keating et al., "Continuous Exercise but Not High Intensity Interval Training Improves Fat Distribution in Overweight Adults", 2014.

cício do tipo HIIT. Apesar de esse estudo ter observado uma melhor resposta média do exercício contínuo, quero que você analise as bolinhas de cada grupo.

Cada bolinha é o resultado de um participante. Agora perceba que tanto no grupo contínuo quanto no HIIT coloquei triângulos vazados. Esses foram os participantes que perderam mais gordura corporal. Já os triângulos pretos, acima da média, foram os que ganharam gordura corporal nesse mesmo período. Sim! Eles participaram do mesmo estudo, eram do mesmo grupo, fizeram o mesmo protocolo de treinamento e, embora tenha havido quem perdesse 10% de gordura corporal, aconteceu de um ganhar 3%. No grupo HIIT aconteceu algo parecido. Enquanto o melhor resultado foi um participante que perdeu cerca de 5% da gordura corporal, outro do mesmo grupo ganhou um pouco mais de 3%.

Talvez eles fossem preguiçosos, comessem muito ou não seguissem o protocolo direito... são vários os motivos que podemos considerar. Mas a verdade é que esse gráfico mostra que existem pessoas que perderam e ganharam massa gorda nos dois tipos de treino. Talvez, e entenda que aqui estou supondo mesmo, o participante que engordou no grupo HIIT poderia ter emagrecido se fosse do grupo contínuo, por ser uma atividade de que ele gostasse mais. Ou o que engordou no grupo de exercício contínuo poderia se descobrir um amante de exercício do tipo HIIT e responder de outra forma.

No caso desses participantes, nunca saberemos. Mas, no seu caso, você pode saber.

Esse não é o único estudo a mostrar que diferentes corpos respondem de diferentes maneiras a um mesmo estímulo. Diversos estudos mostram que existe uma grande variedade de respostas corporais, e isso significa que não existe uma universal, única. O que importa é descobrir de que tipo de atividade você gosta e a que conseguirá aderir, aumentando as chances de ter uma boa resposta, e isso só descobrimos na prática!

ENTÃO COMO ESCOLHER?

Sempre falo para os pacientes que podemos dividir os exercícios em três categorias: para o corpo, para a mente e para a alma.

- *Para o corpo* é todo exercício que faz com que a gente sinta que está se mexendo. Ele aumenta a pulsação, produz suor, exige um esforço físico. Pode ser correr, fazer aula de dança, crossfit, jogar vôlei, musculação, o que você quiser.

- *Para a mente* é quando o exercício exige concentração. Por exemplo, lutar judô — um excelente exercício para a mente, pois exige que a pessoa esteja o tempo todo concentrada nos movimentos do oponente; o menor deslize pode significar uma derrota na luta.

- *Para a alma* são todos aqueles de que a gente gosta, que fazem nos sentirmos bem.

Por vezes um mesmo tipo de exercício pode estar em apenas uma ou duas categorias para uma pessoa e nas três para outra. Eu, por exemplo, amo jogar tênis. Essa é uma modalidade que, além de exigir fisicamente, também exige mentalmente, pois para jogar bem você precisa se concentrar no jogo. Ou seja, para mim ele preenche as três categorias. Mas se você não gosta, para você preenche apenas duas.

Corrida e musculação são duas atividades que, apesar de sempre ótimas para o corpo, exigem menos concentração. Desse modo, a pessoa pode passar o treino inteiro pensando nos problemas, sofrendo, e a atividade no final pode até ter um caráter negativo. Mas isso muda se a pessoa adora esse tipo de exercício. Nesse caso, será um exercício para a alma. Tenho pacientes que relatam que saem desses treinos revigorados, que conseguem resolver todos os problemas enquanto treinam e ainda saem com mente e corpo relaxados. O.k., corpo relaxado só se o treino for leve, senão o esperado é que o corpo saia (bem) cansado — mas quem treina sabe que é um cansaço diferente e até gostoso!... Se para você essas atividades são assim, ótimo!

É importante deixar claro que não é necessário fazer apenas as atividades que contemplem as três categorias. Mas se você tem resistência, costuma desistir rapidamente dos exercícios ou não consegue manter uma rotina, essa dica das três categorias pode ajudar.

Por mais que alguns tipos de exercícios sejam melhores para o emagrecimento, por aumentarem mais o gasto de energia, eles só serão bons se você se sentir bem depois de treinar. Por isso, encontrar uma atividade que você tenha vontade de praticar com regularidade é a chave para a saúde e para o emagrecimento e só você tem essa resposta.

POR QUE NEM TODO MUNDO EMAGRECE COM O TREINAMENTO?

Antes de mais nada, vamos lembrar que emagrecimento não tem a ver somente com peso corporal. Isso porque, com o treinamento, pode haver não apenas a manutenção, mas até ganho de massa magra, e isso pesa na balança. Mesmo estudos que avaliam o emagrecimento independentemente do peso corporal mostram que, enquanto alguns participantes emagrecem, outros não.[20] E há ainda aquelas pessoas que até engordam com o treinamento. Essa divergência nos resultados ocorre porque, além de o corpo se adaptar ao treinamento pela melhora da eficiência muscular, o corpo passa a gastar menos energia para a mesma carga de trabalho.

Além desse aumento na eficiência, outro mecanismo que ajuda a explicar a variabilidade nas respostas é a alteração na liberação de hormônios relacionados à fome e à saciedade.[21] Um estudo verificou que algumas pessoas têm aumento do hormônio da fome e diminuição do da saciedade, o que pode fazer com que elas compensem o aumento do gasto de energia comendo mais.

Existem também alguns estudos que avaliam o que chamamos de *compensadores*. Uma dessas pesquisas foi feita com indivíduos com sobrepeso e obesidade. Eles iniciaram um programa de doze semanas de treinamento aeróbico, cinco vezes por semana, com o objetivo de gastar 500 calorias por sessão. Esse gasto acarretaria um aumento de 2500 calorias a mais por semana. Na parte da alimentação, os participantes foram orientados a manter seu consumo habitual. Como resultado, enquanto um participante perdeu 8kg de gordura corporal, outro ganhou 2,5kg.[22] No gráfico a seguir é possível ver a variabilidade das respostas individuais.

Após os resultados, os autores do estudo dividiram esses participantes em dois grupos, o dos compensadores e o dos não compensa-

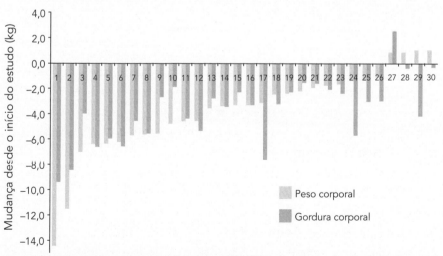

FONTE: Traduzido e adaptado de King et al., "Individual Variability Following 12 Weeks of Supervised Exercise: Identification and Characterization of Compensation for Exercise-Induced Weight Loss", 2008.

dores. Os compensadores apresentam comportamentos compensatórios, aumentando o consumo alimentar ou diminuindo a atividade física em momentos do dia que não o do treinamento. Já os não compensadores são aqueles que não apresentam tais comportamentos; conseguem atingir o déficit energético e emagrecem.

Para os compensadores, o exercício pode acarretar um aumento do consumo alimentar de modo consciente por sentir aumento da fome física, mas muitas vezes é pelo famoso: "Eu treinei, então mereço".[23] Mas isso também pode acontecer sem que a pessoa perceba e ela passe a aumentar porções, comer mais vezes ao dia. Isso pode se agravar ainda mais se você fez algum treino de que não gosta muito, pois nesse caso esse sentimento de merecimento que, consequentemente, desencadeia a alimentação compensatória pode ser ainda maior e aumentar o valor reforçador do alimento, que é o quanto uma pessoa quer e busca um alimento. Quanto maior o valor reforçador, maiores são as chances de ocorrer um exagero. É importante saber disso, porque alguns exercícios podem alterar o valor reforçador dos alimentos.[24]

Há várias evidências sobre esse efeito compensatório do exercício quando ele é encarado de modo maçante e até punitivo. Um estudo com homens e mulheres com sobrepeso e obesidade mostrou que treinamento aeróbico com foco no emagrecimento aumentou o valor reforçador da comida e o consumo alimentar, gerando compensação. Outro estudo demonstrou que o modo como lidamos com os exercícios pode influenciar diretamente o quanto comemos. Os participantes foram separados em grupos e convidados a andar pelo campus de uma universidade. Para um grupo foi dito que o objetivo da atividade era que eles se divertissem e relaxassem escutando música e apreciando a arquitetura. Para o outro, a meta era treinar. Ao final, ambos os grupos tinham acesso a uma mesa com comidas e sobremesas. Como resultado, o grupo que teve foco no exercício comeu 30% a mais de sobremesa.[25]

Agora imagine o caso de um aluno que já costuma ter uma relação compensatória com o exercício e, quando vai treinar, o professor só fala de calorias ou diz que ele precisa treinar forte para *queimar a refeição do final de semana* ou *pagar* pelo que comeu — #tápago. As chances de isso aumentar o valor reforçador do alimento e compensar o

92

exercício comendo são enormes. Com isso, o resultado que ele deseja ficará cada vez mais distante.

Somados a esse aspecto comportamental, existem também outros componentes do gasto calórico que podem ajudar nessa compensação, como a TAF, uma diminuição na atividade física espontânea.

Se além da relação ruim com o exercício a pessoa também tiver dificuldades com seu corpo e/ou com a alimentação, os comportamentos compensatórios podem ser agravados, podendo até se tornar gatilhos para episódios compulsivos. A magnitude desses comportamentos compensatórios pode ser tamanha que, em vez de emagrecer, a pessoa engorde. É mais ou menos como se isso *virasse uma chave*, estimulando comportamentos compensatórios.[26]

Um estudo com participantes com histórico prévio de transtorno alimentar verificou que no dia de fazer exercício houve quem comesse o suficiente para neutralizar o gasto calórico da atividade. Além disso, vários participantes comeram mais do que gastaram; alguns chegaram a consumir 2 mil calorias a mais do que nos dias em que não treinavam. Você entendeu agora por que o mais importante é encontrar uma atividade ou um exercício que lhe propicie mais prazer, satisfação e vontade? Não adianta escolher apenas considerando as calorias que ele gasta.

Quando você começou a ler este capítulo, talvez achasse que bastava correr alguns quilômetros todos os dias para emagrecer. Mas agora viu que essa conta não é bem assim, e há muitos outros fatores que interferem nela. A imagem a seguir é um resumo das possíveis respostas compensatórias. Ela mostra quão complexa e variável é a matemática do nosso corpo.

Esses efeitos ocorrem porque o corpo tenta manter em equilíbrio o balanço energético — a relação entre o que gasta e o que consome de energia. Porém, como sabemos, em cada indivíduo esses processos podem ocorrer de modo e em intensidades diferentes.

Depois de saber como o corpo regula o aumento do gasto energético algumas pessoas podem ficar desanimadas. Mas não fique! A atividade física é imprescindível para a nossa saúde física e emocional. Vol-

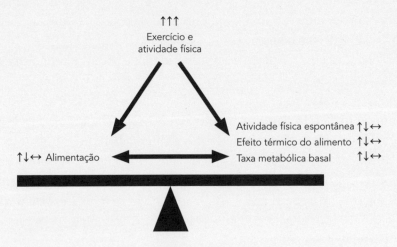

FONTE: Traduzido e adaptado de Donnelly e Smith, "Is Exercise Effective for Weight Loss With Ad Libitum Diet? Energy Balance, Compensation, and Gender Differences", 2005.

tando ao exemplo dos hadzas, mesmo que eles gastassem um pouco mais de calorias do que norte-americanos sedentários, uma busca rápida de imagens na internet mostrará que a diferença corporal entre eles é enorme. Por isso, tenha em mente que a quantidade de energia que seu corpo gasta, e se ele a compensa ou não, é importante, mas apenas uma parte da história.

> **POSSO CONFIAR NOS VALORES DE GASTOS DE CALORIAS QUE OS APARELHOS MOSTRAM?**
>
> Talvez sim, mas não! Não é que o valor de gasto de calorias na atividade indicado pelo relógio ou celular esteja errado. Talvez esteja, mas esse nem é o problema. A questão é que, como você já entendeu, esse valor não se soma simplesmente com o restante do seu dia. O seu corpo pode compensá-lo diminuindo o gasto de outros tecidos.
>
> Além disso, focar nesse valor pode induzir comportamentos compensatórios, merecimento e fazer a pessoa comer mesmo na ausência de fome física. Não é raro uma pessoa até engordar depois que começa a treinar, e a explicação pode ser essa. Pensar na atividade com o

> viés de gasto de calorias é um dos comportamentos mais improdutivos para o emagrecimento e para a saúde!

A atividade física regular possui inúmeros benefícios. Eles vão desde o aumento do bem-estar com diminuição do estresse e da ansiedade,[27] melhora da autoestima, passando pela melhora do hábito intestinal, até a diminuição do risco de doenças crônicas, como diabetes, Alzheimer e mesmo alguns tipos de câncer.

Alguma vez você praticou atividade física e se arrependeu logo depois de ter feito? Difícil... Além disso, a sensação de realizar algo bom por você e o bem-estar que isso causa — imediatamente ou passados alguns dias, com a regularidade das atividades — são muito importantes.

Minha dica é a seguinte: toda vez que você estiver com preguiça, não pense muito, não fique remoendo os motivos de ir ou não. É nesses preciosos segundos — entre você pensar no que precisa fazer e começar mentalmente a contrapor essa decisão — que você se perde. São tantos pensamentos sabotadores: *vai chover, choveu, está calor, está frio, tenho que lavar o cabelo, estou com pouco tempo.* Parece até que todos os planetas precisam se alinhar perfeitamente para a pessoa treinar. Por isso, depois de escolhida a atividade, se organize, foque no que ela trará de positivo e não fique remoendo pensamentos. Lembre-se de como você se sente depois dos treinos e vá!

Estudos da área comportamental mostram que um plano bem traçado aumenta as chances de ele ser colocado em prática. Por isso, que tal tirar um momento agora para se organizar? Quais atividades você acha que está disposto a praticar?

Escreva a seguir as opções que você conseguiria começar já:

_____

_____

_____

Se você está sedentário ou fazendo pouca atividade, quão motivado se sente para iniciar cada uma dessas opções? O que precisa para começar a fazer as que mais lhe agradam?

_____

_____

_____

Agora, determine o dia da semana e o horário para essa(s) atividade(s):

Dia	Horário	Atividade
Segunda		
Terça		
Quarta		
Quinta		
Sexta		
Sábado		
Domingo		

Depois de marcar no calendário, pegue seu celular e programe um alarme para lembrar você desses compromissos. Acredite, ajuda muito. Eu mesma uma vez decidi que ia começar a fazer um pouco de prancha, exercício de fortalecimento da região abdominal, todos os dias por um minuto. Sabe quantas vezes eu fiz? Nenhuma! Fui me lembrar disso mais de duas semanas depois, aí ri e segui a vida. Por isso, colocar lembretes pode ajudar muito no processo. Hoje, por exemplo, tenho alarmes para coisas que quero lembrar.

O fim de semana pode ser um ótimo momento de incluir algo na sua rotina. Que tal aproveitar e testar algo diferente? Escreva a seguir as atividades prazerosas que você deseja incluir nesses dias.

_____

_____

_____

Depois de escolher, comece devagar e vá evoluindo. O importante é sentir a diferença no seu bem-estar, sem ficar cobrando resultados no corpo ou na roupa em um primeiro momento — isso será consequência de uma regularidade dos hábitos. Por ora, apenas veja como seu corpo responde. Quão bem essa atividade faz você se sentir, se melhora sua disposição, seu humor, seu bem-estar, seu sono etc.

Para quem está parado, pode ser trabalhoso retomar uma rotina de exercícios. Sempre conto para os pacientes a analogia do carro. Quando ele está parado, iniciar o motor e as primeiras marchas requer muita energia e potência. Depois que ele já está em movimento, dar continuidade ou aumentar requer um esforço menor. Por isso, minha orientação é que, quando for começar algo, experimente essa atividade ou comportamento na sua rotina por pelo menos duas ou três semanas antes de parar ou de rever seu planejamento. Não pare logo depois da primeira ou da segunda tentativa. Isso porque pode ser que a atividade não tenha sido prazerosa porque você não estava em um dia bom, ou porque a aula não foi boa. Alguns fatores podem atrapalhar sua experiência, e isso é normal. Manter o exercício por um tempo lhe dará mais segurança sobre como você se sente em relação a esse novo comportamento.

"Ah, mas eu acho que sou um compensador, vale a pena para mim?"

Sim, sempre! O importante é testar e ter regularidade. Apenas assim será possível criar estratégias na tentativa de minimizar ou até extinguir tais comportamentos. Por isso, mexa-se!

7. Exercício ou dieta restritiva?

Se tem uma coisa que me deixa intrigada nas redes sociais é a discussão sobre o que é mais importante para o processo de emagrecimento: exercício ou dieta.

Entendo que essa discussão existe por vários motivos, e um dos argumentos mais comuns é que é muito mais difícil gastar calorias do que comer menos. Veja os exemplos abaixo. Para gastar o equivalente calórico de um hambúrguer, seria preciso caminhar por quase três horas.

- Hambúrguer (215g) = 180 minutos de caminhada

- Chocolate (58g) = 35 minutos de ciclismo

- Iogurte integral natural (170g) = 40 minutos de natação

- Salgadinho (25g) = 45 minutos de jardinagem

- Refrigerante (330ml) = 35 minutos de dança

Quando você vir um gráfico desses ou alguém fazendo uma comparação desse tipo, quero que pense duas coisas. Primeiro, que você já sabe que essa conta não funciona desse jeito. Segundo, que, como digo aos meus pacientes e alunos, pensar tanto na alimentação quanto na atividade física pelo viés das calorias é praticamente *garantia de fracasso*.

Entenda que, apesar de existirem artigos que avaliam qual fator é o mais determinante para o emagrecimento, sua função é entender como cada processo corporal funciona e é regulado, investigar e descobrir os mecanismos, e não eleger o método campeão. Essa incompreensão da mídia e de influenciadores a respeito daquilo de que a ciência realmente trata traz muita confusão para a população em geral, que fica perdida com tanta informação desconexa. Sobre esse tema, pode ter certeza de que uma coisa é verdade: tanto o exercício quanto a dieta são igualmente importantes.

Você pode verificar isso com certa facilidade. Quantos casos duradouros de emagrecimento de pessoas sedentárias você conhece? Agora, quantos casos você conhece de pessoas que encararam a atividade física como prioridade?

Exercício e alimentação saudável precisam fazer parte da sua vida. Você pode ir se adaptando aos poucos, ou mudar de uma vez, de acordo com as suas experiências e o seu perfil, não importa. O importante é ir na direção desejada! Não tente copiar outra pessoa, mas entender o que faz sentido para você dentro da sua história, de suas preferências e da sua realidade.

ENTÃO PRECISO COMER MENOS?

Antes de começar este tema, tenho algumas perguntas. Para respondê-las, quero que você reflita e seja honesto em suas respostas. Lembre-se de que ninguém está vendo!

Você já fez alguma dieta com a intenção de perder peso ou de emagrecer?

_____

_____

Você fez uma dieta com esse objetivo uma ou mais vezes?

_____

_____

Qual(ais) era(m) sua(s) meta(s) de perda de peso ou emagrecimento?

_____

_____

Você alcançou seu objetivo com ela(s)? Em quanto tempo?

_____

_____

Você conseguiu manter o novo peso corporal por quanto tempo?

_____

_____

Você ficou satisfeito? Indicaria exatamente essa mesma experiência para alguém de que gosta muito, como um(a) filho(a) ou amigo(a) querido(a)?

_____

_____

Se você faz parte do grupo de pessoas que já fez uma dieta restritiva com o objetivo de perder peso, conseguiu perder mas depois recuperou quase tudo, ou até mais, saiba que você pertence a um grupo muito maior do que imagina.

Quando falo sobre esse tema em palestras, gosto de fazer a seguinte analogia: imagine que você trabalha na Anvisa, nossa agência regulamentadora na área de medicamentos e alimentos. Você precisa dar seu parecer na aprovação ou rejeição de um novo medicamento. Você analisa o resultado dos estudos realizados e o que encontra no relatório é o seguinte:

Um ano depois:[1]

- Apenas 25% a 40% dos participantes conseguiram melhora do quadro.

- 30% a 50% apresentaram melhora por um tempo, mas depois retornaram ao estágio inicial.

- Cerca de 20% a 45% terminaram o ano pior do que começaram.

Cinco anos depois:[2]

- 10% ainda estão melhores do que inicialmente.

- 30% a 60% estão piores do que quando começaram.

- Os demais voltaram ao ponto inicial.

Você aprovaria esse medicamento? Provavelmente não.

Pois saiba que esses são os resultados das dietas restritivas. E é exatamente por isso que existem tantas dietas diferentes, pois a eficácia delas é muito baixa. Se fosse alta bastariam apenas uma ou duas, não é mesmo?

Ah, vale lembrar que esses são apenas os resultados referentes ao peso corporal. Infelizmente, a maioria dos estudos com dietas não avalia os efeitos psicológicos dessas intervenções. E, como sabemos, eles são muitos. Imagine se esses resultados constassem nesse relatório... Acredito que seria assustador.

Então, se você já fez uma dieta e recuperou todo o peso perdido, espero que tenha ficado pelo menos um pouco aliviado em saber sobre o efeito limitado delas (tá bom, pode ficar furioso também!) E talvez esteja se perguntando: "Mas por que tenho a sensação de que só eu não emagreço?".

8. Como as dietas restritivas "funcionam"

Todas as dietas restritivas são estratégias para induzir uma redução no consumo alimentar propiciando déficit energético e, consequentemente, emagrecimento. Por vezes, o mesmo tipo de dieta ganha uma pequena alteração e ressurge com um novo nome. Por isso, no quadro a seguir não coloquei necessariamente o nome comercial da dieta, mas o princípio que permeia as principais.

Se você gosta de seguir um protocolo e orientações, pode escolher qualquer uma delas, tanto faz. Veja, por exemplo, o caso do australiano Andrew Flinders, que pesava cerca de 150kg e perdeu 53kg em um ano. Quer saber a dieta que ele escolheu? A da batata. Ele comia apenas batata em todas as refeições. Por conta das restrições, tomou alguns suplementos de vitaminas e minerais, especialmente vitamina B12.[1] Depois desse período, ele continuou comendo batatas, mas incluiu sobretudo alimentos frescos, como frutas, legumes e verduras.

Outro exemplo é o caso de Mark Haub, professor de nutrição da Universidade do Kansas, nos Estados Unidos. Ele fez uma dieta que ganhou o nome de *twinkie diet* (algo como *dieta de guloseimas*). Nela, o cardápio foi calculado pelos alunos e contava com a presença quase predominante de guloseimas, como chocolates, cookies, pizza etc. Ele podia comer esses alimentos desde que respeitasse a porção calculada pelos alunos. Em dois meses, ele perdeu cerca de 13kg de peso e, ao contrário do que você pode estar pensando, todos os seus marcadores de saúde melhoraram, incluindo glicose, insulina e colesterol.

COMO AS DIFERENTES DIETAS FUNCIONAM PARA A PERDA DE PESO

Nome da dieta	Descrição simples	Como funciona
Low-carb	Reduza carboidratos e prefira alimentos ricos em proteína e gordura	Criando déficit calórico
Cetogênica	Consuma quase zero carboidratos e dê preferência às proteínas e principalmente às gorduras	Criando déficit calórico
Paleo	Consuma apenas alimentos que o homem paleolítico consumiria	Criando déficit calórico
Low-fat	Restrinja os alimentos fontes de gordura	Criando déficit calórico
Jejum intermitente	Coma apenas em um período determinado do dia	Criando déficit calórico
Vigilantes do Peso/Dieta dos pontos	Controle as porções	Criando déficit calórico
De baixíssima caloria	Coma todos os nutrientes mas limite sua ingestão a 800 kcal ao dia	Criando déficit calórico

FONTE: Traduzido e adaptado de <www.mysportsscience.com>.

Veja bem, não estou indicando que você faça uma dessas dietas. De modo algum! Meu objetivo é apenas mostrar que, para cada dieta que você pensar ou ouvir falar, seja ela mais ou menos maluca, alguém terá tido sucesso com ela. O que motivou Andrew Flinders e Mark Haub foi uma coisa diferente. O primeiro relatou que ter muitas opções sempre foi uma dificuldade, por isso foi tão radical. Já o professor queria provar um ponto que já sabemos, mas que alguns gurus de internet ainda relutam em aceitar: o que importa para a perda de peso é o déficit energético e que, respeitando-o, é possível emagrecer até comendo chocolate.

Caso esteja curioso, vale dizer que os dois ainda estão bem.

Nesse momento sei que muitos ficam apreensivos achando que só conseguem emagrecer se cortarem os carboidratos da alimentação. Mas os estudos mostram que, se o déficit energético for o mesmo, o resultado também será.

Um estudo comparou a mesma restrição calórica, porém com quantidades diferentes de carboidratos: uma era composta de 14% de carboidratos, a outra, de 53%. A quantidade de proteína era igual, apenas a quantidade de gordura mudava conforme o grupo. Depois de um ano, os participantes de ambos os grupos perderam cerca de 9,1% do peso corporal e, dois anos depois, esse valor tinha caído para ambos os grupos, passando para 6,2%, mostrando que algumas pessoas recuperaram peso.[2] O interessante é que, enquanto um grupo comia mais alimentos que eram fonte de carboidratos, o outro era privado deles. Porém, como a redução calórica era similar, o resultado também foi.

Quero que você pense na alimentação como algo que faz parte de quem você é. Assim, para que seja sustentável, ela tem que fazer sentido dentro das suas possibilidades e preferências. Dá para emagrecer comendo apenas batata e guloseimas? Dá! Mas faz sentido? Provavelmente não.

Diversos estudos têm demonstrado que diferentes dietas têm resultado bastante similar, mas um merece destaque. O estudo chamado DIET-FITS[3] comparou o efeito de duas dietas: low-carb e low-fat (baixo carboidrato e baixa gordura), com foco na qualidade dos alimentos consumidos, principalmente in natura. Com duração de um ano, participaram dele mais de seiscentos adultos. Para estudos desse nível, tanto o número de participantes quanto a duração são pontos positivos a se ressaltar.

Esse estudo, publicado em um dos periódicos de maior qualidade da área médica, o *Journal of the American Medical Association* (JAMA), foi muito bem controlado e trouxe diversos achados interessantes que comentarei oportunamente. Por ora, o importante a ressaltar é que tanto a dieta low-fat quanto a low-carb apresentaram resultado similar na perda de peso (–5,3kg e –6kg, respectivamente) e no emagrecimento (–2% versus –2,15% de gordura, respectivamente), sem diferença entre os grupos durante o ano do estudo. Assim como fizemos com o resultado de outras pesquisas, quero que você avalie junto comigo a resposta do peso corporal individual presente no gráfico a seguir:

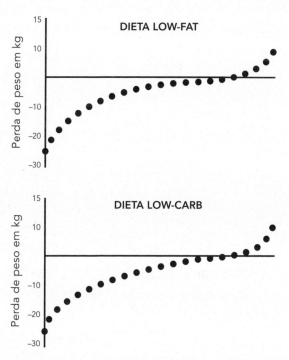

FONTE: Traduzido e adaptado de Gardner et al., "Effect of Low-Fat vs Low-Carbohydrate Diet on 12-Month Weight Loss in Overweight Adults and the Association With Genotype Pattern or Insulin Secretion The DIETFITS Randomized Clinical Trial", 2018.

Ao mesmo tempo que um participante da dieta low-fat perdeu cerca de 30kg, um outro ganhou mais de 10kg. Com a low-carb ocorreu algo parecido: enquanto o melhor resultado foi a perda de 25kg, houve quem ganhasse quase 10kg.

Um jornalista do site *Vox* ficou curioso com o resultado desse estudo e entrevistou alguns participantes. Ele escolheu alguns dos que tiveram os melhores e os piores resultados e encontrou dados muito curiosos.

O participante que mais perdeu peso do grupo low-carb contou que durante a pesquisa mudou de emprego e por passar menos tempo no trânsito conseguia se exercitar, além de organizar e preparar suas refeições. Já o participante com o melhor resultado no grupo low--fat teve a própria filha diagnosticada com transtorno alimentar e sua irmã com câncer. Os dois casos foram fatores determinantes e motivadores para sua adesão ao programa. Ao que parece, o contexto de vida dessas pessoas foi o maior determinante para o sucesso da dieta, não o tipo dela.

Por isso, ao escolher como será sua alimentação, tenha em mente que:

1. O que importa é a aderência no longo prazo, ou seja, durante anos! Por isso se questione o quanto sua dieta está coerente com o que você conseguiria manter. Se ela for monótona e incompatível com a sua realidade, você dificilmente continuará.

2. Dieta não precisa ter nome! Ao contrário do que parece, o modo como nos alimentamos não precisa de um rótulo...

3. O principal é a qualidade da dieta, por isso escolha a alimentação, rica em alimentos in natura, que faz mais sentido para você e se organize para ela.

4. O ambiente à nossa volta influencia os nossos comportamentos em maior ou menor proporção. E, quando falamos em ambiente, isso inclui o ambiente externo e o interno. As coisas e os acontecimentos, e o modo como nos sentimos, nossas crenças, nossas vontades e nossa determinação influenciam o modo como nos comportamos. Todos esses aspectos precisam ser trabalhados para aumentar a chance de sucesso.

Você já parou para pensar em como o seu ambiente externo e o interno ajudam ou atrapalham na busca por seus objetivos? Se sua meta é emagrecer, pense em como seus familiares, amigos e colegas se comportam quando percebem sua mudança de atitude. E como você se sente com esse comportamento? Eles o ajudam a se sentir motivado ou o boicotam, provocando desânimo e frustração?

....

ANA E JOÃO

Imagine um casal que se apoia. A questão com Ana e seu marido, João, é que eles se apoiam em todos os sentidos. Isso significa que, se Ana teve um dia muito difícil no trabalho e chega em casa querendo pedir algum delivery mais pesado, João a apoia. No dia seguinte, se for a vez de João, Ana estará lá para apoiá-lo também.

E eles não se apoiam apenas na hora da comida, mas também no momento de treinar e de traçar objetivos. Ambos gostavam de correr e já haviam feito algumas meias maratonas.

Quando os conheci, Ana acabara de ter o segundo filho, e ainda amamentava; durante a gestação havia ganhado bastante peso. João, como sempre apoiando Ana, também aumentou de peso. No momento da consulta, ambos desejavam retomar uma rotina mais saudável. Iniciamos um acompanhamento nutricional individualizado, visto que cada um tinha diferentes histórias e relação com a comida.

João queria emagrecer cerca de 15kg para voltar a correr bem. Apresentava grande acúmulo de gordura abdominal, e, como sua barriga era bem dura, estimei que o excesso era principalmente de gordura visceral. Já Ana estava com sobrepeso e tinha o objetivo de perder 7kg para fazer seu melhor tempo na meia maratona.

O problema? Ambos estavam numa fase muito estressante no trabalho. O melhor momento do dia era quando chegavam em casa, brincavam com os filhos, os botavam para dormir e depois iam para a cozinha conversar sobre o dia e beliscar enquanto decidiam o que jantar. Esse era um ritual que eles faziam havia muito tempo, um momento de se conectarem e de extravasar o estresse do dia.

É claro que pedir um delivery uma ou duas vezes na semana não é um grande problema se a alimentação nos demais dias for bem organizada. Mas não era o caso. Tanto Ana quanto João tinham questões alimentares que precisavam ser trabalhadas. A variedade de opções e a praticidade de pedir comida deliciosa e calórica se tornavam um grande conforto diante da rotina intensa de trabalho e da privação de sono por conta das crianças pequenas. Bastava pegar o celular, fazer o pedido em menos de um minuto e descontar as frustrações do dia na comida.

No começo de 2020, eles estavam bem determinados. Mas só de ver a data você já deve imaginar o que aconteceu. Começou a pandemia da covid-19 e a fase de isolamento social. O trabalho continuava estressante. A isso, foram acrescidos as tarefas de casa e o cuidado de duas crianças menores de três anos, que viam os pais em casa, mas não entendiam por que não estavam o tempo todo à disposição. Sem falar nas noites de sono maldormidas por causa das crianças, do estresse e da ansiedade pela situação.

Ana havia tido episódios compulsivos e nesse período o problema voltou, principalmente na hora do almoço. João, por sua vez, descompensava na alimentação sobretudo à noite, no momento em que Ana não tinha fome — mas, como boa parceira, ela comia para acompanhar o marido.

....

Quero demonstrar com esse caso que obviamente Ana e João sabiam o que deveriam comer. Eles já haviam consultado outras nutricionistas antes, já tinham feito mais de um tipo diferente de dieta. A grande dificuldade deles era a mesma de muitos dos que estão lendo este livro agora: *não conseguir fazer as escolhas que sabe que é necessário fazer*.

O casal estava em uma fase de muito conflito interno e externo. A pergunta que pairava era: como seria possível Ana e João seguirem mais uma regra naquele momento tão complicado, ainda mais quando ela poderia tirar a principal fonte de recompensa dos dois?

Esse é um grande problema das dietas. Em princípio, elas têm uma regra bem explícita, que parece muito simples: diminuir o consumo de tal alimento ou grupo alimentar, ou parar de comer por tantas horas. Mas a questão é que, por algum motivo, essa regra acaba sendo quebrada, dando início ao que chamamos de *ciclo das dietas restritivas*. No livro *A dieta ideal*, escrevi sobre isso, mostrando como é relativamente fácil uma pessoa ficar presa a ele. Esse ciclo funciona mais ou menos assim:

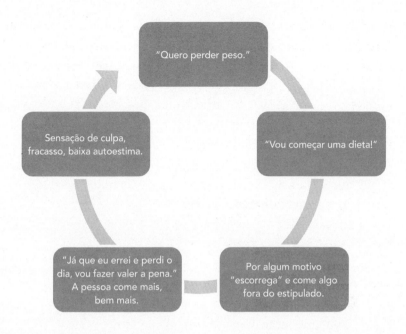

Ah, mas eu tenho a impressão de que a dieta _____ (insira o nome da dieta que você quiser aqui) *funciona*, você pode pensar. Essa sua percepção está relacionada a um possível *viés de confirmação*, que é a tendência a prestar mais atenção aos dados que confirmam nossas crenças ou hipóteses. Por exemplo, muitas vezes pessoas que têm hábitos parecidos tendem a conviver. Ou, quando está inserida em um meio, uma pessoa pode adotar hábitos iguais ou parecidos aos da maioria.

Quando você curte uma postagem de determinado tema na rede social, perceberá que postagens com assuntos relacionados começam a aparecer para você. Vamos supor que você curte tudo de uma pessoa que faz uma dieta específica. Os algoritmos dessa rede vão entender que você gosta do tema, por isso vão lhe sugerir informações similares. Com o tempo, você pode ter a sensação de que todo mundo faz aquela dieta, mas não é verdade. É assim que são criadas as bolhas de informação tão discutidas hoje em dia.

Outro exemplo interessante seria o caso de uma pessoa que começou a fazer crossfit recentemente em um boxe de treinamento. Quem frequenta esses locais sabe que os adeptos dessa modalidade até pouco tempo atrás praticavam prioritariamente a dieta paleolítica, mas ultimamente eles estão migrando para a low-carb (esse tipo de dieta parte do princípio de que nossos ancestrais paleolíticos consumiam uma dieta com baixo carboidrato. Spoiler: a dieta deles variava muito, podendo chegar a um teor de 50% a 70% de carboidratos).[4]

Um dos fatores determinantes para que o crossfit tenha virado febre é que os participantes têm forte identificação e criam grupos de convivência ou amizade, compartilhando tipos de treino e de alimentação. É isso que aumenta a aderência das pessoas, pois todos se sentem estimulados a continuar no processo, mesmo que o dia não tenha sido tão bom. Essa sensação de pertencimento e apoio de um grupo é excelente!

Você pode dizer: "Ah, mas eu quero testar essa dieta de novo, pois desta vez vai ser diferente". É muito sedutor achar que estamos naqueles 10% ou 20% que terão sucesso com as dietas da moda.

Aliás, você já se questionou sobre o que é considerado sucesso no tratamento da obesidade? Para a ciência, é quando a pessoa consegue manter uma perda de pelo menos 10% do peso inicial por um ano ou mais. Isso mesmo, 10%! Vou exemplificar: uma pessoa começou com 100kg, perdeu 10kg e chegou aos 90kg. Se ela conseguir manter essa diminuição por um ano ou mais, já é considerado sucesso. Isso porque com essa perda de 10% já ocorrem melhoras significativas em diversos parâmetros de saúde.

Mas você acha que a maior parte das pessoas com obesidade consideraria uma vitória perder 10% do peso? Infelizmente, a maioria não. Geralmente as pessoas querem mais, e aí o que já era complicado se agrava.

A RELAÇÃO ENTRE AS SUAS CURTIDAS E SUA INSATISFAÇÃO

Vivemos na era das expectativas inatingíveis, que são reforçadas a todo instante pela indústria e pela mídia. E sabe o que geralmente acontece? Aqueles 10% a 20% que conseguiram emagrecer criam uma conta nas redes sociais e passam a compartilhar fotos do processo e dicas do que fizeram, além de contar como é possível seguir o exemplo deles.

Ao apresentar uma solução aparentemente fácil para a dificuldade de perder peso, elas conseguem muitos seguidores. E quase todos são pessoas como você, que também estão tentando emagrecer. Aqui faço um apelo: reflita se essas pessoas que você segue o ajudam a ter uma vida mais leve ou se apenas fazem com que se cobre mais, se sinta pequeno ou fracassado. Por vezes, você pode achar que elas o ajudam, estimulando sua mudança, mas reflita: quantas vezes ao ver uma postagem dessas você conseguiu colocar algo positivo em prática? E quantas vezes esses influenciadores serviram apenas para aumentar sua autocobrança e sua insatisfação consigo mesmo e com a sua vida? Será que você está se alimentando e se nutrindo de informação de qualidade?

É muito antigo o hábito de escolher pessoas como modelo de conduta para a sociedade. Porém, quando falamos do mundo fitness, acho importante fazer uma ressalva. Você já reparou que às vezes as pessoas fazem grandes transformações, migrando de um extremo a outro? Por exemplo, da obesidade para *rato de academia*, da depressão e sedentarismo para coach de saúde e emagrecimento?

Muitas vezes por trás dessas histórias existe uma pessoa com um padrão obsessivo. O que ocorre em muitos casos é que ela desloca o objeto ou o comportamento pelo qual exerce a obsessão — se antes comia, agora treina. A questão aqui não é entrar no mérito dos comportamentos, mas apenas fazer com que você saiba que esse tipo de padrão existe.

Outro fato muito importante, e de que poucos sabem ou se dão conta, é que pessoas com transtorno alimentar ou algum outro tipo de questão relacionada à alimentação e ao corpo muitas vezes fazem faculdade de nutrição ou de educação física. É uma maneira de conseguir controlar melhor a própria alimentação e o corpo. Profissionais dessas áreas apresentam uma alta prevalência de comportamentos transtornados e de transtornos alimentares.

Escrevo isso como um alerta, tanto para profissionais que vivem em conflito consigo mesmos como para quem não é da área. Muitas vezes essas pessoas usam redes sociais como modo de divulgar seu trabalho — o que, obviamente, não tem problema algum, eu faço a mesma coisa. O problema é que alguns usam como divulgação o corpo e o modo como se alimentam, como se fossem um exemplo a ser seguido. Cuidado!

As redes sociais podem ser um perigo, já que *as pessoas só mostram um recorte muito bem editado daquilo que elas querem e que será positivo para a imagem que estão construindo.* Tenha isto em mente: você nunca sabe o custo que aquele estilo de vida tem para aquela pessoa, por mais que ela diga o contrário e que assim o pareça.

Existem muitos estudos sobre quão negativo pode ser seguir esses influenciadores. Então, se você quer ter mais saúde física e mental, faça o chamado *"follow* positivo" ou *"follow* terapêutico": siga contas que aumentam sua autoestima, não sua insatisfação. Se você está em dúvida do quanto essa limpeza virtual o ajudará, faça um teste e pare de seguir por algumas semanas quem você intui que possa estar lhe fazendo mal. Acredite, eu já fiz isso com alguns perfis que mostravam casas e viagens (temas que amo), mas que tinham uma abordagem muito superficial, consumista e incoerente com o meu estilo de vida e poder aquisitivo. Deixei de segui-los e isso não me fez nenhuma falta.

Essas atitudes podem parecer simples ou pequenas, mas fazem diferença no modo como nos percebemos e lidamos com questões cotidianas. Também ajudarão você a ter um melhor relacionamento consigo mesmo. A diferença para a sua vida será muito grande, experimente!

DIETAS RESTRITIVAS SÃO PREDITORAS DE GANHO DE PESO

Se você já fez muita dieta, há grande probabilidade de que seu peso seja maior agora do que quando começou a fazê-las.

As evidências para isso vêm de estudos bem controlados que estabelecem a prática regular de dietas restritivas como fator preditor de ganho de peso. Ou seja, quanto mais uma pessoa faz dieta, mais pesada ela tende a ficar com o passar do tempo.

Segue um (muito) breve resumo de alguns estudos importantes:

- 174 meninas que fizeram a primeira dieta antes dos onze anos por influência dos pais anos depois apresentaram maior IMC quando comparadas a meninas da mesma idade que não fizeram dieta.[5]

- Um estudo finlandês acompanhou durante seis a quinze anos um grupo de mais de 7800 adultos e verificou um risco dobrado de ganho de mais de 10kg de peso corporal em quem fazia dieta, mesmo nos participantes eutróficos no início do estudo. Outro dado interessante é que esse risco desaparecia nos participantes que iniciaram o estudo já com sobrepeso.[6]

- Mais de dez anos depois, 2785 adultos desse mesmo estudo finlandês foram reavaliados. Verificou-se que a prática de dietas estava relacionada com maiores IMC e circunferência de cintura. Contudo, esse resultado era mais pronunciado naqueles que já eram eutróficos no início do estudo do que nos com sobrepeso.[7]

- Um estudo avaliou mais de 2 mil adolescentes em um período de cinco anos. Quem fez dieta apresentou IMC maior em 4,6 pontos versus 2,3 pontos de quem não fez. Essa diferença se manteve mesmo considerando as diferenças iniciais de IMC.[8]

- Um estudo com mais de 4 mil gêmeos, que foram acompanhados dos nove aos dezesseis anos, verificou que a prática de dietas com intenção de perda de peso era preditora de ganho de peso, mesmo em pares de gêmeos idênticos nos quais um fazia dieta e o irmão não. Quando comparado com o gêmeo que nunca fez dieta, uma única tentativa de restrição aumentava o risco de ganho de peso em três vezes para mulheres e duas vezes para homens. Além disso, as mulheres que haviam tentado perder peso intencionalmente mais de duas vezes nesses nove anos apresentavam risco aumentado em cinco vezes de ter sobrepeso aos 25 anos.[9]

Esses são alguns dos estudos que demonstram que, no longo prazo, a restrição alimentar com objetivo de perda de peso é na verdade um importante *fator de risco para o ganho de peso corporal*!

Isso ocorre principalmente em indivíduos que iniciam a dieta mesmo já sendo eutróficos. Já as pessoas com peso inicial na faixa de sobrepeso e obesidade não apresentam efeitos tão pronunciados. Ou seja, o peso inicial da pessoa parece ser muito importante. Isso pode ocorrer pois pessoas com peso dentro da faixa considerada adequada geralmente apresentam menor quantidade de gordura corporal e, quando esse estoque começa a diminuir, o corpo ativa as respostas compensatórias.

Por isso é importante entender como seu corpo responde e se você, com o objetivo de emagrecer, pode estar forçando-o a esse limite. Lembre-se de que essa regulação nada tem a ver com padrão de beleza, mas sim com manter um estoque de gordura e uma composição corporal adequados, de acordo com o aspecto evolutivo humano.

Alguns pesquisadores acreditam que essa regulação funciona como se fosse uma memória corporal, na qual consta a participação ou a quantidade de cada um dos principais tecidos corporais, como a quantidade de massa magra e massa gorda. Se elas forem alteradas por algum motivo, o corpo desencadeia mecanismos compensatórios para tentar restabelecer o padrão.

Os mecanismos exatos que desencadeiam cada uma das respostas compensatórias ainda são pouco conhecidos, porém sabe-se que a intensidade dessa resposta parece ser influenciada pelo peso e composição corporal inicial, qualidade da restrição calórica e quantidade de massas magra e gorda perdidas. Apesar de ainda existirem muitas dúvidas, já entendemos que eles ocorrem de dois modos principais:

1. Diminuição do gasto de energia, a chamada *adaptação metabólica*.[10]

2. Aumento da fome física e hiperfagia — voracidade ao se alimentar.

EFEITO DA RESTRIÇÃO ALIMENTAR NA ADAPTAÇÃO METABÓLICA

A adaptação metabólica constitui um desafio para aqueles que desejam emagrecer, pois se trata de uma espécie de boicote feito pelo próprio corpo. Apesar disso, quero que você entenda que os modos como o corpo tem para se resguardar são fundamentais para a manutenção do seu bom funcionamento.[11] Veja só o exemplo a seguir.

Considerando que, para emagrecer 1kg de gordura, o déficit calórico necessário é de cerca de 7500 calorias,[12] bastaria um déficit de 300 calorias todos os dias para que em 25 dias a pessoa perdesse essa quantidade de gordura. Se não houvesse nenhum tipo de adaptação e a pessoa mantivesse esse déficit de 300 calorias, em um ano ela perderia 14,6kg de gordura e, dependendo da quantidade de gordura inicial, em mais alguns meses ela estaria morta.[13] Obviamente não é isso que ocorre. O corpo se adapta à restrição e à perda de peso justamente para evitar esse risco.

Nesse sentido, o estudo clássico e mais citado foi realizado na década de 1950, no período pós-guerra, e ficou conhecido como Minnesota Starvation Experiment (algo como "O experimento da fome de Minnesota"). O objetivo era avaliar os efeitos físicos e mentais da fome e da realimentação. O experimento teve a participação de 36 homens saudáveis, eutróficos, e foi dividido em três fases principais. Na fase 1, que durou três meses, era fornecida uma dieta padrão, com o objetivo de manter o peso. Na fase 2, que durou seis meses e compreendia a restrição calórica, a alimentação era restringida até que o participante perdesse de 25% a 29% do peso corporal. Na fase 3, de mais três meses, era avaliado o efeito de diferentes dietas na recuperação do peso perdido.

Sobre a adaptação metabólica, foi visto que, após essa expressiva perda de peso, a taxa metabólica de repouso dos participantes caiu cerca de 39%, aproximadamente 600 calorias por dia. Ela só foi revertida após a recuperação total da massa magra perdida.

Outros estudos também verificaram uma diminuição do gasto calórico.[14] Um deles é *Biggest Loser* (*Perder para ganhar*), um reality show norte-americano de muito sucesso, no qual os participantes, todos com obesidade severa, participavam por seis meses de um programa de emagrecimento. Quem perdesse mais peso ganharia o prêmio de 250 mil dólares. Independentemente do mérito (ou não) do programa, um interessante estudo foi feito com os participantes da sétima edição. Nele, os participantes foram avaliados em três momentos: antes do início do programa, ao término do programa e seis anos depois.

Durante os seis meses do programa, os participantes perderam em média 58kg de peso no total, uma média de 9,6kg por mês. Desse peso, 47,2kg foram de gordura e 11,1kg de massa magra. Segundo o estudo, os participantes que mais perderam peso durante a competição foram os que apresentaram maior queda do metabolismo, uma redução média de 275 calorias por dia.

Quando foram reavaliados seis anos depois, treze dos catorze participantes ganharam peso (em maior ou menor proporção) e apenas um continuou perdendo. A título de curiosidade, esse participante foi o que menos perdeu peso durante o programa.

Interessante notar que, quanto maiores a perda e a manutenção do peso nos seis anos seguintes, maior foi a queda do gasto calórico. Essa diminuição chegou à média de 500 calorias por dia.

Apesar de esse estudo ter verificado uma redução significativa no gasto energético, há uma discussão sobre a variação dessa diminuição. Isso porque esses estudos foram realizados em circunstâncias extremas, que não refletem a média.

Em um estudo norte-americano publicado em 2020, 171 mulheres com sobrepeso participaram de um programa de perda de peso e perderam uma média de 12kg. Um ano depois, 89% do peso perdido já havia sido recuperado, cerca de 10,7kg. Nesse estudo foi verificada uma adaptação metabólica média de 54 calorias por dia. Contudo, algumas mulheres chegaram a apresentar uma redução de 200 calorias por dia no metabolismo. Os autores relatam que essa queda estava diretamente relacionada com a quantidade de gordura perdida: quanto maior a diminuição, maiores a adaptação e a queda do metabolismo.[15]

Outro estudo, feito com adultos que conseguiram manter por mais de um ano mais de 13,6kg de peso perdido, verificou que, em média, a diminuição do gasto calórico foi mínima e não houve diferença significativa. Mas, quando os autores avaliaram os dados individuais, viram que, enquanto alguns deixaram de gastar cerca de 257 calorias por dia, outros aumentaram o gasto em 163 calorias diárias.[16] Esse dado demonstra a enorme variabilidade de respostas que as pessoas apresentam para a mesma intervenção. Isso explica também por que é tão complicado olhar apenas para a média, e não para casos individuais. Muitos estudos tentam explicar essa variedade de respostas, e ela parece estar relacionada a fatores genéticos, hormonais, taxa de perda de peso, nível de atividade física e tipo de restrição feita.[17]

A grande questão que precisamos entender é quem é você. O que aconteceu ou acontece com o seu corpo? Apesar de não ter como sabermos exatamente, tem como minimizarmos os riscos.

É POSSÍVEL DIMINUIR OU EVITAR A ADAPTAÇÃO METABÓLICA?

Uma das questões que têm sido discutidas é se é possível diminuir ou anular o efeito de adaptação metabólica.[18] Nesse cenário, estudos relacionados à qualidade e ao tempo de dieta na fase de restrição têm ganhado destaque.

Um deles avaliou o efeito de diferentes quantidades de proteína da dieta — 15% ou 23% das calorias totais — na manutenção do peso perdido e na adaptação metabólica. Como resultado, os pesquisadores observaram que a dieta com mais alimentos fontes de proteínas foi capaz de evitar a adaptação metabólica observada no outro grupo, que consumia menos esse grupo alimentar.[19]

Além da composição de macronutrientes, outra linha de pesquisa avalia a duração da restrição. Um exemplo é um estudo que utilizou um protocolo bem diferente: homens com obesidade fizeram duas semanas de restrição alimentar intercaladas com duas semanas de descanso da dieta por 16 semanas.[20] Nessas, o consumo habitual de calorias era retomado e era feita a comparação com um grupo de controle que tinha a mesma restrição calórica, mas de modo contínuo. Nesse protocolo, os dados demonstram que a adaptação metabólica no grupo da dieta intercalada foi reduzida, além de seus participantes terem emagrecido mais (14kg de peso corporal, sendo 12kg de gordura, versus, no grupo de controle, 9kg de peso, sendo 8kg de gordura).[21]

Outro modo de tentar contrapor os efeitos da adaptação metabólica é mensurando a atividade física. Tanto o estudo do *Biggest Loser* quanto outros têm mostrado que pessoas que fazem mais atividade física, seja ela programada ou não, conseguem manter o emagrecimento por mais tempo. Para se ter uma ideia, um estudo verificou que, enquanto os que recuperaram o peso perdido gastavam cerca de 8 calorias por quilo de peso por dia em atividade física, os que mantiveram a perda gastavam 12 calorias com os mesmos parâmetros. Para uma pessoa de 80kg, isso significa passar de um gasto de 640 calorias por dia para 960 calorias se movimentando. Essa diferença de 320 calorias equivale a uma caminhada de cerca de 5km ou 1 hora de bicicleta por dia.[22]

Vale ressaltar que a adaptação metabólica é, pelo menos em parte, uma resposta normal e esperada do organismo. Conforme perdemos peso e emagrecemos, temos menos peso para carregar, e diferentes corpos se adaptam a essa nova condição de modo distinto. Infelizmente, não há como predizer o risco individual, embora existam modos de tentar minimizá-lo. Entre eles, cuidar da qualidade da alimentação e praticar regularmente atividade física são fundamentais. Lembre-se de que todo movimento conta, você só precisa escolher qual é o seu preferido.

AUMENTO DA FOME FÍSICA

Talvez isso já tenha acontecido com você. Você consegue emagrecer e, por mais que esteja feliz com o resultado alcançado, começa a ter dificuldade para continuar com a mesma alimentação. Quando percebe, está pegando um pouco a mais de comida, fazendo uma refeição a mais ou mudando a qualidade dos alimentos. Esse comportamento pode ocorrer devido a alguns motivos. Um deles é o aumento da fome física.

A leptina, o hormônio regulador da saciedade, atua diretamente nesse processo. Ela é produzida pelo próprio tecido adiposo em quantidades proporcionais a ele. Sendo assim, uma pessoa com obesidade produz mais leptina e deveria ter menos fome física. Porém, não é o que acontece. Conforme a pessoa engorda, não se sabe exatamente como, o corpo cria uma resistência à leptina e, mesmo que o hormônio esteja em concentração aumentada, o corpo não o percebe e continua estimulando a fome.[23]

Quer saber como a sabotagem acontece? Quando a pessoa emagrece, seus estoques de gordura diminuem. Consequentemente, a concentração de leptina também diminui, e o corpo, que estava resistente, percebe essa queda e ativa mecanismos de fome para barrar esse processo.

Entenda a leptina como se fosse uma guardiã do tecido adiposo que, em algumas pessoas, pode ser um pouco atrapalhada. Ela sinaliza para o cérebro como estão os estoques de gordura. Nessas pessoas, quando a concentração dessa substância aumenta muito, o cérebro deixa de perceber esse aumento da saciedade e continua sinalizando para a pessoa comer. Porém, quando a pessoa emagrece e o tecido adiposo diminui, a consequente diminuição da leptina é rapidamente percebida, desencadeando uma resposta compensatória, aumentando a fome e diminuindo a saciedade.

A boa notícia é que, apesar de algumas pessoas apresentarem resistência à leptina, um estudo mostrou que a atividade física pode ajudar, e muito, nesse processo. A pesquisa verificou que os participantes que mais emagreceram e que tiveram a prática regular de exercícios apresentaram uma maior diminuição da leptina, sem, contudo, resultar em consumo alimentar aumentado.

Como o estudo foi realizado em pessoas com sobrepeso e obesidade, condições em que há resistência à leptina, os autores discutiram a possibilidade de que o exercício tenha aumentado a sensibilidade a esse hormônio e, por isso, o efeito compensatório não ocorreu.[24]

Uma possibilidade é que, quando o emagrecimento é conseguido com exercício, e não apenas com a alimentação, a adaptação pode ser diferente e até auxiliar no processo, em vez de apenas criar mecanismos compensatórios. Outros estudos mostram de fato que a prática regular de exercícios melhora a percepção de fome e saciedade e pode reduzir o valor reforçador dos alimentos ricos em gorduras.[25]

Outro questionamento dos autores é que talvez se os participantes fossem eutróficos e, consequentemente, com uma quantidade de gordura corporal menor — o efeito poderia ter sido diferente, uma vez que o emagrecimento poderia ser entendido pelo corpo deles como uma ameaça. Diversos estudos demonstram que a resposta de pessoas eutróficas é diferente da resposta daquelas com obesidade.

Além da diminuição da liberação da leptina, a perda de peso ocasiona a regulação de outros mecanismos responsáveis pela fome, como o aumento da produção do hormônio da fome, a grelina. Em indivíduos saudáveis, a concentração dela diminui com o início da refeição, passa a aumentar com o esvaziamento gástrico e em resposta ao jejum e diminui novamente após a refeição, conforme a qualidade do que é ingerido. Há evidências de que a perda de peso acarreta aumento de sua concentração.[26] Além disso, pessoas com obesidade parecem ter uma resposta diminuída da grelina após a refeição em relação a indivíduos eutróficos.[27] *Isso significa que pessoas obesas provavelmente sentem mais fome*. E, como você já deve ter experienciado antes, mesmo que rapidamente, passar fome não é agradável nem fácil de lidar.

Outro estudo mostrou, por exemplo, que, quando comparados a homens com sobrepeso e obesidade, homens eutróficos apresentam boa resposta dos hormônios da fome e da saciedade depois de uma refeição com alto conteúdo de carboidratos.[28] Vale ressaltar que não são apenas esses dois hormônios que regulam a fome e saciedade. Além de ser complexo, como deve ter ficado claro até aqui, nosso sistema de regulação ainda não é completamente conhecido e entendido. O que sabemos é que existem diversas alterações e regulações que impactam direta e indiretamente a perda e a manutenção do peso perdido.

Para tentar entender, pelo menos em parte, a intensidade desses efeitos, alguns pesquisadores desenvolveram um modelo matemático baseado em uma intervenção que durou quase um ano. Como resultado, observaram que cada quilo de peso perdido ocasionou um aumento de 95 calorias por dia no apetite e uma diminuição de 25 calorias no gasto energético.[29] Ou seja, segundo esse modelo, é como se a pessoa que perde 5kg tivesse um aumento da fome suficiente para comer 475 calorias a mais por dia, além de deixar de gastar 125 calorias diárias. Segundo os autores, esse seria um mecanismo compensatório estimulado na tentativa de voltar ao estado anterior.

Se o corpo luta de modo tão pronunciado para manter um determinado equilíbrio ou uma composição corporal que ele entende como padrão, por quanto tempo você acha que essa pessoa conseguirá manter o peso perdido?

Infelizmente ainda não temos essa resposta, em parte porque cada corpo parece se adaptar de um modo diferente ao emagrecimento. Por isso, o importante é tentar entender como o seu corpo funciona e o que pode estar prejudicando o seu processo.

9. Você quer emagrecer, mas será que seu corpo também quer?

Você já parou para se questionar quanto sua meta está levando em consideração e respeitando a história do seu corpo?

Tanto nosso peso quanto nossa composição corporal são regulados por diversos fatores. Alguns têm relação com a nossa história de vida e outros são determinados evolutivamente. Conhecê-los e respeitá-los determinará o sucesso do seu processo de emagrecimento.

EXISTE UM PESO CORPORAL PADRÃO?

Um dos tópicos que talvez faça você reavaliar suas metas — entenda, reavaliar não é desistir de buscar mais saúde ou um corpo melhor — é a teoria do *set point* do peso corporal,[1] ou seja, a existência de uma faixa de peso e composição corporal padrão.

Estudos em animais comprovam essa teoria. Em condições normais, eles tendem a se manter em um peso padrão no decorrer da vida. Por mais que oscile em função de um ou outro evento, o peso tende a voltar à mesma faixa. Apesar de os indícios do *set point* em mamíferos serem vastos, em humanos eles mostram que, apesar de haver uma regulação complexa, ele também parece existir.

Algumas evidências disso são que, em muitas pessoas, no curto prazo, quando o consumo alimentar aumenta pontualmente, o corpo também aumenta a termogênese e o gasto calórico. Isso mesmo! Quando há um aumento pontual no consumo de alimentos, como quando vamos a um jantar ou uma festa e comemos bem mais do que o habitual, o corpo também aumenta pontualmente o gasto de energia. Não é maravilhoso?

O corpo sabe lidar muito bem com algumas variações na alimentação! Ele tende a se regular para manter sempre o equilíbrio, inclusive quando há aumento do gasto calórico ou do consumo alimentar. Isso explica por que quando fazemos muito mais atividades a fome tende a ser maior, e também por que quando comemos muito, e dependendo da qualidade do que comemos, tendemos a ficar muitas horas sem fome. É o corpo se ajustando para manter o equilíbrio.

Como já vimos, dependendo da intensidade e duração do gasto calórico, se ele permanecer aumentado por um longo prazo, o corpo regulará esse aumento, diminuindo a atividade de outros tecidos metabolicamente ativos.

Os efeitos compensatórios para evitar uma perda de peso agressiva são tão fortes que, em um estudo realizado em animais, verificou-se que, em resposta a uma restrição alimentar intensa, enquanto quase todos os tecidos diminuem de tamanho e peso, existem dois que aumentam, e adivinhe quais são? Estômago e intestino.[2] Para aumentar as chances de conseguir absorver tudo o que for possível, esses órgãos aumentam de tamanho! Claro que isso ocorre apenas de modo agudo e sutil. Depois, conforme a restrição se mantém, eles tendem a diminuir, assim como os demais órgãos, principalmente o estômago. Mesmo sendo um efeito pontual, esse dado é impressionante, não é mesmo?

A figura a seguir demonstra como o corpo tenta nos manter em uma determinada faixa de peso e gordura corporal utilizando mecanismos compensatórios.

Entenda que, por mais que você *brigue* com o seu corpo, tentando deixá-lo com um peso que você ache bom, se esse peso for entendido por ele como uma ameaça, sinto informar, mas essa batalha está fadada ao fracasso físico e emocional.

Um exemplo clássico é aquela história dos famosos últimos 3kg que a pessoa não consegue perder. Uma possibilidade é que eles são tão difíceis de ir embora porque provavelmente deixariam você muito perto ou

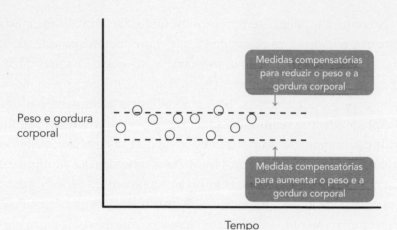

FONTE: Traduzido e adaptado de Speakman et al., "Evolutionary Perspectives on The Obesity Epidemic: Adaptive, Maladaptive, and Neutral Viewpoints", 2013.

ultrapassariam o limite inferior de regulação do peso e adiposidade corporal. Se você acha que esse é o seu caso, então precisa rever suas metas.

Isso não significa que você não conseguirá emagrecer ou melhorar sua composição corporal; esse traço se refere aos limites do corpo. Se seu objetivo for entendido como extremo, o corpo responderá a isso. Sua briga com o corpo pode durar a vida inteira ou até você desistir. Você gastará preciosos anos em meio a dietas restritivas e frustração de reganho de peso. Em alguns casos acumulará mais peso ainda e acabará frustrado, mais pesado do que quando começou e ainda com risco de desenvolver um transtorno alimentar.

Como a ciência explica isso?

Existem algumas teorias para isso. Uma delas é chamada de teoria dos *thrifty genes* (genes poupadores), de James Neel.[3] Quando estudei essa teoria na faculdade, acreditava-se que a obesidade era decorrente de uma adaptação evolutiva que fez com que nossos genes se tornassem poupadores — economizar energia e ter a capacidade de acumular gordura seriam vantajosos para a sobrevivência da espécie em períodos de escassez de alimentos. Assim, quem possuía uma boa capacidade de estocar gordura tinha mais chances de sobreviver, procriar e passar esses genes para as gerações futuras, criando um genoma poupador.

No reino animal existem muitos exemplos de animais que atestam essa teoria, como as aves migratórias, que engordam muito antes de iniciar o voo — que pode ser de milhares de quilômetros. As aves que não engordam o suficiente morrem no meio do caminho. Por isso todas as aves migratórias apresentam o mesmo padrão de ganho de peso.

Apesar de fazer sentido, essa teoria tem sido cada vez mais contestada em humanos. Se a pressão seletiva fosse tão grande como acontece com as aves, todos nós teríamos esses tais genes e, consequentemente, pessoas que vivem no mesmo ambiente obesogênico deveriam ser obesas. A questão é: por que só algumas engordam? Por que em um mesmo ambiente (comunidade, bairro, cidade etc.) há pessoas que engordam enquanto outras não? Por que existem pessoas que, mesmo comendo muito e não treinando, continuam magras?

Outras teorias começaram então a ser desenvolvidas e algumas ganharam atenção. A primeira que explicarei é a do *spendthrift genes* (em tradução livre, seria algo como genes gastadores).[4]

Conforme a ciência foi avançando, e com ela os métodos de avaliação, verificou-se que as pessoas respondem de modos distintos a períodos de restrição calórica. Enquanto o gasto calórico e a adaptação metabólica de alguns têm uma diminuição mais pronunciada em resposta à redução do consumo de calorias (seja ela devido a um período de escassez de alimentos ou a uma tentativa de perda de peso), em outras isso não acontece.

Do mesmo modo, quando há um período de excesso alimentar, enquanto algumas pessoas apresentam um aumento significativo no gasto calórico, outras não seguem esse padrão. Assim, com base nas teorias existentes, tem sido discutida a existência de fenótipos diferentes: *thrifty* (poupadores) versus *spendthrift* (gastadores).

Quem apresenta o fenótipo *thrifty* tem maior propensão ao ganho e maior dificuldade para perder peso.[5] Em períodos de restrição alimentar, o corpo diminui drasticamente o gasto calórico na tentativa de impedir o processo de emagrecimento; em épocas de abundância alimentar, o gasto calórico, que poderia aumentar diante de um excesso no consumo, eleva-se muito pouco ou nada, facilitando o ganho de peso.

As pessoas que apresentam o fenótipo *spendthrift* têm maior facilidade de perder peso e apresentam maior resistência ao ganho de peso. Ao contrário dos poupadores, em períodos de escassez os gastadores não têm uma diminuição tão pronunciada do metabolismo; e em épocas de excesso energético, o gasto calórico aumenta significativamente, evitando o ganho de peso. Esses indivíduos teriam resistência à obesidade. Esses seriam dois extremos de como nossas características genéticas se apresentam, embora possa haver um ou vários perfis intermediários.

Existe ainda outra teoria, a da deriva genética, publicada por Speakman em 2013, que tenta explicar por que nossos antepassados, mesmo apresentando genéticas tão distintas, conseguiram sobreviver, resultando nessa grande variedade de corpos que vemos hoje. Para explicá-la, utilizarei as imagens do gráfico a seguir.

Segundo essa teoria, nosso peso corporal e adiposidade sofreram por milhões de anos dois fortes pontos de pressão para nos manter em uma faixa de segurança: o risco de predação e o de inanição. A parte inferior do gráfico indica o risco de morte por fome ou inanição — nas épocas de escassez de alimentos, e também por alguma infecção

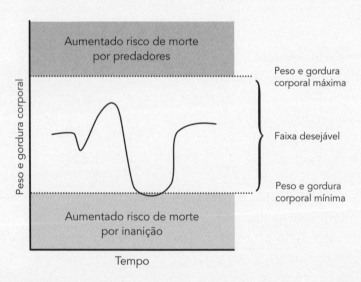

FONTE: Traduzido e adaptado de Speakman et al., "Evolutionary Perspectives on The Obesity Epidemic: Adaptive, Maladaptive, and Neutral Viewpoints", 2013.

viral ou bacteriana. Nesses casos, se a pessoa fosse magra demais morreria, e só sobreviveriam aqueles que conseguissem se manter acima desse ponto. Na parte superior da imagem, o ponto de pressão evolutiva se refere ao risco de morte por predadores: as pessoas mais pesadas tinham maior dificuldade para locomoção e poderiam ser presas mais fáceis.

Sendo assim, por milhões de anos o corpo humano evoluiu para se manter dentro da faixa de peso e de gordura corporal mais segura. Com o surgimento do gênero *Homo* 2 milhões de anos atrás, nossos antepassados passaram a viver como caçadores-coletores. Conviviam em grupos, controlavam o fogo e desenvolviam armas (mesmo primitivas). Assim, o risco de predação diminuiu drasticamente e deixou de ser uma pressão seletiva significativa.

Veja agora a figura a seguir. Com o tempo e a evolução, os fatores de risco que dificultavam e até impediam a sobrevivência de pessoas com mais peso e gordura corporal foram diminuindo, até serem eliminados. Porém, uma vez que a fome e o risco de infecções e epidemias permaneceram como um fator de risco, a fome continuou exercendo pressão seletiva. Isso significa que já faz milhões de anos que não temos

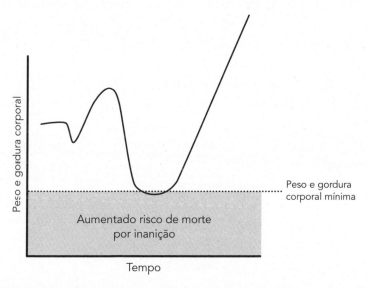

FONTE: Traduzido e adaptado de Speakman et al., "Evolutionary Perspectives on The Obesity Epidemic: Adaptive, Maladaptive, and Neutral Viewpoints", 2013.

a pressão seletiva superior, que dificulta o ganho de peso, mas ainda temos a inferior, que dificulta perdê-lo.[6]

Apenas com a Revolução Neolítica, cerca de 10 a 15 mil anos atrás, o homem passou de nômade caçador-coletor para sedentário, que plantava e tinha maior suprimento de alimentos. Atualmente, apesar de a maioria da população não estar ameaçada de inanição o tempo todo, a estimativa de vida ser maior e haver abundância de alimentos já por muitos séculos, nosso genoma ainda não teve tempo de se adaptar a essa *nova* realidade.

Outro ponto importante é que sempre houve antepassados com uma genética de propensão ao ganho de peso, porém, como antigamente o ambiente não era obesogênico, mesmo pessoas com essa suscetibilidade não apresentavam essa característica, pois não havia comida em excesso o suficiente para esse ganho. Ainda assim há indícios de obesidade milênios atrás, como os da múmia da rainha egípcia Hatshepsut, que data de 3500 a.C. Com seu poder e acesso facilitado à comida, ela é um marco dos primeiros indícios de obesidade na humanidade, 5 mil anos atrás.

Hoje, no ambiente em que vivemos, a obesidade não é mais exclusiva da realeza. Aliás, pelo contrário: ela tem aumentado cada vez mais em classes sociais com poder aquisitivo mais baixo, devido à ingestão de alimentos ultraprocessados,[7] que são mais baratos, muito palatáveis e calóricos.

Segundo Speakman, é preciso diferenciar alguns pontos importantes em relação à genética. Primeiro, a pressão evolutiva determinou grande parte de como nosso corpo responde ao que comemos e ao que gastamos. Sendo assim, a mudança ambiental foi a maior responsável pela situação atual de ganho de peso. Porém, quando se trata de pessoas que moram e frequentam uma mesma cidade ou comunidade e que estão inseridas no mesmo ambiente, tendo acesso às mesmas coisas, é a variabilidade genética[8] e o histórico de vida que ajudam a explicar a diferença no ganho de peso. Speakman afirma que é como *se a genética fosse o revólver e o ambiente, o gatilho.*

É inegável que existem aleatoriedade e variedade de respostas para explicar o fato de que, sob as mesmas condições, há pessoas que engordam e outras que mantêm o peso. Há pesquisadores que organizam os humanos em três categorias:

- os que têm facilidade ou tendência para engordar;

- os que são resistentes ao ganho de peso; e

- os que são um meio-termo — nestes os hábitos exercem um papel mais determinante no peso e na forma corporal.[9]

Um dos pesquisadores, James Lund,[10] em um artigo de 2020, chamou esse fenômeno de *loteria genética da vida*. Nele, recebemos os genes dos nossos pais e, dependendo da combinação, podemos ser encaixados em uma dessas três categorias. Todos nós conhecemos pelo menos uma pessoa que pode ser associada a cada categoria. Em qual delas você acha que se encaixa?

Apesar de diferentes, essas teorias têm um ponto em comum: *as pessoas respondem de modo distinto ao mesmo estímulo*, e isso não depende da disciplina, da força de vontade ou do autocontrole.

A essa altura você deve estar pensando: *Mas como posso saber qual é o meu fenótipo?*.

Não existe um método. Essas são teorias que são cada vez mais aceitas pela comunidade científica. Acredito que o principal é analisar, sem julgamento de mérito ou moral, a genética da sua família. Com quem você se parece fisicamente? Mesmo tendo irmãos, por vezes você pode ter herdado características diferentes. Segundo a lei da hereditariedade, irmãos (e qualquer parente de primeiro grau) sempre compartilham exatamente 50% dos genes. Então tenha um olhar cuidadoso e crítico.

Existe um exame ou teste? Ainda não (não caia nessa de gastar dinheiro com testes genéticos, hein?). Apesar de as evidências atuais apontarem para a relação entre genética e perda de peso, os pesquisadores da área deixam clara a necessidade de mais estudos que a comprovem.

O que alguns estudos estão tentando estabelecer é se há relação entre velocidade da queda do gasto de energia e restrição alimentar.[11] Nesses estudos é feita uma avaliação inicial dos participantes. A seguir, eles ficam 24 horas em jejum, podendo beber apenas água e chá sem cafeína. Então passam por mais uma avaliação para aferir a diferença do metabolismo. Esse período já é capaz de reduzir o gasto de energia em algumas pessoas, e essa rápida resposta compensatória tem sido associada com o fenótipo poupador.

Um estudo realizado com adultos obesos utilizou essa metodologia, verificando que, enquanto o metabolismo de alguns diminuía rapidamente em resposta ao jejum e se mantinha mais baixo mesmo depois de comer, o de outros se mantinha quase inalterado. E quando comiam mais, o gasto até aumentava.

Conforme o resultado dessa análise inicial, os participantes foram então divididos em dois grupos: poupadores e gastadores. Cada um recebeu uma dieta para perda de peso, com 50% das calorias restritas por seis semanas. Adivinhe o resultado: os participantes com o perfil poupador tiveram uma redução de até 12% do gasto calórico, enquanto os do outro grupo, apenas 5%.

Além disso, os participantes com fenótipo gastador foram os que perderam mais peso nas seis semanas da aplicação do protocolo. Os autores referem que um dos fatores que parecem colaborar com o perfil mais poupador é a prática de dietas restritivas, que podem gerar uma adaptação metabólica e uma resposta compensatória mais rápida.[12] Ou seja, a história de vida do indivíduo e o número de intervenções seriam também fatores determinantes que podem prejudicar o emagrecimento.

Outro estudo realizado com adultos com sobrepeso utilizou um protocolo de uma semana e observou que os participantes que apresentaram maior adaptação metabólica após esse período perderam 2kg a menos do que os participantes que não apresentaram adaptação tão pronunciada.[13]

Se formos pensar tanto pelo prisma evolutivo quanto olhando a nossa volta e em como as pessoas respondem de modo muito distinto aos mesmos estímulos, faz muito sentido que existam diferentes características, dentre elas as poupadoras e gastadoras.

É importante entender que todos os estudos mostram que todos os tipos, seja gastador ou poupador, respondem às intervenções. O que parece existir é uma diferença na magnitude de resposta.

O corpo não sabe que o padrão de beleza vigente é a magreza e não está adaptado para pequenas quantidades de gordura corporal, salvo naquelas pessoas naturalmente — geneticamente — muito magras. Por isso, entenda o emagrecimento como um processo individualizado, com particularidades e barreiras. Um bom profissional, que se concentre realmente na saúde, pode ajudá-lo a atingir seus objetivos.

É POSSÍVEL MUDAR ESSE PADRÃO DO PESO CORPORAL?

Sim... mas, provavelmente, não do jeito como você gostaria.

Existem pessoas que comem mais ou treinam muito por meses e, mesmo assim, depois de pouco tempo o corpo volta ao estado inicial. Um exemplo é aquela pessoa que treina muito e depois de algum tempo sem treinar o corpo já *murcha*. Ela provavelmente é resistente ao ganho de peso, seja ele de gordura ou de massa muscular.

Há também quem, depois de engordar e permanecer no mesmo peso por um determinado período, sente que o corpo passa a entender esse novo peso como o padrão e, por mais que a pessoa tente voltar ao peso anterior, o corpo luta contra isso.

A regulação mais desejada, que é quando a pessoa emagrece e o corpo reconhece esse novo peso como padrão, é motivo de controvérsia. Alguns pesquisadores afirmam que isso pode ocorrer em algumas pessoas em meses, outros dizem que em anos, e alguns dizem que isso nunca acontecerá. Acredito que essa diferença esteja relacionada com a categoria em que a pessoa está: resistente ao ganho de peso, com tendência ao ganho do peso ou mista.

Apesar de crucial para ajudá-lo a realinhar suas expectativas, entenda que isso não precisa ser uma sentença, mas sim um dado importante para entender como será o seu processo.

NEM TODO CORPO QUER ENGORDAR!

Um dos aspectos mais marcantes após a restrição calórica e consequente perda de peso é a resposta do corpo tentando parar ou reverter o processo.

Apesar de ser uma desvantagem para quem quer emagrecer, afinal de contas queremos gastar cada vez mais, e não menos, energia, a adaptação metabólica foi fundamental para a sobrevivência da nossa espécie. Porém, não é apenas diminuindo o gasto calórico que o corpo responde; o excesso alimentar também é capaz de modulá-lo.

Um exemplo dessa teoria foi a variação de ganho de peso de 4,3kg a 13,4kg observada no estudo dos gêmeos idênticos. Se considerarmos o excesso calórico consumido por eles no período de cem dias — cerca de 84 mil calorias —, seria de esperar que todos ganhassem cerca de 13,3kg, mas não foi o que aconteceu. Alguns ganharam apenas um terço do peso esperado. Diversos fatores contribuem para esses resultados discrepantes, e um deles é a adaptação do metabolismo corporal diante desse excesso. No caso desse estudo, talvez os participantes que ganharam pouco peso provavelmente tivessem um perfil genético *spendthrift*, gastador, resistente ao ganho de peso, enquanto os que ganharam mais provavelmente possuíam um perfil mais propenso, *thrifty*, poupador.

A pergunta que queremos responder é: *Como o corpo faz para não ganhar tanto peso, mesmo quando há excesso calórico?*

Existem alguns modos de ele lidar com esse excesso. Um deles, ainda não tão estudado e comentado, está relacionado à grande diferença que existe entre o que as pessoas consomem e o que de fato absorvem. Há evidências de que a absorção pode variar entre 89% e 99% das calorias consumidas. Em condições normais, essa diferença pode parecer pequena, mas lembre-se de que os estudos falam de *média observada*.

Para entender quão importante essa média pode ser, se o consumo médio é de 2000 calorias por dia, isso significa que uma pessoa pode deixar de absorver 220 calorias simplesmente porque seu corpo entendeu aquilo como um excesso.

Na tentativa de entender essa diferença, recentemente um estudo abordou os dois extremos do genótipo gastador versus o poupador (*spendthrift* versus *thrifty*), avaliando quanto de caloria era eliminado nas fezes. Nessa pesquisa, os participantes consumiram 150% a mais de calorias em um dia. Enquanto um eliminou cerca de 2% do total de calorias consumidas, o que dava em torno de 80 calorias, outro eliminou cerca de 10%, o que somava 500 calorias — uma enorme diferença.[14] Esse resultado significa que, enquanto algumas pessoas comiam mais e eliminavam toda ou boa parte do excesso de calorias nas fezes, outras absorviam quase tudo.

Outro modo como o corpo faz esse ajuste foi observado em um estudo da Mayo Clinic, dos Estados Unidos. Nessa pesquisa, os participantes eram superalimentados em 1000 calorias por dia. O objetivo era avaliar a forma como o corpo deles lidava com esse excesso calórico.[15] Os pesquisadores observaram que um dos modos como alguns participantes queimavam esse excesso era fazendo mais a atividade física espontânea, ou seja, eles se mexiam mais, mudavam de posição, gesticulavam etc. Segundo os autores, esse gasto com atividade física espontânea pode chegar até a 700 calorias por dia!

Essa regulação faz parte da resposta que ajuda a entender por que algumas pessoas comem e não ganham peso, enquanto outras sim. Por mais que as pessoas achem que o corpo sempre quer engordar, a verdade é que nosso organismo sempre busca a homeostase, o equilíbrio. Porém, parece que, *em cada pessoa, o corpo entende o equilíbrio de um modo diferente*.

Aqui vale uma importante ressalva. Ao contrário do que algumas pessoas podem imaginar, o uso de medicamentos que aumentam a evacuação, como os laxantes, não adianta! Nesse caso, a atividade intestinal forçada é entendida pelo corpo como um desajuste, e ele passa a responder a isso aumentando a absorção de nutrientes. Esse efeito é verificado em casos de transtornos alimentares. Por isso, nada de ideias que, além de não ajudarem no emagrecimento, podem prejudicar, e muito, sua saúde!

CUIDE DA SUA MASSA MAGRA

Outro dado que aparece com frequência em vários artigos sobre emagrecimento é a relação entre massa magra e o *rebote do peso corporal*, ou seja, o reganho do peso perdido. Em alguns deles foi encontrada a informação de que, quando há diminuição significativa de massa magra, há maior chance de rebote.[16]

Uma explicação para esse fenômeno vem da teoria chamada *fat overshoot* (em tradução livre, supercompensação da gordura).[17] Segundo ela, o corpo contrapõe a perda de massa magra recuperando e ganhando maior quantidade de gordura do que de massa magra. Como resultado, para recuperar 100% da massa magra perdida, ganha-se mais gordura do que o total perdido. Essa teoria ajuda a explicar também por que, ao fim de uma dieta focada na perda de peso, muitas pessoas acabam ganhando mais do que o peso perdido.

Não consigo nem contar quantas vezes já ouvi de pessoas próximas e de pacientes que eles adorariam voltar ao peso de quando fizeram a primeira tentativa de emagrecer. Na época eram até magros, o peso estava dentro do padrão, mas não estavam satisfeitos, queriam perder peso por motivos estéticos. Hoje estão muitos quilos acima daquele peso.

No Minnesota Starvation Experiment, apesar de ser um caso extremo, os participantes apresentaram essa compensação na adiposidade. Eles ganharam 4kg de gordura, em média, acima da quantidade de gordura inicial. Aqueles que eram mais magros ao início do estudo apresentaram maior ganho, chegando a 9kg de gordura acima da quantidade inicial. Outro dado relevante foi a velocidade de ganho de gordura, que acontecia mais rapidamente do que a de ganho de massa magra. Como resultado, mesmo depois de os participantes terem voltado ao seu peso inicial, sua composição corporal não era a mesma. *Eles tinham mais gordura e menos massa magra para o mesmo peso corporal inicial.* Nesse estágio, apesar de terem recuperado o peso, os participantes ainda apresentavam hiperfagia (fome aumentada), que só desapareceu depois de terem recuperado 100% da massa magra perdida.

Os gráficos a seguir mostram duas hipóteses do que ocorre. No gráfico A, após a perda de peso, a pessoa recuperou os depósitos, tanto de gordura quanto de massa magra, de modo proporcional ao que foi perdido, voltando ao peso e à composição corporal iniciais.

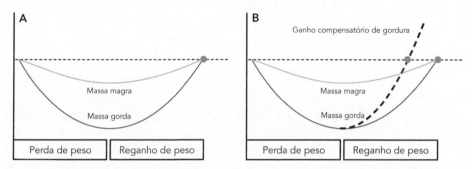

FONTE: Traduzido e adaptado de Dulloo, Miles-Chan e Schutz, "Collateral Fattening in Body Composition Autoregulation: Its Determinants and Significance for Obesity Predisposition", 2018.

Já o gráfico B mostra o mecanismo de supercompensação de gordura. De acordo com essa lógica, para recuperar a quantidade total de massa magra perdida, o corpo ganha uma quantidade maior de gordura, ultrapassando a quantidade inicial. A velocidade desse ganho de gordura ainda é questionada. Existe a hipótese de que o corpo recupera primeiramente a gordura e também a de que ele recupera gordura e massa magra ao mesmo tempo. Em ambos os casos, ao final, a pessoa ganha mais massa gorda do que magra e termina com uma quantidade de gordura maior que inicialmente.

Seria um dos motivos pelos quais uma pessoa perde 10kg e depois ganha 11kg, por exemplo. Estudos mais recentes mostram que essa supercompensação ocorre principalmente em indivíduos eutróficos e que fazem dieta, mas não necessariamente naqueles com sobrepeso e obesidade.

Agora me diga: quantas pessoas você conhece que têm peso corporal dentro do padrão e, por terem um pouco de acúmulo de gordura localizada, ficam fazendo dietas na tentativa de emagrecer e depois de anos ou estão iguais a antes ou engordaram?

COMO O CORPO PARECE ENTENDER A RESTRIÇÃO

Quando a pessoa restringe demais a alimentação, o corpo entende aquilo como um sinal de que está faltando comida *no mundo*. Sim, bem dramático mesmo, afinal foram milhões de anos sobrevivendo e se adaptando. Evolutivamente, foi a isso que ele aprendeu a responder. E, quando há diminuição da massa magra, parece ser entendido que a escassez é tão grande que, além de perder os estoques de energia (gordura), há também a perda da massa muscular, que é um tecido nobre. Para combater ainda mais essa perda, o organismo começa a liberar hormônios, aumentando a fome e diminuindo a saciedade e o gasto de energia até que, finalmente, consegue não apenas bloquear o processo de perda como recuperar os tecidos perdidos. A teoria seria que, para evitar que isso ocorra novamente no futuro, e numa tentativa de garantir que conseguirá manter seus níveis de massa muscular, o corpo passaria a acumular mais gordura.

Imagine como se fosse uma questão financeira: o tecido muscular seria sua reserva de dinheiro. Agora pense que por algum motivo você perdeu muito dinheiro e precisa mudar completamente de padrão de vida. Depois de um tempo, você consegue economizar e se reerguer. Para não passar pela mesma situação novamente, vai construir uma reserva de emergência ainda maior. Você vai também se organizar, e, futuramente, ao menor sinal de que a crise pode voltar a ocorrer, com certeza você responderá a ela rapidamente e não esperará a situação virar um risco real. O corpo parece funcionar desse mesmo jeito. Para garantir que não perderá mais massa magra novamente, ele quer acumular mais gordura (reserva de energia) para que, caso haja alguma privação novamente, ele esteja mais bem protegido.

A importância da perda da massa magra no processo de recuperação do peso ainda é bastante discutida. No estudo do *Biggest Loser*, por exemplo, quando os participantes foram reavaliados seis anos depois da participação no programa, eles tinham recuperado 41kg de peso, sendo 35,5kg de gordura e 5kg de massa magra — ou seja, em comparação com a massa magra, recuperaram quase o dobro de massa gorda (75% de gordura e 45% de massa magra).

Outro dado interessante vem dos estudos que avaliam os *mantenedores* — indivíduos que perderam quantidade significativa de peso e de gordura e conseguiram manter essa perda por um ano ou mais. Em um desses experimentos, realizado com mulheres com sobrepeso e obesidade que conseguiram perder cerca de 15% do peso corporal (quando comparadas a mulheres nas mesmas condições) mas recuperaram o peso perdido, as mantenedoras que tinham mais massa magra apresentavam maior consumo de proteínas. E, assim como no estudo do *Biggest Loser*, elas realizavam significativamente mais atividade física do que as que recuperaram o peso.

O mais curioso é que, apesar de ainda existirem muitas dúvidas, alguns pontos parecem ser fundamentais para o emagrecimento e sua manutenção:

1. Sua genética diz muito sobre o seu corpo e ajuda você a entender o que seria uma meta saudável.

2. O peso inicial importa.

3. Sua história de vida e de prática de dietas também importa!

Ainda hoje é bastante comum atender na prática clínica pessoas com peso e saúde ótimos, mas que querem emagrecer para atender a um ideal puramente estético e fazer parte dele. Em muitos desses casos, deixo explícito que não considero adequado nem saudável impor metas de peso e de gordura corporal. Porém, com uma readequação da alimentação e da atividade física, é provável que o corpo responda a essas melhoras e mude. Mas, além de não colocar o foco nesse objetivo, deixo claro que a mudança corporal, se ocorrer, será o resultado de um processo, por isso é mais inteligente focar nos comportamentos do que no corpo.

Agora que você já sabe o que a ciência tem encontrado ao investigar os motivos pelos quais as pessoas engordam novamente depois de perder peso, assinale a(s) alternativa(s) que se aplica(m) ao seu caso:

☐ Quando fez a primeira dieta ou intervenção para perder peso, apesar de estar insatisfeito, seu peso corporal estava dentro da faixa considerada normal, eutrófico, e talvez isso tenha influenciado o modo como seu corpo lidou com a perda de peso recuperando tudo ou mais.

☐ Considerando sua história de vida e sua genética, você acha que está forçando seu corpo a permanecer em uma faixa de peso e de emagrecimento que ele talvez entenda como um limite ou uma ameaça.

☐ Você acha que é do tipo poupador.

☐ Você é compensador: nos dias de treino, a atividade física diminui (você fica mais parado no restante do dia).

☐ A quantidade de treino diminuiu de intensidade e/ou regularidade.

☐ Você é compensador: nos dias em que treina, come mais, pois sente aumento na fome ou acredita que pode comer mais por merecimento ou premiação.

☐ Ao perder peso você perdeu também massa magra, talvez tenha ficado até com muita flacidez muscular ou abatido — e o corpo ativou mecanismos compensatórios para recuperá-la.

☐ Já conseguiu emagrecer e está satisfeito com o resultado.

Esse teste tem um único objetivo: ajudá-lo a identificar algumas barreiras. Talvez você tenha dificuldade para perceber seu processo ou fazer uma autocrítica sobre ele. Nesse caso, pode pedir a opinião de alguém em quem confia. Procure alguém que seja justo, e não crítico demais em relação a você, pois esse tipo de opinião não ajudará em nada.

Identificadas as primeiras barreiras, é preciso reajustar sua rotina ou suas metas antes de começarmos a parte específica sobre alimentação. Isso porque, enquanto a perda de massa magra é possível de ser trabalhada com um bom planejamento alimentar e qualidade dos exercícios, existe outro mecanismo compensatório um pouco mais complicado: o aumento das nossas fomes. Sim, nós temos mais de um tipo de fome. Vamos a elas?

PARTE III

RECONSTRUINDO A (BOA) RELAÇÃO COM O SEU CORPO

Viver é isto: ficar se equilibrando o tempo todo entre as escolhas e as consequências.

Autor desconhecido

10. Você está garantindo o básico?

Antes de achar que tem alguma questão mais profunda com sua alimentação, você já parou para pensar se as suas necessidades básicas estão sendo respeitadas e atendidas?

Pergunto isso porque frequentemente na clínica atendo pessoas que dizem ter episódios rotineiros de exagero e descontrole, mas não entendem o motivo. Elas procuram ajuda pois tais episódios atrapalham o emagrecimento, gerando sentimento de frustração e fracasso.

Depois de realizar a anamnese nutricional, percebo que a maioria dos casos acontece devido a algum, ou alguns, dos motivos a seguir:

1. Sono ruim.

2. Restrição alimentar severa (ou tentativa de restrição).

3. Muitas regras alimentares, como lista do que engorda e emagrece e alimentos *bons* e *ruins*.

4. Episódios de Comer Emocional.

Explicarei aqui cada um desses tópicos e mostrarei como eles influenciam diretamente na alimentação e na saúde.

SONO RUIM

Você já parou para pensar que *tipo de dormidor* você é?

De modo geral as pessoas precisam de cerca de oito horas de sono por noite. Porém, essa é uma necessidade média. Na realidade, as pessoas podem ser classificadas em três categorias, de acordo com as horas que precisam dormir para acordarem revigoradas: curto (menos de seis horas de sono), normal (entre sete e oito horas) ou longo dormidor (mais de nove horas).[1]

Quando falamos em saúde isso é muito importante, porque os estudos demonstram que mesmo uma hora de privação de sono já é capaz de alterar o funcionamento do corpo e a alimentação. Eu sinto exatamente isso; nas noites em que durmo pouco, tenho muito mais fome no dia seguinte e a minha vontade de doces aumenta bastante. Mas como minha experiência não significa uma verdade absoluta, vamos aos estudos.

Estudos de meta-análise, tipo que avalia criteriosamente vários outros estudos já publicados, verificaram que dormir pouco, em geral menos de seis horas por noite, aumenta o consumo alimentar em 204 a 385 calorias por dia.[2] Apenas para se ter uma ideia, se formos considerar que um adulto de 70kg deve consumir em média 2000 calorias por dia, a privação de sono induz um aumento de 19% no consumo calórico, ou seja, 380 kcal. É muita coisa! Vale muito mais investir em uma boa noite de sono do que gastar dinheiro com suplementos que prometem ajudar no emagrecimento.

De outra perspectiva, se nosso corpo funcionasse como uma máquina — sem efeitos compensatórios — e se esse aumento se mantivesse por um longo prazo, resultaria em um excesso de 11500 calorias por mês. Lembrando que se para acumular 1kg de gordura é preciso um excesso calórico de cerca de 7500 calorias, a privação de sono seria responsável sozinha pelo ganho de cerca de 18kg ao ano! Claro que nosso corpo não responde assim, e com o ganho de peso também ocorrem adaptações, mas quem já passou um ano estressante, no qual mal dormia, já pode ter sentido isso "nas calças".

Mas por que será que dormir pouco faz com que a gente coma mais? Para entender essas relações corporais, vamos primeiro entender o motivo relacionado à evolução. A privação de sono é como um alerta de perigo e gera a necessidade de se manter em vigília. Para isso, o cérebro ativa mecanismos para tentar manter o estado de alerta e garantir o fornecimento de energia para uma possível necessidade de fuga ou luta. E qual é a maneira mais fácil de despertar e conseguir energia? Comendo! Veja como isso ocorre:

- A privação de sono aumenta a produção do hormônio da fome, a grelina, e diminui a do hormônio da saciedade, a leptina.[3] Ou seja, o indivíduo sente mais fome e menos saciedade.

- Com menos horas de sono, a pessoa se sente mais cansada, irritada e menos concentrada. Tudo isso pode ser aliviado como? Comendo.

- A privação do sono acarreta uma diminuição do aporte de glicose cerebral, que pode estar associada ao aumento tanto da fome quanto de um desejo por alimentos fonte de carboidratos.[4]

- Outro ponto a ressaltar é que mais tempo acordado pode significar uma refeição a mais no dia. Se a pessoa janta entre 19h30 e 20h e vai se deitar às 22h30 ou 23h, dificilmente sentirá necessidade de fazer mais uma refeição. No entanto, se ela dorme à 1h ou 2h, há grande chance de ela sentir fome novamente, ficar entediada ou receber algum outro estímulo que gere fome física ou vontade de comer. Como sua última refeição foi mais de cinco horas antes, ela acaba fazendo mais uma refeição antes de dormir.

O esquema a seguir resume os efeitos metabólicos da privação de sono.

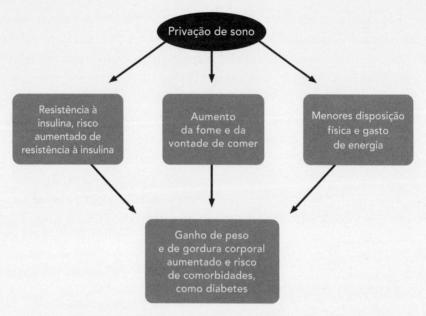

FONTE: Traduzido e adaptado de Knutson et al., "The Metabolic Consequences of Sleep Deprivation", 2007.

Deu para entender o quanto seu sono importa?

E, veja bem, por mais que a pessoa tenha certa regularidade no sono, existe outro fator que começou a ser mais estudado em 2015, o jet lag social. Esse conceito tenta explicar por que sofremos tanto na segunda-feira depois que nosso padrão de sono muda no final de semana. Um estudo com mais de oitocentos trabalhadores que apresentavam diferença de duas horas no padrão de sono nos dias em que trabalhavam em comparação aos dias de folga relacionou o jet lag com risco aumentado de obesidade e diabetes.[5] Outro estudo relacionou cada hora de alteração do padrão de sono a um aumento de até 11% no risco de desenvolver alguma doença cardiovascular. Pois é, a privação de sono pode prejudicar não apenas o seu processo de emagrecimento, mas também sua saúde!

E, olha que maravilha, enquanto dormir pouco pode engordar, um estudo verificou que quando os participantes foram orientados a dormir uma hora a mais por noite o resultado foi uma redução no consumo diário de 176 calorias e de 20% de açúcar.[6]

Em minha prática clínica percebo que os pacientes muitas vezes acham que são do grupo curto dormidor, em que seis horas de sono são suficientes, pois dão conta de todas as suas atividades. Entretanto, quando começamos a conversar eles logo percebem que quando dormem mais se sentem mais reenergizados e bem-dispostos para o dia. Muitos chegam a comentar que são dias completamente diferentes. Um dos pacientes me disse: "Antes eu estava vivendo, agora, quando durmo bem, me sinto vivo".

Se você tem dúvida se está dormindo o suficiente, isso já deve ser um sinal de que não está. Nesse caso, uma maneira de tentar entender sua necessidade de sono é se questionar: se você estivesse de férias, sem qualquer tipo de compromisso, quanto você dormiria?

Quando me dei conta disso, o modo como eu lidava com o meu sono mudou. Descobri que sou o que chamam de longo dormidor, preciso de nove a dez horas de sono por noite. Sim, é muito. Mas se durmo sete horas acordo cansada, sem disposição, com um humor bem áspero, e minha fome física aumenta.

E você? Pare um pouco e reflita: quantas horas dormiria se não tivesse compromissos? Faça alguns testes, nem que seja por uma semana. Priorize por sete dias uma rotina de sono que considere adequada e sinta a diferença. Depois que fiz isso, dormir bem se tornou uma prioridade para mim, e deveria ser para você também!

DICAS PARA UMA BOA NOITE DE SONO

Uma das questões mais recorrentes é a pessoa ter dificuldade para "pegar no sono". Muitas vezes está na rotina agitada, casa cheia de luzes, olhando sem parar para a tela do celular, da televisão, do computador, e então, com a mente agitada, quer deitar-se e dormir na mesma hora. Infelizmente isso não dá certo para muitos, por isso seguem algumas dicas do que fazer:

- Expor-se à luz solar durante o dia, pois ela ajuda na liberação de melatonina, importante hormônio regulador do sono, e diminui os efeitos da luz azul dos aparelhos eletrônicos.

- Realizar atividade física regular melhora a qualidade e a quantidade de sono, porém não é indicado nada intenso perto da hora de dormir.
- Trabalhar, se possível, em outros cômodos que não o quarto, mantendo-o apenas para o descanso.
- Fazer uma refeição leve após o anoitecer. Isso não significa comer pouco, mas sim evitar preparações de difícil digestão, como as muito gordurosas ou apimentadas.
- Ter, na medida do possível, uma rotina de horário para se deitar.
- Desligar o celular, o computador e a TV pelo menos duas horas antes de se deitar. É indicado também ativar no celular a função *modo noturno*, que substitui a luz azul pela amarela. Além disso, a velocidade de troca de imagens na TV e redes sociais ativa o cérebro, deixando-o acelerado, o que dificulta o adormecer.
- Tomar um banho relaxante antes de se deitar. Comportamentos que nos fazem diminuir o ritmo, como ler um livro e tomar um chá calmante, também são ótimas opções.
- Deixar o quarto o mais escuro possível e com uma temperatura agradável (o ideal é entre 18°C e 22°C).
- Deixar seu celular fora do quarto.[7]
- Se estiver com a mente muita agitada, tentar alguma técnica de relaxamento, como respiração profunda, leitura e meditação.
- Só ir para a cama com sono.

Tente colocar essas dicas em prática e tenha bons sonhos!

RESTRINGIR A ALIMENTAÇÃO

Vivemos em uma sociedade na qual parece que não apenas é normal viver fazendo dieta como é até bem-visto. Comportamentos como ficar em jejum prolongado e consumir apenas lanches do tipo *fit* (ai, que preguiça) é motivo de status e geram curtidas nas redes sociais. Por isso vamos deixar claro que essa alimentação vendida como saudável pode ser o motivo do seu descontrole com relação à comida.[8]

Os efeitos físicos e emocionais da restrição alimentar estão muito bem documentados. Limitar a alimentação de modo drástico faz com que o corpo entre no modo *sobrevivência* e guie todas as suas ações e pensamentos para a busca de comida. Quando falamos da restrição alimentar com o objetivo de emagrecimento, é fácil entender que, se a restrição for intensa e a pessoa começar a perder peso, algo semelhante passe a acontecer.

Porém, não é só isso. Os pensamentos começam a ficar tomados pelo assunto. O corpo emite todos os sinais possíveis para estimular a pessoa a procurar por comida. Ele cria uma verdadeira e genuína obsessão pelo tema. Quando o indivíduo finalmente se alimenta, o comer é sem prazer, voraz, com grandes chances de exagero e até de episódios compulsivos, produzindo um sentimento de frustração e fracasso.

Esse desequilíbrio na alimentação gera um ciclo de comportamentos que pode ser visto na imagem a seguir.

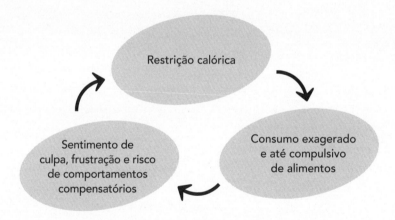

Será que você já passou por uma situação parecida? Fez uma dieta e depois dela começou a comer muito, a exagerar e depois se sentiu frustrado, culpado, por vezes achando que faltou força de vontade, e até duvidou da sua capacidade de autocontrole?

VOCÊ SABE O QUE É COMPULSÃO ALIMENTAR?

É bem comum ouvir as pessoas dizendo que "tiveram uma compulsão" ou que "são compulsivas". Porém, elas normalmente estão erradas, e isso é um bom sinal, visto que a compulsão alimentar normalmente está associada a quadros mais graves.

A compulsão alimentar[9] se caracteriza quando alguém consome uma quantidade de comida que uma pessoa com biótipo similar jamais comeria em uma situação semelhante, normalmente em um curto espaço de tempo, com uma sensação de falta de controle.[10] Hoje em dia também se convencionou chamar de episódio compulsivo o hábito de beliscar durante um longo período, mesmo na ausência de fome física, com sensação de falta de controle, mesmo que as porções isoladas não sejam muito exageradas.

Vou dar um exemplo. Numa noite de Natal, ou numa festa de criança, é comum as pessoas comerem bem mais do que estão habituadas, ou seja, elas exageram. Porém, se analisarmos o ambiente, veremos que quase todo mundo está exagerando também. São diversos fatores que colaboram para isso, desde a grande oferta e variedade de comida, a oportunidade — pois tem algumas coisas que comemos apenas nessa época/ocasiões —, o momento de descontração (ou de tensão familiar, em alguns casos), entre outros. Logo, nessas situações é fácil entender como muitos exageram. De modo similar, consumir em um lanche da tarde dois sanduíches ou três fatias de bolo pode ser um exagero para algumas pessoas, mas não um episódio compulsivo.

A presença de episódios compulsivos frequentes (semanais ou diários, por exemplo) está relacionada a um transtorno alimentar. Se esse for o seu caso, sugiro que procure ajuda de um profissional especializado na área. Pode ser um psicólogo, psiquiatra ou nutricionista. Em algumas cidades do Brasil há grupos de atendimento em universidades e hospitais-escolas que podem fornecer atendimento gratuito. Você consegue encontrar essas informações com certa facilidade na internet. Mas fique atento: procure alguém com formação na área, pois, infelizmente, como você deve imaginar, hoje em dia há muita gente com *diploma nas redes sociais* — e, quando falamos de saúde, todo cuidado é pouco.

Os episódios de exagero ou até de compulsão acontecem por dois motivos: emocionais ou em decorrência de uma restrição alimentar. A compulsão e o exagero são um modo de o corpo tentar se proteger contra outra possível escassez de alimentos. Ocorrem em diversas espécies de animais e, neles, podem ser tanto uma resposta a uma privação de alimentos como também a antecipação de uma grande demanda energética, como no caso de animais que hibernam ou migram — ursos e aves, respectivamente. Como ficarão um período muito grande sem comer, instintivamente esses animais comem de modo exagerado para conseguir estocar o máximo possível de energia, com o objetivo de aumentar as chances de sobrevivência.[11]

Os cães da raça labrador, por exemplo, evoluíram de uma raça de lobos que se adaptaram para passar por longos períodos de restrição. Sendo assim, como adaptação evolutiva, quando encontram comida, comem vorazmente. Apesar do parentesco distante, quem tem um cão dessa raça sabe que eles têm tendência a exagerar e, se não houver cuidado com sua alimentação, comem até passar mal.

Não somos como os ursos que hibernam nem como as aves que migram ou os cães labradores, mas somos o bicho-homem. Nossa história evolutiva determina grande parte do porquê fazemos o que fazemos e comemos o que comemos. Conhecer esses traços nos ajuda a entender quais gatilhos determinam nosso comportamento e até mesmo como nosso corpo lida com a restrição alimentar.

Desse modo, se você se impõe algum tipo de restrição, é compreensível — e esperado — que seu corpo tente pará-la. É desse modo que nosso corpo sobreviveu e evoluiu por milhões de anos.

Se você tenta restringir a alimentação e depois apresenta episódios de exagero e se sente mal com isso, você deve estar no ciclo mencionado acima. Nesse caso seu episódio de exagero está relacionado com a privação, e não necessariamente com a fome emocional. Por mais que você queira emagrecer, sugiro que tente entender quais regras alimentares autoimpostas e exclusões podem ser um gatilho para esse quadro e tente reorganizar sua alimentação. Caso tenha dúvidas ou receio de fazer isso sozinho, um nutricionista que trabalhe com comportamento alimentar pode ajudá-lo nesse processo.

SOBRE A MENTE RESTRITIVA E CLASSIFICAÇÃO
DE ALIMENTOS COMO BONS E RUINS

Muitos dos pacientes que atendo relatam que estão o tempo todo se preocupando com a alimentação, que sua vida é voltada para esse tema, que se sentem exaustos do tanto que se esforçam e mesmo assim nada parece acontecer.

Se você acha que pode pertencer a esse grupo, o primeiro passo é tentar avaliar sua alimentação. A mente restritiva, por exemplo, faz com que a pessoa pense o tempo todo em dieta e em restrição, criando listas mentais do que *pode* ou *não pode* comer, mas não necessariamente coma o que acha que está comendo de fato.[12] Sua mente está restritiva, mas sua alimentação não.

A verdade é que, seja em maior ou menor intensidade, nossas percepções sobre a a própria alimentação nem sempre correspondem à realidade. Para entender um pouco os possíveis motivos dessa discrepância é preciso saber como funciona o *scarcity mindset*, ou mente da escassez.[13]

A mente da escassez faz com que a mente da pessoa funcione de modo intenso para suprir uma necessidade não atendida.[14] Com isso, o nosso corpo tenta se aproveitar de qualquer coisa que entenda como uma oportunidade. Sendo a alimentação uma necessidade básica e fundamental à vida, a restrição pode ativá-la.[15]

Essa busca pelo que falta é estimulada em grande parte pela dopamina.[16] Se você tem a impressão de que aquilo não estará disponível por algum motivo (a promoção vai acabar, ou, no caso da alimentação, você terá que parar de comer um alimento), a dopamina vai estimular seu comportamento para que você consiga o que se tornará escasso em breve. A importância e o valor reforçador que algo tem aumentam no instante em que você entende que existe a possibilidade, ou risco, de que aquilo não esteja mais disponível.[17]

Quando falamos em dietas, um fenômeno bem comum é o que chamamos de "a última ceia". Quando a pessoa decide começar uma restrição, no dia anterior ela faz um jantar no qual come aquilo que acha que não poderá mais consumir, como uma despedida. Mas geralmente a pessoa faz isso mesmo sem desejar o alimento ou nem mesmo estar com fome. A ideia é aproveitar enquanto tem.

Os estudos sobre esse tema são bem interessantes e mostram como a mente fica direcionada para o assunto. Em um experimento, foi pedido aos participantes que não bebessem água nem outro líquido quatro horas antes do início. Ao chegarem no laboratório, metade dos participantes pôde matar a sede, enquanto a outra metade recebeu um biscoito salgado para comer — o que, sabemos bem, aumenta ainda mais a sede. Depois, diante de um computador, eles precisavam identificar o que aparecia na tela. As palavras e imagens apareciam por apenas milissegundos, o tempo de um piscar de olhos. Como resultado, os que estavam com sede identificaram palavras relacionadas a água ou sede muito mais rapidamente do que os que haviam bebido água. O cérebro deles estava no modo escassez e voltado para suprir o que faltava, água.

Interessante, não é mesmo? Em outro estudo parecido os participantes foram divididos em dois grupos: em um estavam os acostumados a fazer dietas restritivas e, em outro, aqueles que nunca haviam feito dietas. Ambos tinham que completar um jogo de caça-palavras e buscar palavras neutras como "chave", "nuvem", "clima". Os indivíduos do grupo que fazia dietas demoraram o dobro de tempo para encontrar uma palavra neutra quando antes dela vinha uma palavra relacionada a comida, como "bolo", "doce", "cookie". Era como se a mente deles ficasse distraída por essas palavras.[18]

Alguns pesquisadores chegam a relatar que a escassez diminui a capacidade cognitiva. Estudos realizados em muçulmanos durante o Ramadã[19] mostram que o jejum pode ocasionar alterações de funções cognitivas que desaparecem depois da alimentação. Outros demonstram que a restrição alimentar ocasiona uma redução significativa em testes de QI.[20] A mente fica totalmente direcionada para suprir a necessidade vital, e a pessoa só pensa em como sair desse risco.

Daniel Kahneman, psicólogo ganhador do prêmio Nobel por suas pesquisas em economia comportamental, fala sobre a *dual process theory* (teoria do processo dual, em português), que ficou conhecida como os nossos sistemas 1 e 2. O sistema 1 aparece automaticamente na nossa mente e compreende cerca de 98% dos nossos pensamentos — é automático, involuntário, intuitivo. Ele avalia a situação que está ocorrendo e então a pessoa toma uma decisão quase instantaneamente; ela simplesmente reage. Essa reatividade é baseada em inúmeros fatores, que incluem a evolução da espécie e a história de vida do indivíduo. O sistema 2 requer um esforço, sendo o responsável pelo ato de fazer escolhas de modo racional. Isso significa que 98% das nossas decisões são tomadas de forma automática e apenas 2% de modo reflexivo.

As pessoas dominadas pelo sistema 1 são mais impulsivas, emotivas e tendem a seguir as primeiras intuições que aparecem. Quando a pessoa tem uma boa sintonia corporal e autopercepção, isso pode ser bom, mas quando está desconectada o sistema 1 pode levar a decisões equivocadas.

Um indivíduo que é dominado pelas decisões imediatas e impulsivas — ligadas ao sistema 1 — percebe que existe um desajuste entre elas e seus objetivos, e precisa trabalhar para conseguir sair disso. Essa dissonância pode aparecer de várias formas. Por exemplo: uma pessoa quer guardar dinheiro, mas sempre compra coisas supérfluas. Se está em um dia mais estressado, com pressa e dispõe de pouco tempo para fazer escolhas mais pensadas, reflexivas, ela acaba se comportando de modo mais impulsivo, comprando coisas de que não precisa.

Em relação à alimentação acontece algo bem parecido. Imagine uma pessoa que está a todo momento com a mente da restrição e escassez, pois quer emagrecer. Ver, sentir o cheiro ou até escutar o nome da comida já desperta seus sentidos e instintos primitivos. Ela será dominada pelo sistema 1. A comida ocupará quase todos os pensamentos diários da pessoa, estimulando-a a buscar o que falta, e isso é exaustivo. Esse é um dos motivos pelos quais as dietas restritivas não funcionam.

Esse comportamento pode mudar e é, pelo menos em parte, treinável — para isso é necessário estar atento e utilizar o sistema 2, que permite que a pessoa perceba outros elementos que a façam reavaliar a escolha e evitar os comportamentos impulsivos desajustados. É difícil sair do sistema 1, mas é possível.

Mas, Desire, e então, devemos restringir ou não restringir a alimentação?

Depende. Primeiro é preciso que você entenda que passar fome e colocar seu corpo no limite é quase certeza de insucesso.

Se a sua alimentação está inadequada e com muitos excessos, provavelmente apenas organizá-la, focando nos pontos que abordarei nos guias da fome, saciação e saciedade (capítulo 14), já o ajudará nesse processo. Vejo isso diariamente na prática clínica: quando o paciente consegue se organizar para ter boas e práticas opções de alimentação no dia a dia e, com autoconhecimento, entende sobre suas necessidades e as de seu organismo, o processo flui muito melhor. O corpo responde bem conforme a regularidade do processo.

Agora, se você acredita que para emagrecer precisa restringir muito sua alimentação, que só emagrece comendo salada e grelhado em quase todas as refeições, deve saber que existem duas questões. Uma delas é colocar seu corpo no limite. Repetirei: este não é um livro para quem busca um abdome definido ou acha que saúde só pode ser conquistada com o mínimo de gordura corporal — isso está errado!

A outra questão que preciso que você entenda é que o limite de uma pessoa pode não ser o de outra. Existem pessoas que conseguem se manter bem magras sem que tenham que quase se matar para isso. Para o corpo delas é algo natural.

Certa vez, eu estava assistindo a uma palestra em um congresso internacional com uma das maiores autoridades da área de genética e obesidade, Giles Yeo, professor da Universidade de Cambridge, e ele contou a história de um participante de pesquisa que tinha sido avaliado e identificado com o fenótipo *thrifty* — era um poupador, tinha resistência para perder peso e facilidade para ganhar. Esse participante perguntou para o pesquisador o que ele o orientava a fazer, já que seu corpo dificultava o processo. O pesquisador respondeu: "Não tenho uma resposta boa para você, seu corpo pode dificultar a perda de peso, mas não sua saúde. Você deve continuar cuidando da sua alimentação e treinar". Para surpresa do pesquisador, o participante respondeu que se sentia aliviado, pois fazia dietas desde pequeno, já havia tentado diversas delas, e sempre se culpou muito por não ter os resultados que esperava. Sempre achou que era fraco e se culpava pelo seu insucesso na perda de peso. Saber a realidade era libertador, e ele estava preparado para mudar o foco.

Com uma mudança de hábitos todas as pessoas conseguirão, sim, melhorar sua saúde e até sua composição corporal. Contudo, para ter mudanças corporais mais expressivas, algumas terão que percorrer um caminho muito mais longo e complexo do que outras. Mesmo nesses casos talvez seja preciso um reajuste de expectativas, entendendo até onde é possível mudar com saúde.

Os fatores que determinam o sucesso de um indivíduo são bem mais complexos do que parecem. Isso porque muitos ainda acreditam que é necessário apenas ter disciplina, autocontrole e força de vontade para ser capazes de seguir uma restrição de longo prazo. Concordo que essas características são importantes, mas também são uma parte muito pequena, muito pequena mesmo, da história.

Conhecer sobre seu corpo e sua genética não deve aprisionar, mas sim libertar você. Permitir-se *realinhar as expectativas* e traçar metas mais ajustadas. Entender seu organismo e saber como ele responde. Esteja certo de que algumas (talvez muitas) coisas não dependem de você, mas que, mesmo assim, ter uma alimentação e um estilo de vida saudáveis é importante para todos, sem exceção! E, acima de tudo, essa deve ser a sua escolha.

Talvez você precise de um olhar profissional para ajudá-lo a perceber e a readequar sua alimentação. Talvez você seja muito radical na sua dieta. Parte disso pode ser porque o excesso de informações e de transformações que vieram com a internet e as redes sociais prejudica o entendimento do que é normal em todas as áreas — inclusive na da saúde e nutrição. E isso se aplica desde a padrões de estética, passando pelas mudanças corporais, até a percepção do que é uma alimentação saudável. Por isso, se você tem "ataques" com a comida, precisa refletir sobre o que está causando isso.

Se você percebeu que alguma ou algumas das suas necessidades básicas não estão sendo atendidas e que mesmo cuidando dos pontos que abordamos nos capítulos anteriores continua descompensando na alimentação, é preciso aprofundar um pouco mais no conhecimento sobre as diversas fomes que existem.

11. Por que você come?

Como, logo existo!
(adaptação de autor desconhecido,
mas acredito que Descartes concordaria)

Você já parou para pensar sobre isso? A resposta imediata é porque o nosso corpo precisa de energia, de nutrientes. Verdade, mas a comida também tem outras funções e, quando tentamos mudá-la ou restringi-la, estamos mexendo com todas.

O controle da fome envolve uma complexa rede de conexões hormonais, metabólicas e neurais que são influenciadas por diversos fatores. Eles vão desde a disponibilidade e a necessidade de nutrientes até aspectos cognitivos e emocionais.

Mais do que entender os pormenores da regulação, quero lhe dar uma visão mais ampla e fundamental. Para isso, neste momento quero que você pare um pouco e reflita:

- Você está com fome agora?

- Como você sabe identificar a sua fome?

- Como você sabe que precisa, ou não, comer?

Algumas pessoas não sabem identificar a fome. Ficam esperando o sinal mais comum dela, aquela sensação de estômago vazio. Mas nem todos sentem a fome do mesmo modo. Na verdade, uma mesma pessoa pode ter sensações diferentes: uma queda de energia, irritabilidade e até dor de cabeça.

A dificuldade para perceber e/ou atender a fome pode ter como consequências a voracidade e o exagero que geralmente acontecem quando a pessoa já está faminta. Sabe quando você vai comer, parece que "abre um buraco" e surge um apetite imenso? Isso significa que você estava com fome, mas ignorou ou não percebeu os sinais.

Para entender um pouco mais e facilitar a compreensão dos diferentes mecanismos que regulam a fome, vou dividi-la em dois tipos: a fome homeostática, que é a fome física, e a não homeostática, que é a fome hedônica, ou a vontade de comer.

FOME HOMEOSTÁTICA OU FOME FÍSICA

A palavra *homeostática* vem de *homeostase*, que é a busca pelo equilíbrio. A fome física também recebe esse nome porque se refere à necessidade de nutrientes para nossa demanda metabólica, ou seja, para manter nosso corpo funcionando em equilíbrio.

Os principais hormônios regulatórios desse processo são a grelina (que vimos antes e é conhecida como hormônio da fome), a leptina (hormônio da saciedade) e a insulina, cuja concentração varia em resposta à concentração circulante de glicose.[1]

A fome física não é como um interruptor de luz, que tem apenas duas funções de liga e desliga. Ela vai aumentando gradativamente. Para percebê-la, precisamos estar atentos aos sinais do nosso corpo para atendê-la de forma adequada, diminuindo as chances de impulsividade e voracidade.

OS EFEITOS PSICOLÓGICOS E EMOCIONAIS DA FOME

O Minnesota Starvation Experiment tem uma parte fascinante, que são os achados comportamentais. Durante os seis meses de perda de peso intensa os participantes apresentaram:

- forte obsessão e possessividade em relação à comida;
- isolamento social;
- irritabilidade;
- pensamentos obsessivos em relação à comida.

Os participantes podiam mascar chiclete e beber café puro à vontade. Isso se tornou uma grande preocupação, pois alguns deles mascavam até a boca sangrar e consumiam litros de café, na tentativa de diminuir o desconforto e o sofrimento.[2]

Além disso, os relatos eram de que no início do experimento eles falavam bastante sobre esportes, política e outros assuntos gerais, mas com o tempo a conversa passou a ser dominada por temas relativos à comida. Depois do término do experimento, alguns deles mudaram de profissão e foram trabalhar em locais onde havia comida sempre perto. Alguns desenvolveram sintomas de transtornos alimentares. Um participante relatou que sentiu ter demorado anos para se recuperar emocionalmente da experiência.

Mais recentemente, o ator Joaquin Phoenix teve que perder 23kg em cerca de três meses para representar o personagem Coringa. Ele deu algumas entrevistas falando sobre o quanto esse processo foi agressivo para ele, que sentia em alguns momentos que ia ficar louco. Além disso, Phoenix desenvolveu alguns sintomas de transtorno alimentar e ficou completamente obsessivo em relação à comida e ao corpo. Lembra da mente da escassez?

Falar sobre obsessão e escassez com quem tem acesso a comida pode parecer um exemplo extremo, mas será mesmo? Quase todo mundo diz que quer perder peso, e estamos num momento em que boa parte dos programas de TV e perfis lucrativos nas mídias sociais fala sobre corpo e/ou comida. As pessoas ficam pensando o dia inteiro em como controlar a alimentação e mudar o corpo. Estão obcecadas e desconectadas com o próprio corpo. Passaram a não conseguir identificar e até temer a própria fome. Com isso surgiram muitas regras alimentares, como comer de três em três horas.

* * *

Eu preciso comer de três em três horas? NÃO!

As pessoas falam muitas coisas sobre esse tema. Dizem que a alimentação a cada três horas acelera o metabolismo e emagrece. Mas isso não tem qualquer base científica. Claro que alguém pode emagrecer fazendo isso, afinal, para todo método criado tem alguém que conseguiu algum resultado. A questão é que essa foi uma regra inventada. Um possível benefício dela é que comendo frequentemente a pessoa não se coloca nos extremos de fome, e a chance de exagero e perda de controle em uma refeição diminui.

Porém, comer respeitando o relógio, e não sua fome física, pode fazer com que, além de comer em excesso, você se desconecte dos sinais de fome e depois tenha dificuldade para percebê-los. Outro fator muito importante é que a fome pode ser aprendida. Isso significa que se você cria o hábito de comer em um determinado horário, mesmo na ausência de fome física, seu corpo aprende esse comportamento e depois de um tempo passa a pedir isso.

Como você pode perceber, existem algumas ciladas que podem atrapalhar sua saúde. Não à toa as pessoas estão muito confusas em relação à alimentação e buscam cada vez mais soluções fáceis. Com isso, uma das práticas que tem ganhado cada vez mais popularidade é o oposto de comer a cada três horas: o jejum intermitente.

JEJUM INTERMITENTE

Esse tema pode ser abordado por tantas perspectivas que seria possível escrever um livro só a respeito dele. Por isso, farei um resumo sobre o que a ciência mostra em relação ao emagrecimento, que é o nosso foco aqui.

Dentro da estratégia de jejum intermitente existem diversos tipos de protocolos. O mais popular são períodos determinados, nos quais a pessoa faz uma janela de dezesseis a dezoito horas seguidas de jejum (que pode ir aumentando e chegando a protocolos de jejum de 24 horas uma ou duas vezes na semana). Há também protocolos um pouco diferentes, como o da restrição calórica severa em dias alternados, em que se come apenas 50% das calorias em um dia e, no dia seguinte, a alimentação é livre. Outra indicação bem estudada é o 5 × 2, no qual se faz uma restrição intensa, comendo não mais que 500 calorias por dia, durante dois dias, seguidos de cinco dias de alimentação normal. Todos esses protocolos, no final, têm o mesmo objetivo: que o jejum gere um déficit calórico e, consequentemente, no longo prazo, o emagrecimento.[3]

Como essa prática tem ganhado muitos adeptos, indicarei a seguir alguns pontos que precisam ser levados em consideração.

PONTOS POSITIVOS DO JEJUM INTERMITENTE

O mais interessante nessa abordagem é que se formos pensar na adaptação evolutiva do nosso corpo não faz sentido que ele, bem adaptado a ficar longos períodos sem receber alimentação, passe a receber seis, às vezes até oito refeições no dia, todos os dias. Pare um pouco e reflita: antigamente, quantas refeições por dia você acha que nossos antepassados faziam? Agora pense ainda mais longe: 200 mil anos atrás provavelmente era bem comum passar dias sem se alimentar.

Esse número aumentado de refeições diárias pode estimular um consumo alimentar excessivo e estar relacionado com doenças crônicas como o diabetes e a obesidade. Isso porque, depois que você termina a refeição, seu corpo entra no que chamamos de metabolismo pós-prandial, pós-refeição. Cada nutriente passa por um processo específico, que, dependendo da quantidade e do tipo, pode durar mais de cinco horas.

Isso significa que uma pessoa que come a cada três horas fica quase o dia inteiro no estado metabólico pós-prandial. Dependendo do intervalo entre a última refeição do dia e a primeira ao acordar, pode ser que seu corpo trabalhe quase 24 horas nesse modo. Isso realmente não faz sentido. O pâncreas, o fígado e outros tecidos estão trabalhando quase sem parar.

Por isso, cada vez mais especialistas têm priorizado aumentar o tempo noturno em jejum. Estudos mostram que, pensando em saúde, melhoras já são observadas se respeitarmos o jejum normal, sem grandes extremos, com janelas de onze ou doze horas durante a noite. Na minha opinião, isso faz muito sentido e é fácil de implementar. Se sua última refeição foi às oito da noite, basta deixar o café da manhã para depois das sete da manhã. Ou, caso tenha que comer mais cedo, tente antecipar o jantar.

Outro ponto a favor do jejum e que atrai muitas pessoas é que a regra é simples: "não comer por X horas". Nos demais períodos a pessoa pode comer de modo normal, sempre atenta à qualidade e evitando grandes exageros.

A estratégia do jejum intermitente tem seus pontos positivos. Se o seu foco é o emagrecimento, os diferentes protocolos que citei são os mais estudados para esse fim. Quando comparado a outras dietas restritivas, o resultado tende a ser bem similar, e é relacionado diretamente à aderência. Quem consegue aderir melhor tem melhores resultados. Se você quer tentar, o importante é entender qual protocolo seria o mais indicado e se a dieta pode ou não funcionar para você no longo prazo. Mas antes que você dê esse passo, gostaria de abordar o outro lado do jejum.

PONTOS NEGATIVOS DO JEJUM INTERMITENTE

Embora nosso corpo de fato esteja adaptado fisiologicamente para tolerar períodos de jejum, tal adaptação ocorreu por necessidade, não por escolha. Há milênios, os seres humanos não ficavam dezoito, 24 ou até mais horas sem se alimentar porque queriam, mas devido à escassez de comida.

Hoje as pessoas estão fazendo jejum, passando fome, enquanto sentem cheiro de comida sendo preparada na própria casa. Algumas passam a evitar eventos ou situações em que haverá comida para permanecer dentro da dieta. Esses são apenas alguns exemplos do que acontece e que podem gerar estresse emocional. Acrescente o estresse físico da fome. Isso tudo pode ser gatilho para episódios de compulsão e início de um transtorno alimentar. Por isso, se você tem histórico de transtorno alimentar ou de um comer transtornado (quando os sintomas são menos graves e frequentes que um transtorno alimentar), essa não é uma estratégia indicada para você.

160

Assim como conheço pessoas que se adaptaram bem a alguns dos protocolos de jejum intermitente, também sei de alguns que desenvolveram transtorno alimentar por conta dele. Se você é curioso e acha que gostaria de testar, ter um bom conhecimento sobre o próprio corpo e saber quando uma estratégia faz ou não sentido para você é um passo fundamental. Colocar-se no limite ou em risco pode parecer inicialmente uma coisa boa, de autocontrole, mas muitas vezes não passa de uma armadilha. Por isso, cuidado!

Compreender e respeitar a fome é primordial para a nossa saúde e, para isso, é preciso compreender que ela não é a mesma todo dia. Isso porque alguns fatores podem fazer com que as necessidades energéticas mudem significativamente de um dia para o outro. Para supri-las, ocorre o aumento da fome física. Alguns desses fatores envolvem:

- Atividade física: se um dia você faz muito mais atividade física do que o habitual, o corpo aumentará a fome em resposta a essa demanda. Aqui, cuidado redobrado: lembra-se dos compensadores? Uma coisa é aumentar a fome física, outra bem diferente é comer pelo merecimento de ter treinado.

- Sistema imunológico: talvez você não saiba disso, mas, para combater uma possível infecção bacteriana ou viral, nosso corpo precisa de mais energia. Esse aumento pode variar bastante, mas há indícios de que pode chegar a 400 calorias por dia, o que pode ocasionar um aumento da fome física. Já reparou que algumas pessoas começam uma dieta e ficam doentes?[4] Isso porque a sua capacidade de nos defender pode ficar comprometida. Vale dizer que, dependendo do nível e do estágio do comprometimento imunológico, pode ocorrer uma inibição do apetite. Esse é um efeito bastante comum do corpo, que acaba priorizando a cura do organismo e não a digestão e absorção de nutrientes, que podem ser bem desgastantes.

A *fome precisa ser entendida como uma aliada*. Ela é um sinal de que seu corpo precisa de nutrientes. Logo, se um dia você percebe que não está com fome, provavelmente seu corpo não precisa de comida naquele momento. Apenas fique atento a ele e responda quando a fome aparecer. Pois, acredite, a chave para um emagrecimento saudável e sustentável é não passar fome. Escute-a e respeite-a!

FOME NÃO HOMEOSTÁTICA, A VONTADE DE COMER

Enquanto a fome física é regulada pela necessidade de nutrientes, que se manifesta através dos sinais de fome e saciedade,[5] a fome não homeostática é regulada pelo ambiente, por sentimentos e desejos. Chamaremos a fome não homeostática de *vontade de comer*.

Ela está presente mesmo na ausência de fome física.[6] Parece surgir de repente e, em última análise, é uma resposta aprendida, é um condicionamento que faz com que, em determinada circunstância, nossa resposta seja comer.

Ela pode ser iniciada por três fatores principais:[7]

1. ambiente, a presença do alimento, sentir o cheiro, escutar o nome de algum alimento ou o som de alguém abrindo um pacote e até ver uma imagem ou imaginar alguma comida de que se gosta pode estimular a vontade de comer;

2. emoções e sensação reconfortante e reforçadora que o alimento traz, por isso a denominação de fome hedônica, que vem de hedonismo — a busca do prazer;

3. alívio ou evitamento, como uma forma de apaziguar ou reprimir sentimentos. Dependendo da frequência e intensidade esse comportamento recebe o nome de Comer Emocional.[8]

Para entender um pouco mais por que comemos nessas circunstâncias, você já parou para pensar por qual motivo comemos o que comemos? Por que gostamos mais de alguns alimentos do que de outros? Por que parece que quase todo mundo gosta das mesmas categorias de alimentos?

Para entender o que nos faz agir de um determinado modo precisamos entender qual a função daquele comportamento e quais os gatilhos que o despertam. Para isso precisamos compreender que nossos comportamentos foram selecionados por três pilares:

1. nossa história evolutiva (ou fatores filogenéticos);

2. nossa história de vida (ou fatores ontogenéticos);

3. meio em que estamos envolvidos (fatores culturais).

POR QUE GOSTAMOS DE COMER?

Todo comportamento importante para a sobrevivência da espécie precisava ser estimulante, pois uma pessoa que não se sentisse instigada a comer, não tivesse prazer no processo, em um momento de escassez teria suas chances de sobrevivência diminuídas. Por isso, a comida incentiva a área de prazer e recompensa do nosso cérebro. O corpo evoluiu para gostar e desejar comer, porém, como você já sabe, ele gosta muito mais de alguns nutrientes do que de outros. Dentre eles, destacam-se:[9]

- Açúcares, amidos e outros carboidratos:[10] eles são importantes por serem fonte de energia rápida e potente. Ter esse tipo de energia à disposição era uma vantagem, por exemplo, em um momento de fuga ou de luta. Quanto mais rápida a sua absorção, maior tende a ser a sua capacidade de estimular áreas relacionadas ao prazer e à recompensa, como ocorre com os açúcares e as farinhas refinadas, como a de trigo, por exemplo.

- Gordura: tem a capacidade de fornecer mais que o dobro de energia por grama de nutriente (enquanto proteína e carboidratos fornecem

4 calorias por grama, as gorduras fornecem 9 calorias), sendo uma forma muito eficiente de reserva de energia, primordial em épocas de escassez.

- Sal: leva em sua composição o sódio, um mineral essencial para diversas funções metabólicas, como a regulação da pressão arterial e o estado de hidratação corporal.

Todos eles foram fundamentais e, por isso, nosso corpo aprendeu a gostar e desejar cada um deles.

Talvez você esteja pensando que já deveria ter dado tempo para o corpo ter se adaptado a um novo padrão, uma vez que faz mais de 15 mil anos que nossos antepassados começaram a plantar e ter uma maior oferta de alimentos. Para ajudar a entender a pressão genética que nos direciona a esse consumo, entenda que dentro da nossa história evolutiva 99,5% do tempo fomos caçadores-coletores, 0,5% do tempo lidamos com agricultura de subsistência e vivemos menos de 0,008% do tempo na era industrializada. Esse é um período muito curto para alterações genéticas significativas. Segundo Stephan Guyenet, autor do interessante livro *Hungry Brain* (Cérebro faminto, em tradução livre), nosso cérebro ainda é primitivo e direcionado para o consumo desses três nutrientes, um comportamento reforçado durante milhões de anos.

Se continuássemos a viver comendo apenas o que se encontra na natureza, como os caçadores-coletores, assim como eles quase não teríamos doenças crônicas como diabetes, hipertensão e obesidade. Isso porque nos alimentos in natura a presença desses nutrientes normalmente é isolada, ou seja, eles são ricos ou em gordura ou em açúcar e amidos. O mel, por exemplo, é rico em carboidratos, porém não possui gordura e tem uma quantidade pequena de sódio. Abacate e castanhas, que são alimentos ricos em gorduras, têm quantidades baixas de carboidratos e assim por diante. Além disso, quando comparamos os alimentos cultivados hoje com os de antigamente, milhões e milhares de anos atrás, estudos mostram que os alimentos contêm uma concentração cada vez maior de nutrientes.

Os alimentos antes eram muito mais fibrosos, com menos polpa, e, consequentemente, forneciam menos energia. Sendo assim, para que conseguíssemos uma quantidade boa de nutrientes era necessário comer bastante desses alimentos. Por isso desenvolvemos preferência por eles, e, com o avanço das técnicas de agricultura, versões cada vez mais nutritivas deles foram sendo cultivadas.

Para agravar, com a industrialização começou-se a desenvolver novos alimentos que possuem uma quantidade e combinação dos três nutrientes de um modo que não é encontrado na natureza. Essa foi a fórmula perfeita para o caos — *um corpo adaptado para querer, desejar e comer em grande quantidade alguns nutrientes e uma indústria alimentícia que sabe e se aproveita disso, desenvolvendo os alimentos chamados ultraprocessados.*

A CLASSIFICAÇÃO DOS ALIMENTOS

Em 2014, o Ministério da Saúde publicou o Guia Alimentar para a População Brasileira.[11] Ele apresenta várias mudanças interessantes em relação às suas versões anteriores, considerando aspectos biopsicossocioculturais. Ele enfatiza a importância do ambiente, de cozinhar e fazer as refeições em família. Além desses e de muitos outros, ele propõe um novo modo de classificar os alimentos com base no nível de processamento. Essa classificação tem sido usada como inspiração por vários outros países e ganhado cada vez mais notoriedade a cada novo estudo comprovando sua eficácia. O Guia Alimentar divide os alimentos em categorias e as relaciona com algumas regras. Ressaltarei algumas aqui:

FAÇA DOS ALIMENTOS IN NATURA E MINIMAMENTE PROCESSADOS A BASE DA SUA ALIMENTAÇÃO.

Alimentos in natura são aqueles obtidos diretamente da natureza e que podem ser consumidos sem qualquer alteração, como as frutas, legumes, verduras e ovos. Já os minimamente processados são aqueles in natura que passam por processos simples como limpeza, pasteurização, corte, secagem, moagem, cozimento, entre outros. São processos que não adicionam novos ingredientes aos alimentos, como arroz integral, feijão, leite pasteurizado, alguns iogurtes, entre outros.

LIMITE O CONSUMO DE ALIMENTOS PROCESSADOS.

Nessa categoria os alimentos in natura recebem a adição de algum ingrediente como sal, açúcar ou algum outro ingrediente culinário com o objetivo de aumentar a sua palatabilidade e/ou a duração. Exemplos dessa categoria são os alimentos em conserva, compotas de frutas e geleias, carnes salgadas, queijos e muitos dos alimentos enlatados.

EVITE O CONSUMO DE ALIMENTOS ULTRAPROCESSADOS.

Estes são formulações industriais que contêm uma pequena quantidade de alimentos in natura ou, muitas vezes, nenhuma quantidade. Além de açúcares e sal, também possuem aditivos alimentares utilizados para aumentar sua atratividade. Os aditivos normalmente são aqueles que, quando você lê a lista de ingredientes, muitas vezes não os reconhece ou mal é capaz de pronunciar. São emulsificantes, corantes, acidulantes, conservantes. Por exemplo: sorvetes industrializados, biscoitos, cereais matinais, pães industrializados (mesmo os integrais ou ditos 100% integrais), pratos congelados prontos, entre outros.

O modo mais certeiro de diferenciar as categorias é pela lista de ingredientes, seguindo três regrinhas básicas que ensino aos pacientes:

1. *Quanto menos ingredientes melhor*: reflita comigo, quantos ingredientes tem uma cenoura, um feijão ou uma laranja? Para fazer um bolo caseiro, por exemplo, utilizamos quatro ou cinco ingredientes, quase tudo in natura. Agora analise a lista dos bolos industrializados que estão no mercado. Você vai encontrar produtos que chegam a ter trinta ingredientes, e isso impacta diretamente na sua saúde.

2. *A ordem dos ingredientes na lista importa e muito*! Por lei, o fabricante deve colocar os ingredientes na ordem decrescente, ou seja, do que está presente em maior quantidade para o que está em menor quantidade. Desse modo, se você comprar uma granola cujo primeiro ingrediente da lista é açúcar, o que mais tem nela é açúcar. Um problema

que acontece muito com os alimentos ultraprocessados: na frente da embalagem, em letras grandes, muitas vezes está escrito integral, rico em fibras etc., mas quando você lê a lista dos ingredientes, geralmente difícil de encontrar e em letras minúsculas, tem a real noção do que compõe aquele alimento. Outro exemplo são as torradas integrais ou com vários grãos que são feitas com dois ou três tipos de açúcar.

3. *Se o alimento contém algum ingrediente que você não compra em uma feira (in natura) ou que você mal sabe o que é, evite!* Provavelmente se trata de um aditivo alimentar. Vale ressaltar que nem todo aditivo traz prejuízos; existem alguns que têm função de fibras, como a polidextrose e a goma acácia. Contudo, muitos outros podem trazer alterações, como alguns emulsificantes,[12] que diminuem a barreira intestinal, e também alguns corantes, que são alergênicos. Por isso, leia sempre a lista de ingredientes e, em caso de dúvida, minha orientação é evitar comer no dia a dia.

Um modo importante de orientar sua alimentação é entender que *existem alimentos que devemos consumir com maior frequência e outros com menor frequência.* Se você gosta muito de algum alimento ultraprocessado, não precisa ser radical, desde que entenda que ele deve ser o detalhe da sua alimentação e não o alimento principal que será consumido regularmente.

A indústria alimentícia gasta milhões de dólares todo ano tentando desenvolver produtos que fidelizem e cativem o consumidor. Para isso ela usa estratégias de sucesso.

Uma delas consiste em manipular os ingredientes dos produtos para que contenham, sempre que possível, aqueles três nutrientes: açúcares, gordura e sal.[13] Se você começar a ler os rótulos vai perceber que muitos produtos salgados têm açúcar em sua composição. Aliás, você sabia que o açúcar pode vir disfarçado de diferentes nomes? Confira alguns deles na tabela a seguir:

AÇÚCARES — OS DIFERENTES NOMES E TIPOS UTILIZADOS

Glicose	Açúcar líquido
Frutose	Maltodextrina
Sacarose	Xarope de milho
Maltose	Xarope de malte
Glicose de milho	Extrato de malte
Dextrose	Xarope de milho rico em frutose
Açúcar	Xarope de agave
Açúcar refinado	Xarope de açúcar
Açúcar mascavo	Calda de açúcar
Açúcar do coco	Mel
Açúcar cristal	Melaço
Açúcar invertido	Néctar
Açúcar de confeiteiro	Caldo de cana
Açúcar bruto	Rapadura

Do mesmo modo como ocorre com alimentos salgados, há alimentos doces que apresentam sal em sua composição, utilizado para realçar o sabor. O motivo dessas adições é tentar atingir o que a indústria chama de "poder de êxtase" ou hiperpalatabilidade dos alimentos.

Outro jeito de alavancar as vendas de alguns produtos é associá-los com momentos afetivos. São propagandas de ultraprocessados com imagens de confraternização e comemoração com a família e amigos ou estimulando a consumir o alimento em um momento com você mesmo, como se aquele produto fosse um autocuidado — "você merece essa pausa". Essa é uma estratégia de marketing certeira. Ela está relacionada à fome hedônica e tenta fazer o que chamamos de *emparelhamento de estímulos*. Ao consumir o alimento a pessoa tem a sensação de bem-estar não apenas porque o produto é gostoso, mas porque ela o associa a momentos de prazer e se sente melhor, mesmo que apenas por alguns segundos.

A INFLUÊNCIA DA NOSSA HISTÓRIA DE VIDA

Nosso relacionamento com a comida é estimulado e reforçado desde que nascemos, conforme o nosso meio e os estímulos que recebemos. Isso significa que uma mesma pessoa, se crescesse em ambientes diferentes, veria seu relacionamento com a comida mudar — e, provavelmente, muito. Pense nos exemplos abaixo:

Em um cenário, a família adora assistir TV: tem praticamente uma em cada cômodo da casa. Depois do dia de trabalho e estudos, os hábitos deles consistem em comer algo prático e rápido enquanto assistem algo. Não fazem exercício, nunca tiveram o hábito e, na verdade, dizem que não gostam, fazem piada com o tema. A família é festeira e ama fazer churrascos no fim de semana, sempre com muita comida e bebida, cervejas e refrigerantes. Todos os momentos de descontração e de carinho acontecem em volta da mesa cheia de comida e bebida. Eles consomem muitos alimentos ultraprocessados, que, por serem práticos e deliciosos, amam e comem em grande quantidade. Para eles comida é sinônimo de fartura, e tudo envolve muita comida.

Agora vamos pensar em outro ambiente familiar de mesmo poder aquisitivo. Para eles a atividade física sempre foi um elemento importante. Os pais saem para caminhar com frequência, os filhos praticam algum esporte de que gostam e nos fins de semana sempre vão a um parque ou uma praça andar de bicicleta, passear com o cachorro ou curtir o dia. Durante a semana, ao chegar em casa há opções já preparadas com antecedência, muitas frutas e verduras, e o jantar sempre é feito à mesa, a maioria das vezes com a família reunida, conversando sobre o dia. Eles amam as reuniões familiares no fim de semana e sempre tem comida gostosa, seja um delicioso bife à parmegiana, um churrasco ou uma feijoada, com uma gostosa sobremesa. Sempre tem o suficiente para saborearem e apreciarem, mas nada excessivo que fique sobrando na geladeira por dias.

Como você acha que seria crescer nesses dois ambientes tão distintos? Não é que um não goste de comer e outro sim; por vezes os dois estão fazendo churrasco e tendo um delicioso momento em família, mas os comportamentos são diferentes. Você acha que suas preferências e hábitos seriam sempre os mesmos porque você tem muita força de vontade ou o ambiente no qual estamos inseridos molda muito do nosso comportamento?

Nesse sentido, e em muitos outros também, me sinto privilegiada. Cresci praticamente dentro de clubes na minha cidade natal, São José dos Campos. Saía da escola e chegava em casa, onde sempre tinha um almoço fresquinho cujo cheiro dava para sentir do elevador. O cardápio era variado, mas era a comida brasileira mesmo. Um delicioso arroz e feijão, salada, carne e vez ou outra tinha também fritura, batata frita, berinjela à parmegiana ou bife à milanesa. Lembro da minha felicidade e da dos meus irmãos quando sentíamos de longe o perfume da batata frita. Mal dava tempo de deixar a mochila e lavar as mãos. Meus pais sempre almoçaram em casa, então era um momento de conversa (reza a lenda que eu monopolizava o almoço contando todos os detalhes da escola, considerando que na primeira série minha professora me deu o apelido de tagarela, então acho que faz sentido).

A comida, apesar de muito importante, não era grande motivo de briga ou punição. Sabíamos que alguns alimentos eram mais essenciais e que devíamos comer com mais frequência. Às vezes minha mãe nos obrigava a comer algo. Mas quando queríamos comer uma coisa específica meus pais não falavam "isso é ruim" ou "isso engorda" ou "isso faz mal". Era simplesmente um "hoje não" ou "outro dia". Claro que ficávamos frustrados, mas durava pouco, e assim seguíamos.

Lembro-me de quando íamos visitar meus avós que moravam em São Paulo. Minha avó nos recebia com um bolo assando e a tigela com o resto de massa crua estrategicamente nos esperando, o que não raro se tornava motivo de brigas entre mim e meus irmãos. Só de recordar já sinto uma felicidade. Não é à toa que me senti completamente representada quando li a crônica do Antonio Prata sobre bolo: "Engana-se quem pensa que o bolo é um alimento. Nada disso. Alimento é... o que a gente come para continuar em pé, para ir trabalhar e pagar as contas. Bolo não. É uma demonstração de carinho de uma pessoa a outra. É um mimo de avó. Um acontecimento inesperado que irrompe no meio da tarde, alardeando seu cheiro do forno para a casa, da casa para a rua e da rua para o mundo. É o que a gente come só para matar a vontade, para ficar feliz, é um elogio ao supérfluo, à graça, à alegria de estarmos vivos".

Comida é afeto e o modo como interagimos e nos comunicamos. Ela faz parte de momentos deliciosos que ficam gravados na memória, no coração e no estômago que espero que você tenha tido o prazer de vivenciar. Se não teve, talvez seja uma oportunidade de criar esse laço tão importante, a memória afetiva através da comida.

Essas lembranças são tão importantes e marcantes que passamos a associá-las com o alimento. Ao comê-los, sentimos uma sensação reconfortante, e, por isso, mesmo quando adultos, ao passarmos por momentos difíceis, consumimos alguns desses alimentos na busca desse sentimento. Por esses motivos chamamos esses alimentos de *comfort food*.

COMFORT FOOD

Existe algum alimento que, logo que você consome, parece que te abraça e até afasta os problemas? Essa sensação pode ser gerada tanto pelo aumento de uma sensação boa, reconfortante, quanto pela diminuição de uma ruim, desconfortável.

A capacidade que um alimento tem de estimular tais respostas vai depender da história de vida e de reforçamento, tipo de estímulo, que a pessoa teve.[14] É por esse motivo que um mesmo alimento pode ser comfort food para uma pessoa e ao mesmo tempo não significar nada para o irmão dela.

Apesar de qualquer alimento poder cumprir essa função, adivinhe qual é a combinação de ingredientes dos mais consumidos? Gordura, sal e açúcar. Estudos em animais demonstram que ao trocar a ração convencional por alimentos ricos em gordura ou açúcar os animais apresentaram uma maior diminuição do estresse.[15]

Um estudo com mulheres divididas entre as que apresentavam um alto nível e as que tinham baixo nível de estresse verificou que, após uma atividade estressante realizada em laboratórios, as mulheres com alto nível de estresse comem mais.[16] Voltarei a esse tema no capítulo 18, mas quero que você reflita: você acha que essas mulheres comiam saboreando ou de modo impulsivo? Você acha que a comida trazia prazer ou alívio?

Que fique claro que ter um alimento comfort food não é ruim, aliás, pelo contrário, é muito bom! A questão é o uso que se faz dele. Para isso é importante avaliar a frequência, a quantidade de consumo e se traz algum tipo de prejuízo. Por vezes, a quantidade consumida pode não ser tão grande, mas os sentimentos que a comida gera podem ser ruins. Nesses casos é preciso entender por que razão isso ocorre.

FERNANDA E SUA FISSURA POR PÃES

Fernanda tem dois filhos e, quando se consultou comigo pela primeira vez, seu trabalho de tempo integral era cuidar da casa e da família. Diariamente ela levava e buscava as crianças na escola no período da tarde e na volta ela passava na padaria e comprava pães para o lanche da tarde. Era um pão para cada pessoa. Porém, por volta das quatro horas, ela conseguia se sentar para descansar pela primeira vez no dia e tomar o seu lanche em silêncio, sozinha em casa. Preparava uma saborosa xícara de café com leite e um pão com manteiga e queijo, mas, quando começava a comer, tinha muita dificuldade para parar, e, quando se dava conta, tinha comido os quatro pães que havia comprado. Tendo comido tudo, quando ia buscar as crianças na escola precisava comprar mais pães para a família, e, em muitos dias, se sentava com eles à mesa e comia novamente para ter esse momento em família.

Durante o acompanhamento nutricional traçamos diversas estratégias. Algumas funcionavam um dia, mas em outros não. Fernanda chegou a ficar mais de uma semana sem esses episódios de exagero, porém às vezes sentia uma necessidade muito grande. Ela chegou a dizer que comer um ou dois pães a machucava tanto quanto não comer, "parece que tenho que tapar um buraco".

Fizemos algumas atividades que a ajudaram bastante. Uma delas foi muito interessante: sugeri que escrevesse uma carta sobre o que se passava em sua cabeça antes de comer, sobre suas memórias em relação à comida e como se sentia. Quando faço essas atividades sempre deixo claro que não precisa ser uma redação nem mesmo ter uma lógica, por vezes são apenas pensamentos que surgem, mas o importante é escrever e colocar no papel. O ato de escrever é terapêutico e ajuda a exteriorizar e a racionalizar, pelo menos um pouco, pensamentos que às vezes surgem como um turbilhão na mente.

Depois de um tempo que ela começou com as anotações, chegou a uma consulta e disse que não sabia se aquilo tinha relação, mas se lembrou de que seu padrasto, como forma de punição, escondia os pães no armário e trancava com chave. Ele normalmente punia a ela e seus irmãos com comida. Ela me perguntou: "Você acha que isso tem relação?". E eu pergunto, querido leitor, o que você acha?

Todo comportamento é adaptativo, e comer tem muitas funções. Se você se comporta de certo modo é porque tem algum ganho com isso, mesmo que também tenha prejuízos. É preciso descobrir qual a função daquele comportamento, qual o ganho, para, a partir daí, traçar estratégias.

Com Fernanda, depois que ela entendeu que parte do seu comportamento estava relacionada a um passado punitivo e de restrição, fomos trabalhando e readequando sua experiência à realidade atual. Hoje ela tem acesso ao que quiser e essa nova sensação foi libertadora, afinal de contas é muito mais gostoso tomar uma xícara de café com leite com um pão francês sabendo que isso pode ter diversas funções, como nutrir, acolher, fazer uma pausa no seu dia cheio, sem culpa e como parte de uma alimentação saborosa e saudável.

....

Para entender como o modo que nos comportamos e nos relacionamos com a comida é complexo, saiba que ele é influenciado até mesmo antes do nosso nascimento:[17] há estudos mostrando um efeito importante da gestação.

Durante a Segunda Guerra Mundial gestantes que passaram fome geraram filhos que, na fase adulta, apresentaram maior peso corporal e alterações metabólicas como diabetes, obesidade e até maior risco de morte quando comparados aos nascidos antes e depois desse período.[18] As hipóteses para esse resultado englobam inúmeros fatores. Uma das teorias vem de estudos em animais. Ratas que passaram privação alimentar durante a gestação têm maiores chances de ter uma ninhada com comportamentos compulsivos e maior ganho de peso do que a ninhada de ratas que não passaram pela mesma situação. O interessante é que esses comportamentos estavam presentes mesmo que os filhotes não tivessem passado por qualquer tipo de privação depois do nascimento. As evidências de que a restrição alimentar na gestação pode resultar em comportamentos impulsivos e maior ganho de peso são bem fortes, tanto em animais quanto em humanos.

Outro estudo interessante sobre o estado nutricional de gestantes foi feito com mulheres que perderam cerca de 36% do peso corporal após a cirurgia bariátrica e conseguiram manter essa redução por pelo menos doze anos. Essas mulheres tiveram filhos antes e depois da cirurgia, e foi observado que os filhos nascidos após a cirurgia, quando as mães estavam mais saudáveis durante a gestação, apresentavam melhores parâmetros cardiometabólicos do que os irmãos gerados quando as mães eram obesas.[19] Outros estudos mostram que o estado nutricional da mãe de fato é capaz de influenciar o perfil metabólico do filho.[20]

E, veja bem, não são "apenas" a alimentação e o peso da mãe que influenciam a saúde e a tendência de ganho de peso de seus filhos: a atividade física dos pais também é um fator importante. Um estudo realizado na Unicamp em camundongos[21] mostrou que quando os pais eram ativos os filhos nasciam com uma função mitocondrial melhor (a mitocôndria é uma parte da célula fundamental para a produção de energia) e até melhor tolerância à glicose e ao desempenho físico do que os animais nascidos de pais sedentários. Ou seja, o estado nutricional e os hábitos dos pais são capazes de influenciar a saúde, a composição corporal e o desempenho físico dos filhos.

Além da nossa genética e de nossa história de vida, o meio em que vivemos também influencia o nosso comportamento, caracterizando o terceiro e último nível de seleção dos comportamentos, o fator cultural. Segundo o antropólogo social francês Claude Lévi-Strauss, comer é que nos faz humanos, nos faz pertencer ou não a um grupo.

FATOR CULTURAL E COMO O COMER É RECHEADO DE SIGNIFICADOS

Essa influência é interessante de perceber. O que você acharia se um nutricionista o orientasse a comer peixe cru no café da manhã?

Acredito que acharia no mínimo estranho, e muitos recusariam. Contudo, no Japão é uma opção comum, assim como feijão com salsicha é comum no café da manhã na Inglaterra. Em São Paulo, onde moro, falar para um paulistano parar de consumir cuscuz e manteiga de garrafa seria visto como algo simples de fazer. Na verdade, acredito que muitos nunca nem tenham provado. Porém, provavelmente seria uma tarefa difícil para um nordestino, que por sua vez pode não ter tanta dificuldade para deixar de comer um pão francês.

Para você ter uma ideia de quão variável é a nossa alimentação de acordo com a nossa origem e cultura, você pode acessar na internet o trabalho do fotógrafo americano Gregg Segal.[22] Ele fez uma série de fotos lindas da alimentação de crianças em diferentes países do mundo. Chega a ser possível até fazer o caminho inverso, mostrar uma alimentação típica e perguntar de que país é aquela pessoa. Esse é o nível de identificação e influência que a alimentação pode apresentar.

Essa relação da alimentação com o pertencimento a uma cultura é tão grande que é possível analisar mudanças que as pessoas fazem quando começam a frequentar um grupo diferente. Imagine que você começou a se relacionar com alguém que é vegetariano. Com o tempo as chances de você passar a comer e experimentar vegetais diferentes, que antes não consumiria, aumentam bastante. Assim como essa influência pode ser positiva, ela também pode ser negativa. Tive uma paciente que durante muitos anos se relacionou com uma pessoa que só comia fast-food e não gostava de se exercitar. Quase não utilizava o fogão de casa, e a geladeira estava sempre cheia de refrigerantes ou de comida pronta. Era uma época em que ela se sentia muito vulnerável e acabou sendo influenciada pelo companheiro. Nesse período ganhou 10kg. Em maior ou menor proporção, esse tipo de dinâmica é bem comum.

A ALIMENTAÇÃO É UM MODO DE PERTENCIMENTO

Quando mudamos a nossa alimentação, nosso pertencimento a um grupo pode ficar comprometido, e isso pode mudar tudo. Vamos pensar naquele exemplo que dei das duas famílias que se relacionam com a alimentação e a atividade física de modos bem distintos. O que aconteceria se uma pessoa quisesse mudar? Se alguém da família que não gosta de atividade física e até faz piada começasse a treinar com regularidade e tentasse uma alimentação diferente, seria fácil se ela ainda estivesse morando na mesma casa? Como a família reagiria? Alguns poderiam estimular, outros boicotar: "Para que isso, está querendo ser fitness?", "Hoje fiz aquele bolo que você gosta", "Vai sair para treinar agora? Vamos ver um seriado juntos!", e por aí vai...

Modificar a alimentação ou outros hábitos pode tanto mudar a sua sensação de pertencimento a um grupo como a do grupo em relação a você. Lidar com isso um dia ou outro é uma coisa, mas com o tempo, e dependendo da intensidade, pode gerar barreiras importantes e cansar.

Tentar entender por que fazemos o que fazemos não é uma tarefa simples, e talvez tenha dado para perceber como os três fatores — evolutivo, história de vida e cultural — ajudam a explicar comportamentos tão complexos. É possível entender essas relações com vários exemplos, mas usarei um que tem atraído cada vez mais fãs, inclusive esta que vos escreve: o hambúrguer.

De um modo geral, ele é feito com uma carne mais gordurosa (para ficar suculento) e sal. Como estratégia, as hamburguerias borrifam ainda mais óleo durante o preparo e utilizam pães que, além de serem ricos em farinha, são adocicados — aliás, alguns pães têm tanto açúcar que recentemente a justiça irlandesa determinou que o pão da rede Subway é açucarado demais para ser considerado pão. Essa mistura é o combo perfeito para o nosso corpo e nossas preferências evolutivas — um alimento rico em proteína, gordura, sal e açúcar —, por isso tem tantos apreciadores, como eu, e tudo bem consumir vez ou outra.

Pensando na minha história de vida, o hambúrguer sempre esteve presente. Quando eu era mais nova o programa era ir nas redes de fast-food comprar um combo completo: hambúrguer, batata frita e refrigerante. Meu aniversário de sete anos foi em uma dessas redes, e era o auge! Já adolescente, me lembro de ir à lanchonete da esquina com uma amiga no sábado e pedir sempre o x-bacon. Na faculdade ele também esteve presente em diversas "hamburgadas" com os amigos.

Para finalizar a tríade, na cultura em que vivo ele é valorizado. Existem diversas redes que se dedicam quase exclusivamente à venda de hambúrguer, e em São Paulo é muito difícil você andar alguns quarteirões e não encontrar alguma hamburgueria. Mas essa não é uma exclusividade do hambúrguer, acontece com muitos outros alimentos também. Reflita sobre os alimentos de que você mais gosta e veja como eles se encaixam nessas categorias. Sim, no fim nossos comportamentos são determinados pelos mesmos motivos. Porém, esses alimentos podem despertar em cada um de nós estímulos e vontades diferentes. Para entender mais por que isso ocorre precisamos falar sobre as outras fomes.

12. Identificando as diferentes fomes

Você sabia que a fome física pode ser sentida de modos distintos? O mais comum é ela se manifestar pela sensação de estômago vazio, mas por vezes pode ser uma dificuldade para se concentrar, baixa energia, dor de cabeça, gosto ruim na boca ou fraqueza. Ela surge leve e vai aumentando aos poucos até ficar bem intensa.

Para quem tem uma boa consciência corporal essa diferença parece óbvia, mas é aqui que muita gente se atrapalha. Não é incomum ouvir de pessoas que fizeram muitas dietas diferentes — que por tanto tempo lidam com a fome de modo inadequado — que não sabem mais quando estão com fome.

Saber identificar a presença e a intensidade da fome é fundamental para restabelecermos nossa relação com o corpo e com a comida. Isso porque quando estamos com uma fome leve conseguimos pensar melhor sobre nossas escolhas, comer com mais calma e ter prazer ao comer. Porém, se essa necessidade não for atendida e a fome aumentar muito, entramos no modo voraz. Nesse momento nossas escolhas ficam prejudicadas, tendemos a comer de modo mais impulsivo e voraz — temos dificuldade para controlar as porções e as chances de exagero aumentam. Se isso acontece com você, repare que quando está muito esfomeado você pode sentir o gosto do alimento e até reparar se está saboroso ou não, mas não há o mesmo prazer em comer.

Para ajudar a identificar as nuances da fome, em meu livro *A dieta ideal* incluí uma escala da fome cuja ideia é bem simples. Imagine que a intensidade da sua fome pode variar de zero a dez, sendo que zero é quando você está sem fome nenhuma e dez é quando você está faminto. Considero o momento bom para iniciar uma refeição quando a gradação está perto de seis a oito. Isso porque com a fome leve a moderada fica mais fácil entrar no sistema dois (reflexivo) e fazer escolhas mais adequadas. Já quando a gradação da fome é nove ou dez nossos instintos predominam e a probabilidade de tomar uma decisão baseada no sistema um (imediatista e impulsivo) aumenta, e, com ela, as chances de exagero mesmo em uma refeição equilibrada.

Nesse momento tende a florescer nossa preferência por aqueles três nutrientes-chave: o sal, o açúcar (e carboidratos de rápida absorção) e a gordura. Desse modo, alimentos que você normalmente não escolheria começam a "saltar aos olhos", a coxinha do bufê parece mais apetitosa do que de fato é, e fica mais difícil fazer boas escolhas. Tenho certeza de que você já passou por isso, basta lembrar do tamanho do prato que você monta quando está com muita fome. Outro exemplo é ir ao mercado com fome: a quantidade e qualidade da comida que se compra mudam de maneira considerável. A compra fica mais impulsiva, com itens desnecessários e cara. Entendeu o problema de não respeitar a fome?

Se você tem muita dificuldade para perceber a presença e a intensidade da sua fome, uma abordagem de que gosto é o *mindful eating* (comer com atenção plena), proposto por Jan Chozen Bays.[1] Ela sugere que temos nove tipos de fome. Tente identificar os seus:

1. Fome de estômago: é a que guia a alimentação pelas sensações do estômago. Apesar de importante, é preciso atenção. Isso porque não é apenas a fome que mexe com o nosso estômago, mas também as emoções e as alterações gástricas. Pessoas com ansiedade aumentada podem confundir essa sensação estomacal. Não raro, pessoas com gastrite leve ou outras alterações estomacais respondem ao desconforto comendo. Por isso é importante estar sempre atento ao corpo e às suas sensações, e inclusive refletir se as atividades daquele dia justificam você estar com fome naquele momento.

2. Fome celular: é referente à necessidade que as nossas células têm de nutrientes, ou seja, a fome física. Lembre que a fome não fica intensa de uma hora para outra; por vezes o corpo emite sinais sutis que precisam ser compreendidos.

Enquanto as duas anteriores estão relacionadas diretamente com a fome física, as sete fomes a seguir estão relacionadas à vontade de comer.

3. Fome dos olhos (ou visual): é o famoso "comer com os olhos". Esse tipo de fome envolve dois fatores importantes: a aparência e a disponibilidade. O lado estético, uma apresentação de encher os olhos, é importante para saciar essa fome. Sempre me lembro de uma paciente querida, arquiteta, que adora se aventurar na cozinha. Para ela, uma comida que mata a fome tem que ser não apenas saborosa, mas também bela. Isso não significa comer algo elaborado, apenas bem apresentado, e muitas vezes o toque principal fica por conta dos utensílios bonitos que ela utiliza. A apresentação é uma parte importante e gostosa do seu relacionamento com a comida. Se você acha que é uma pessoa que tem fome dos olhos, é fundamental reparar como está esse seu cuidado no dia a dia. Às vezes coisas simples, como um prato mais bonito, uma cumbuca especial e até uma caneca colorida, já mudam a satisfação que temos com aquela refeição.

    O segundo fator essencial para quem tem fome dos olhos é saber que ela é estimulada ao se ver o alimento. Por isso, fique atento quando estiver em algum lugar com uma grande disponibilidade de comida a seu redor, reavalie o tamanho dos utensílios que utiliza e *muito cuidado também com as redes sociais!* Na era dos posts de comida, só ver algo pode despertar a vontade!

4. Fome do olfato (do nariz): você sabia que sentir o perfume da comida pode tanto despertar a fome quanto ajudar a saciá-la? Isso ocorre porque pelo cheiro conseguimos identificar diversas nuances e até reconhecer ingredientes. Essa sensação é tão poderosa que a indústria alimentícia utiliza diversos aditivos, os aromatizantes, para aumentar a atratividade dos alimentos. Claro que não é só cheirar

que a fome passa, mas isso já começa a ativar mecanismos relacionados à saciação. Alguns estudos chegam até a relacionar alguns aromas mais adocicados com a diminuição na fissura. Esses estudos relacionam o tempo de exposição da pessoa ao aroma e relatam que um curto período de exposição pode aumentar a vontade, enquanto um tempo mais prolongado de exposição pode diminuir essa vontade.[2] Em termos práticos, imagine você andando pelo shopping e passando na frente dessas barracas de castanhas adocicadas. Na hora vem uma vontade e o estômago começa a pedir pelo alimento, não é mesmo? No entanto, ficar por alguns minutos naquele ambiente pode fazer com que a vontade diminua. Tais efeitos também podem variar de um dia para o outro, mas isso ajuda a entender por que um chá mais adocicado também saciaria a vontade de doce, não apenas pelo paladar, mas pelos aromas emitidos. Sendo assim, se você é uma pessoa atenta aos diferentes cheiros e perfumes, isso significa que na alimentação esse também é um fator importante para você.

5. Fome de ouvido: você é uma dessas pessoas que adoram alimentos crocantes? Talvez a sua preferência por eles pode ser por conta do barulho, o "croc croc" que eles fazem. Tive uma paciente que percebeu que tanto o seu prazer na alimentação quanto a sua saciedade aumentavam muito quando ela incluía alimentos crocantes nas refeições. Podia ser até uma sopa, mas ela gostava de colocar algum tipo de pão torrado, ou castanhas e sementes. Para ela era como se fossem refeições completamente distintas, apenas por acrescentar algo que fizesse o barulhinho desejado. Ela "comia com o ouvido", e ter essa consciência foi importante para conseguir organizar refeições que fossem mais prazerosas e dessem mais saciedade. Você já reparou se esse é um fator fundamental para você? Qual é o prazer que você sente quando tem algo crocante na refeição?

6. Fome de tato: todos os nossos antepassados comiam com as mãos. Sentir a textura, a temperatura, a consistência do alimento é um modo de nos relacionarmos com ele e uma fonte de grande satisfação para alguns. Mas vale avisar que a fome do tato é diferente de ficar beliscando qualquer coisa que esteja ao alcance. Essa é uma grande cilada, por isso é preciso atenção!

7. Fome de boca: alguns até brincam que essa é a "boca nervosa". A pessoa não tem fome física exatamente, mas uma necessidade de colocar comida na boca, de mastigar. Isso pode ser resultado de um condicionamento ocorrido durante a sua história de vida e, em alguns casos, se não for identificado e trabalhado, pode ser confundido com fome e se tornar um fator de exagero e de ganho de peso. Essa urgência em mastigar tem sido muito estudada e associada ao comportamento compulsivo não só pelo alimento em si, mas pelo vício em comer — uma necessidade que algumas pessoas apresentam de estar sempre comendo alguma coisa, independentemente da fome física.

8. Fome do coração: alimentação e emoção estão diretamente relacionadas, e uma sustenta a outra. A fome do coração é o consumo movido pelas emoções. Quando nos sentimos tristes é normal comer alguma coisa que alivie essa sensação. Também fazemos isso para comemorar ou até sem motivo. Comemos algo e aquilo nos deixa felizes quase instantaneamente, afinal, comida é também o alimento da alma.

9. Fome da mente: estamos vivendo numa época em que alimentação é um tema central. Fala-se sobre e pensa-se em comida o dia inteiro. Encontramos conceitos antagônicos sobre o que é certo e errado comer, bom ou ruim, sobre quantidades, dietas, alimentos milagrosos, e com isso fica difícil comer sem viver um dilema moral e muitas vezes sentir culpa. Essa é a fome relacionada aos pensamentos e às crenças. É importante entender e rever tais crenças para evitar comer na ausência de fome física, exageros e muitas vezes até deixar de comer mesmo estando com fome por não ser ainda a "hora certa" determinada pela dieta.

Como você pode perceber, não temos uma fome única atuando no nosso estímulo de comer. Com qual ou quais delas você se identificou? Perceba o que o atrai, as texturas, os aromas, os tipos de preparação, e procure atender às suas diferentes fomes. Esse é um passo fundamental para melhorar sua relação com a comida e também para a manutenção do emagrecimento.

EU SINTO FOME O DIA INTEIRO!

Mesmo sem restringir a alimentação, algumas pessoas podem ter a sensação frequente de fome. Nesses casos existem alguns fatores importantes para investigar, como a possibilidade de algum problema gástrico, o uso de medicamentos que aumentam a fome, como glicocorticoides ou medicamentos psiquiátricos, e também o modo como se come. Eliminadas essas causas, a maior suspeita para essa fome aumentada está relacionada provavelmente à qualidade da alimentação.

Ao final deste capítulo desenvolvi um guia para ajudar a traçar estratégias, mas antes disso avalie se você se encaixa em alguma das possibilidades a seguir:

- **Monotonia alimentar**

  Acontece com pessoas que tendem a consumir sempre os mesmos alimentos. Imagine alguém que logo de manhã come um pão com manteiga e toma café com leite. No almoço come arroz, feijão, uma carne e um pouco de alface e tomate, à tarde sempre faz um lanche, um pão de queijo ou um salgado, e à noite por vezes come o que sobrou do almoço ou outro lanche. Todos os dias acaba consumindo praticamente as mesmas coisas. Agora pense na cor de cada um desses alimentos. É uma alimentação monótona. Nosso corpo evoluiu comendo o que tinha disponível na natureza e, dependendo da época, a variedade era grande. Nossa necessidade de nutrientes é diversa, e é dessa forma que a nossa alimentação precisa ser. Isso significa que dentro de uma semana ou um determinado período necessitamos variar os alimentos e, consequentemente, os nutrientes. Quanto mais variada e colorida a alimentação melhor!

- **Baixo consumo de alimentos fontes de fibras**

  As fibras têm um papel fundamental na saciedade, e esse efeito ocorre primeiro na mastigação e depois durante o processo de digestão e absorção.

  Quanto mais mastigamos um alimento, maior tende a ser a saciedade que temos com ele. Desse modo, comer uma cenoura crua, que tem mais fibras, tende a fornecer mais saciedade do que uma cenoura cozida. Isso porque no processo de cocção as fibras se quebram, perdendo parte de sua importante função — por isso, *sempre que possível, opte por consumir legumes crus.* Uma dica para saber o teor de fibra de um alimento é que normalmente quanto mais duro o alimento, mais fibra ele possui. Isso se aplica sobretudo às fibras insolúveis, mas existem também as fibras solúveis, caso do mamão. Mesmo alimentos mais macios podem ter um bom teor de fibras, mas a regrinha de dar preferência a alimentos crus (quando possível) ajuda bastante na escolha do que comer e de como realizar a preparação.

· **Consumo inadequado de proteínas**

Cada macro e micronutriente tem uma função fundamental no nosso corpo e na nossa saúde. Porém, alguns deles exercem um papel importante na regulação da fome física, e entre eles a proteína merece destaque.

Uma teoria chamada *protein leverage* (algo como a importância da proteína)[3] defende que a proteína seria o principal fator na regulação da fome. Ela tem sido comprovada por diversos estudos em animais, que vão desde insetos como a drosófila, conhecida como mosquinha--das-frutas, evoluindo para gafanhotos, ratos, diferentes espécies de macacos, cachorros, gatos e até em humanos.

Quando falamos do consumo alimentar dos animais é interessante descobrir como a regulação do que comem é refinada. Por exemplo, a infusão endovenosa de nutrientes — injetá-los diretamente na circulação — faz com que eles comam menos no restante do dia. Já um estudo em macacos mostrou que, depois de um período de alimentação excessiva forçada, eles ficaram espontaneamente 39 dias sem comer para compensar.

Diversos estudos em animais têm demonstrado que a dieta deles é composta de 15% a 30% de proteína, sendo que a maioria mantém o consumo entre 15% e 20%, ultrapassando esse percentual apenas em casos muito específicos, como durante a gestação e o envelhecimento. Os achados em relação à alimentação dos animais são muito interessantes e foram recentemente compilados em um livro escrito pelos biólogos Raubenheimer e Simpson e intitulado *Eat Like the Animals: What Nature Teaches us About the Science of Healthy Eating* (Coma como os animais: O que a natureza nos ensina sobre alimentação saudável, em tradução livre).

Em alguns de seus estudos eles ofertaram aos animais opções de refeições com diferentes proporções de macronutrientes, e os resultados foram muito consistentes nas mais diversas espécies. Quando a quantidade de proteína na alimentação era baixa, eles comiam mais até atingir o mínimo de proteínas.

A questão que ainda permanece é se nós, humanos, temos essa mesma regulação, e alguns estudos demonstram que sim.[4] Que as proteínas são fundamentais já é sabido, por isso que, por mais que exista uma dieta low-carb ou uma dieta low-fat, nas quais as quantidades de ambos os nutrientes ficam bem abaixo do consumo médio, não existe uma dieta low-protein.

A proteína seria o principal fator a regular a fome, e, uma vez que a quantidade necessária é atingida, há uma supressão da fome física. *Isso explica por que dietas ricas em proteínas fazem tanto sucesso: sua capacidade de diminuir a fome!*

Vale o adendo de que aqui no Brasil pessoas que comem carnes em geral e fazem uma refeição com arroz e feijão ou com outras leguminosas já consomem uma boa quantidade de proteínas, muitas vezes precisando apenas readequar outros componentes, como o modo de preparo, o horário do consumo ou o comportamento alimentar.

Além das proteínas, os autores afirmam que outros quatro nutrientes regulam diretamente a fome, mas em menor proporção: carboidratos, gorduras, sódio e cálcio. Cada nutriente parece ter uma importância em momentos específicos da vida, como crescimento, gestação e amamentação, hibernação e migração ou escassez de alimentos. A natureza de fato é linda e sábia.

Agora vamos colocar essa parte em prática?

SOBRE OS GUIAS

Para este livro desenvolvi alguns guias para ajudar a identificar barreiras e fornecer algumas ferramentas que podem auxiliar você a traçar estratégias e fortalecer o seu relacionamento com o seu corpo e com a comida. Porém, quero ressaltar que:

✓ Não são regras que devem ser seguidas à risca.

✓ Cada pessoa tem uma demanda diferente e uma resposta única, por isso, se sentir necessidade, adapte para sua realidade e suas preferências.

✓ A mesma atividade pode funcionar muito bem em um dia e não no outro e vice-versa, por isso experimente cada possibilidade mais de uma vez.

✓ Não se cobre demais. Lembre-se de que talvez você já esteja há muito tempo com dificuldade para lidar com alguns aspectos do seu relacionamento com o seu corpo e com a comida. Aqui o mais importante é entender o processo como se você fosse aprender um novo idioma. Você não vai se exigir acertar tudo de primeira, errar é normal, e por vezes você acerta em um dia e no dia seguinte não se sai tão bem. Isso faz parte do processo: tente entender o que aconteceu e siga em frente!

Além disso, se você tem alguma necessidade especial por conta de uma alteração metabólica ou de uma demanda diferente, este guia não é para você. Caso sinta necessidade, procure um nutricionista para uma orientação individualizada!

GUIA 1 — *Como entender, atender e respeitar sua fome*

A primeira parte deste guia tem o objetivo de ajudar você a lidar com as diferentes fomes e a organizar sua alimentação de modo a honrar suas necessidades físicas. Antes de começar com as mudanças, minha sugestão é que, durante uma semana, você faça um diário alimentar, anotando tudo o que consome, com horários e quantidades. Ele ajudará a identificar algumas questões na sua alimentação. Algumas você já sabe, mas muitas vezes ao anotar a pessoa percebe sozinha vários comportamentos de que não se dava conta. Vale muito a pena!

1. Que tipo de fome você está sentindo?

Assim como no decorrer deste livro, antes de comer quero que você saia do automático e se faça algumas perguntas:

- Será que o que estou sentindo é fome física?

- Que sinais meu corpo me dá de que preciso comer?

- Será que quero comer porque vi, senti o cheiro ou lembrei de alguma comida? (Se sim, tome um bom copo de água ou chá, ache alguma distração por alguns minutos para reavaliar se realmente precisa comer.)

2. Qual a intensidade da sua fome?

De zero a dez, qual nota você daria para a sua fome? Lembre-se de que o momento ideal de comer é quando ela está entre seis e oito, pois ela está aumentada mas ainda agradável. Quando comemos com a fome muito aumentada, nota nove ou dez, podemos entrar no modo voraz, comer rápido demais e ter dificuldade na seleção dos alimentos tanto em qualidade quanto em quantidade.

Se tiver dúvida se está com fome física suficiente para comer, experimente esperar mais vinte ou trinta minutos. Coloque um alarme e depois desse tempo reflita de novo sobre o tamanho da fome e quais sensações você sente. Se ainda não souber, refaça o teste e perceba como o seu corpo se comporta quando você pensa em comida.

Por vezes a pessoa está tão acostumada a comer sempre cm determinado horário que não percebe que estava sem fome física, mas como a comida é gostosa ela come feliz. Com esse teste, alguns dos meus pacientes descobriram que estavam fazendo uma refeição a mais no dia, e teve gente que até percebeu que poderia tirar todos os lanches. Cada pessoa funciona de um jeito, descubra qual é o seu.

DESCOBRINDO SUA NECESSIDADE DIÁRIA DE PROTEÍNA

Existem alguns modos diferentes de fazer esse cálculo. Eu optei pela recomendação do International Protein Board (IPB). É bem simples: basta multiplicar o seu peso corporal atual pelo valor, em gramas, de proteína conforme a tabela a seguir. Ela usa o nível de atividade física ou o objetivo como referência. Escolha o seu e multiplique pelo seu peso corporal.

RECOMENDAÇÕES DE PROTEÍNA CORPORAL

Saúde em geral	1,1-1,4 g/kg peso	• aumento em relação aos requisitos globais que podem ser inadequados e levar a ênfase exagerada nos carboidratos e gorduras da dieta • auxilia nos sistemas corporais para saúde e bem-estar
Exercícios em geral e fitness	1,4-1,8 g/kg peso	• aumento da produção e do equilíbrio da proteína muscular • auxilia no aumento de força e exercícios de endurance • auxilia a obter uma composição corporal mais magra • redução da gordura corporal promovida pelo déficit energético criado pelo exercício sem excesso de restrição
Perda de peso mais saudável	1,4-1,6 g/kg peso	• as necessidades de proteína aumentam à medida que a ingestão energética diminui • minimiza as perdas de proteína corporal durante a perda de peso • auxilia na administração da fome • auxilia na retenção do metabolismo
Envelhecimento saudável	1,4-1,75 g/kg peso	• auxilia a minimizar a perda de proteína corporal • contrapõe a redução da eficiência da nutrição proteica
Esportes de alto rendimento e ganho de massa muscular	1,8-2,2 g/kg peso	• ganho de massa muscular e desenvolvimento de força • aprimoramento do endurance e aumento do uso durante a performance

FONTE: Traduzido e adaptado de <www.internationalproteinboard.org>.

Por exemplo: uma pessoa de 75kg que quer emagrecer e treina quarenta minutos de corrida duas vezes por semana e musculação duas vezes por semana se encaixa no perfil "Emagrecimento", cuja faixa de proteína é de 1,4 grama a 1,6 grama. Vamos escolher nesse caso a dose média de 1,5 grama de proteína e multiplicar pelo peso dela. Ficaria 75 × 1,5 = 112,5 gramas de proteína por dia.

Considerando que um ovo grande, uma concha grande de feijão e um copo de leite fornecem cerca de 7 gramas de proteínas cada, e 100 gramas de uma carne (boi, frango, peixe etc.), que correspondem a um bife entre médio e grande, normalmente variam de 20 gramas a 30 gramas de proteínas, dá para entender que pôr esses números em prática pode ser desafiador. Por isso, não hesite em buscar um nutricionista para ajudar você a adequar o seu consumo.

Atenção! Esse cálculo é apenas para entender que se você sente fome o dia inteiro e come poucos alimentos fonte de proteínas talvez a questão esteja aí. *Vá aumentando aos poucos e percebendo como se sente.* Tenho pacientes que só de incluir feijão no almoço (que também oferece diversos nutrientes como fibras, vitaminas e minerais) já sentem uma enorme diferença. Aumentar muito a quantidade de uma vez pode trazer prejuízos e até constipação.

Além disso, não é para ficar ansioso e calcular sua alimentação o tempo todo. É apenas para ajudar você a estabelecer algum tipo de estratégia e saber se está no caminho certo, e não a prisão de transformar em porções tudo o que se come. Além de a sua fome física variar diariamente — e isso deve ser respeitado —, esse tipo de comportamento pode atuar como gatilho para o desenvolvimento de transtornos alimentares.

A título de curiosidade, você notou na tabela que para o envelhecimento saudável a recomendação pode ser até maior que para o emagrecimento? Pessoas acima de quarenta anos começam a passar por um processo chamado sarcopenia, que é a perda de massa magra. Como já vimos, a massa magra é fundamental para a saúde, por isso são muito importantes um consumo alimentar adequado e um treino que a preservem ao máximo!

ENTENDER SEU CRONOTIPO É ENTENDER SUA FOME FÍSICA

Você sabia que a alimentação é um importante sincronizador do nosso relógio biológico? Cada pessoa tem um ritmo corporal que, entre outras coisas, regula a liberação de diversos hormônios como os da fome e da digestão. Nossos hábitos alimentares possuem a capacidade de melhorar ou prejudicar esse ritmo, interferindo diretamente na qualidade do nosso sono,[5] no processo de emagrecimento e na saúde.

Já reparou que enquanto algumas pessoas têm fome logo ao acordar, outras terão apenas perto da hora do almoço? Isso significa que elas possuem diferentes cronotipos.

Os cronotipos determinam o seu ritmo biológico e são divididos em três tipos principais: matutino, intermediário e vespertino (noturno).

- O matutino tem tendência a dormir e a despertar cedo. Seu melhor momento de alerta e disposição física e mental ocorre nas primeiras horas do dia. Acorda com fome e normalmente considera o café da manhã e o almoço as principais refeições do dia e não costuma ter muita fome física no final do dia.

- O vespertino tem tendência a acordar tarde. Fica mais alerta e disposto quando chega o final do dia ou à noite. Normalmente acorda sem fome, que costuma aparecer mais perto do almoço ou no início da tarde. Considera o almoço e o jantar as principais refeições do dia.

- O intermediário apresenta uma maior flexibilidade nos horários; é nele que se encaixa a maioria das pessoas. Isso não significa necessariamente que não existam horários de preferência, mas eles podem variar com maior frequência. Aqui se encaixam também os que são moderadamente matutinos ou vespertinos.

Conseguiu identificar o seu cronotipo? A seguir estão algumas perguntas para ajudar, mas na internet você encontra questionários bem completos. Vamos lá?

- Se estivesse de férias, sem qualquer programação, em que horário você dormiria e despertaria?

- Você se sente bem-disposto e alerta pela manhã?

- Você sente fome logo ao acordar ou demora para sentir fome?

- Em qual momento do dia você se sente mais disposto para fazer atividade física?

- Se tivesse que fazer uma prova ou um vestibular, qual seria o melhor horário para você?

- Se pudesse escolher seu horário de trabalho, aquele em que você rende melhor, qual seria?

Levando todas essas respostas em consideração, qual você acha que é o seu cronotipo: matutino, vespertino (noturno) ou intermediário?

Identificar o cronotipo é importante para entender como o seu corpo funciona. Por exemplo: pessoas com o perfil matutino devem orientar a sua alimentação privilegiando sobretudo o café da manhã e o almoço, com um jantar leve. Já para a pessoa intermediária, a principal refeição seria entre o almoço e o jantar, com um café da manhã leve. O perfil vespertino/noturno costuma acordar sem necessidade de se alimentar pela manhã, começando a sentir alguma fome no período da tarde. Sua principal refeição fica mais para o fim da tarde e à noite.

Lembra daquela história de que temos que comer um café da manhã de rei, um almoço de príncipe e um jantar de mendigo? Ela vai variar conforme o seu cronotipo, mas segundo alguns pesquisadores sobre o tema existem algumas informações e atitudes que parecem ser importantes para todos:

1. Priorizar as refeições principais — elas ajudam a organizar nosso relógio biológico.

2. Comer um jantar leve duas a três horas antes de se deitar.

3. Evitar comer durante a noite ou madrugada, mesmo que você seja do cronotipo vespertino/noturno. Esse hábito aumenta em cinco vezes o risco de desenvolver obesidade.

Independentemente do seu cronotipo, não dá para querer fazer todas as refeições de modo abundante. Escolha sua refeição preferida e que faça mais sentido para você e coloque um bom aporte de proteínas e alimentos in natura nela. Outro dado interessante vem de estudos que mostram que consumir mais de 20 a 25 gramas de proteínas nas refeições também ajuda na saciedade e na massa muscular — ou seja, é um ganho duplo.

COMO ESTÁ SUA FOME NO FIM DE TARDE?

Esse é um horário em que muitas pessoas dizem sentir dificuldade. Isso porque, apesar de terem uma fome aumentada, elas não respeitam a fome física e comem pouco, permanecendo com fome. Como consequência, quando chegam em casa depois do trabalho ou vão jantar, é comum ou começarem a beliscar e terem dificuldade para parar ou exagerarem na refeição.

Se você tem fome à tarde, organizar uma boa opção de lanche e já levar de casa ou deixar algo programado aumenta as chances de fazer boas escolhas. Além disso, perceba como fica sua fome física à noite: quando você faz um bom lanche à tarde, muitas vezes ela pode diminuir.

Se estiver na rua, com muita fome, as chances de comer o que aparecer primeiro ou de comer qualquer coisa apenas para matar a fome são grandes. Associando a isso o fato de que vivemos em um mundo obesogênico, onde as opções mais fáceis tendem a ser alimentos ultraprocessados, que são ricos em calorias e fornecem baixa saciedade, você já entendeu o que pode acontecer... por isso se organize!

LONGE DOS OLHOS, LONGE DO ESTÔMAGO

Um dos mecanismos que estimulam a fome é a proximidade com o alimento. Ver algo de que gostamos desperta a fome hedônica, a vontade de comer. E ela, por consequência, estimula a liberação do hormônio da fome, a grelina.[6] Por isso, se você percebe que tem muita dificuldade para entender e avaliar a intensidade da sua saciedade, sugiro que organize os locais que mais frequenta — isso inclui especialmente sua casa e seu local de trabalho.

Vou dar um exemplo: se tiver uma torradeira e pão à vista, a chance de você passar na cozinha para pegar um copo de água e, num momento que seria de procrastinação, ver a torradeira e parar para comer uma torrada aumenta. Imagine-se também em um episódio de comer emocional com um bolo ou doces em grande quantidade em casa. Mesmo que você não esteja necessariamente com fome física, a ideia de comê-los despertará duas coisas: o prazer pela antecipação do consumo e a fome visual com liberação do hormônio da fome. Ou seja, será difícil dizer "não" se você não estiver muito bem equilibrado.

Outro fator que estimula as pessoas a comerem são as redes sociais. Quantas pessoas você segue que postam comida? Isso pode despertar o desejo por comer e aumentar sua chance de buscar por comida. Pense em quantas vezes você estava tranquilo e de repente surgiu um prato ou uma preparação que gerou uma vontade grande. Antes você sequer estava pensando em comida, mas bastou ver a imagem para que aquilo estimulasse sua "fome dos olhos". Isso sem contar aquelas que ficam no nosso subconsciente. Por isso, se você se identifica com essa situação, é fundamental que "faça uma limpeza" nos perfis que segue. Não precisa deixar de seguir todo mundo se não quiser, mas silencie as postagens, assim você será influenciado apenas quando entrar na página daquela pessoa. Experimente isso por uma semana e veja se lhe faz bem — eu aposto que sim.

NÃO COMA EM PÉ

Ao contrário dos demais, neste tópico não tenho nenhum grande estudo para embasar por que comer em pé pode prejudicar o seu processo de emagrecimento. Porém, se você é uma pessoa que tem um perfil mais beliscativo, acredito que já tenha percebido que esse hábito é uma cilada. O mais comum nesse caso é ver aquele alimento e pegar para comer, às vezes sem refletir ou enquanto está fazendo outra atividade, e, dessa forma, a pessoa mal percebe o que e quanto está comendo.

Passar pela cozinha e abrir a geladeira para ver o que tem lá, pegar uma fruta, beliscar umas castanhas podem ser hábitos comuns, realizados de forma tão automática que a pessoa não percebe que não precisava daquilo, que não estava com fome. O diário alimentar que sugeri que preenchesse no início do Guia pode ajudar você a identificar muitas questões que precisam ser trabalhadas, inclusive o hábito de ficar beliscando entre as refeições.

Se você se identifica com esse perfil, talvez por uma ou duas semanas seria interessante colocar como meta fazer todas as refeições sentado e sem distração. Mesmo que seja comer uma porção de castanhas — pegue um pote pequeno, sirva uma quantidade que julga proporcional à sua fome, sente-se e saboreie o alimento. Ao terminar, sugiro que tome um bom copo de água e volte ao trabalho ou faça outra tarefa. Se você está tentando readequar o tamanho da porção, é importante que tenha uma distração, algo para fazer logo depois de comer, para não ficar pensando no sabor da comida e acabar comendo mais por vontade e não por fome física.

AVALIE E REAVALIE

Se você fizer alguma mudança, procure ficar atento ao seu corpo com um olhar curioso. Como ficou sua fome durante o dia, sentiu alguma coisa diferente? Será que a sua alimentação está monótona, são sempre as mesmas coisas? Mesmo atingindo as doses de proteína e uma alimentação variada e rica em fibras você continuou sentindo fome e/ou vontade? Não se preocupe, isso é normal — afinal, não comemos apenas por razões físicas, mas também emocionais. Por esse motivo, sugiro fazer o teste em mais de um dia para então perceber se existe algo que você possa adicionar na sua rotina.

Outro ponto importante para uma alimentação saudável é que ela seja boa tanto em qualidade quanto em sabor. O que você gosta de comer e que faz sentido dentro dos seus objetivos? Gosta de salada, mas para isso precisa acrescentar molhos? Tudo bem! Procure receitas com bons ingredientes e apenas tenha cuidado com a quantidade. A alimentação deve ser prazerosa para ser sustentável!

Se você seguiu os passos anteriores e ainda assim sente fome o dia inteiro, ela pode estar relacionada ao consumo de alimentos com baixo poder de saciedade ou até a uma questão emocional, que serão os nossos próximos temas. Vamos lá?

13. Saciação e saciedade: você sabe a diferença?

A saciação é a sensação de curto prazo que temos enquanto estamos comendo, aquele sinal que recebemos de que podemos encerrar a refeição. Já a saciedade é o efeito mais duradouro, quando mesmo muito depois de terminar a refeição ainda estamos nos sentindo saciados, sem fome.[1]

Essa diferença é importante. Algumas pessoas podem ter dificuldade para identificar o momento de parar de comer, mas conseguem respeitar muito bem a saciedade. Já outras conseguem respeitar a saciação na maior parte do tempo, porém não conseguem perceber o efeito na saciedade. Você se identifica com alguma delas ou com ambas?

Esse é um dos temas que mais me intrigaram durante toda a minha carreira. Afinal de contas, por que algumas pessoas sentem tanta dificuldade para perceber quando parar de comer, enquanto outras não? E como alguns alimentos, mesmo sendo muito calóricos, parecem não saciar, sendo que outros, que até fornecem menos energia, sim?

Durante muito tempo esses dois processos eram tratados como a mesma coisa: saciedade. Porém, com a evolução das pesquisas percebeu-se que, apesar de apresentarem similaridades, eles também têm suas particularidades.

O QUE SACIA UMA PESSOA PODE NÃO SACIAR A OUTRA

Até pouco tempo atrás acreditava-se que existia um padrão de resposta entre as pessoas. Desse modo, para entender o efeito de cada alimento dizia-se que bastava saber a sua composição nutricional. Com base nisso, foram desenvolvidos índices de saciedade para diferentes alimentos. Mas as pesquisas foram evoluindo e verificou-se que não é bem assim.

A saciação é estimulada por fatores que vão desde o aroma dos alimentos até os receptores de nutrientes existentes na nossa boca. Eles começam a sinalizar para o nosso cérebro o tipo de comida que estamos ingerindo para então dar início à saciação.[2]

Outro fator fundamental para a saciação é o preenchimento do estômago. Nele, receptores sinalizam ao cérebro o quão cheio ele está. Essa comunicação entre cérebro e estômago demora alguns minutos para ocorrer. Não existe um consenso de quanto tempo, mas você já deve ter ouvido falar que demora cerca de vinte minutos. Independentemente do tempo, até porque ele seguirá as necessidades de cada um, o importante é saber que não é imediato. Por isso, as pessoas que comem muito rápido por vezes já estão repetindo o prato e o cérebro ainda nem se deu conta do primeiro.

Para ajudar, quero que você pense no seu estômago como se fosse um balão de encher: conforme nos alimentamos ele vai enchendo. A questão é que a bexiga, assim como nosso estômago, consegue aumentar bastante de tamanho.

Um interessante estudo australiano com universitários testou a diferença no consumo de pizza comparando um dia em que eles eram orientados a parar de comer quando estivessem confortavelmente saciados com outro dia no qual eram orientados a comer o máximo que conseguissem.[3] Se tivesse que adivinhar, quanto você acha que seria a diferença entre essas duas condições? A resposta: o dobro!

A pizza é um alimento altamente palatável e, assim como outros dessa mesma categoria, tem aquela mistura de nutrientes poderosa para nosso cérebro, dificultando a nossa percepção da saciação e induzindo ao exagero. Agora imagine uma pessoa que vive em um ambiente repleto de alimentos altamente palatáveis. O quanto isso dificultaria uma alimentação saudável e o processo de emagrecimento? Pois é, e, infelizmente, em maior ou menor proporção, nós já vivemos nesse tipo de ambiente: um ambiente obesogênico repleto de alimentos ultraprocessados.

Para mostrar como eles afetam a alimentação, um estudo avaliou que uma dieta mais processada induziu um consumo de cerca de 500 calorias a mais por dia quando comparada a uma não processada. Esse aumento no consumo alimentar foi acompanhado por um aumento do peso corporal de cerca de 1kg em média nas duas semanas do estudo.[4]

O interessante desse estudo é que nele foi utilizado o modelo *crossover*, no qual os mesmos indivíduos participam das diferentes intervenções: em momentos diferentes eles consumiram as duas dietas, a processada e a não processada. Isso é importante pois eles foram os controles deles mesmos, o que tende a aumentar a complexidade e a qualidade da pesquisa.

Se formos extrapolar os dados para a vida real, duas semanas de uma rotina mais intensa na qual você não se organizou com a alimentação, não foi ao supermercado, não tinha nada que havia deixado congelado e comeu mais alimentos prontos, processados e ultraprocessados resultariam em 1kg a mais na balança. Os autores também observaram que os indivíduos que começaram com a dieta processada e depois migraram para a mais natural, não processada, perderam peso naturalmente. É o corpo voltando ao seu padrão.

Os pesquisadores avaliaram diversos parâmetros, entre eles quantos gramas de comida e quantas calorias por minuto eles consumiam. Na alimentação processada eles consumiram 7,4 gramas de comida a mais por minuto, o que resultava em 17 calorias a mais por minuto, em média. Em geral, as pesquisas indicam que a alimentação processada talvez induza um consumo mais rápido devido a suas propriedades altamente palatáveis — alimentos macios e fáceis de comer.

Esses fatores mostram como *o tipo de alimento prejudica a nossa percepção da saciação*. Ele altera o quanto e como comemos, impactando diretamente na nossa composição corporal e na nossa saúde.[5]

Poderíamos pensar que, uma vez que comeram mais com esse tipo de alimentação, eles teriam mais saciedade, ficariam mais tempo sem fome, compensando esse aumento. Mas não foi o que aconteceu: eles comeram cerca de 500 calorias a mais por dia. É como se uma alimentação mais processada, apesar de fornecer mais energia, não fornecesse uma saciedade proporcional.

Para entender um pouco mais sobre saciação e saciedade precisamos falar dos hormônios que as regulam. Além da grelina e da leptina, que já abordei anteriormente, merecem destaque: a glicose, a insulina e o GLP-1.

GLP-1, O HORMÔNIO DA VEZ

O GLP-1 (*glucagon-like peptide* 1, ou peptídeo semelhante a glucagon 1), é um dos hormônios mais estudados atualmente. Entre seus múltiplos efeitos, ele estimula a liberação de insulina, desacelera o esvaziamento gástrico e atua no cérebro incitando a saciação e a saciedade.[6] Por isso ele tem sido o principal alvo dos novos medicamentos para diabetes e obesidade.

Os resultados médios desses medicamentos são bem interessantes e variam de 5% a 10% de perda do peso corporal — uma pessoa com 100kg chegaria aos 95kg ou 90kg com eles, podendo até ter uma perda maior em alguns casos. Pode não parecer muito, mas já é suficiente para a melhora de diversos parâmetros de saúde.[7] Apesar de promissor, eu gostaria de ressaltar que nem todo mundo responde ao tratamento com esses medicamentos, e algumas pessoas ainda apresentam uma série de efeitos colaterais. Contudo, uma questão sempre relevante diz respeito aos efeitos no organismo após a interrupção do medicamento. Estudos mais recentes mostram um leve reganho de peso corporal, cogitando um possível efeito rebote. Dentre as possibilidades do tratamento, um recente estudo demonstrou que, quando associado a mudanças comportamentais, o efeito no emagrecimento é muito maior.[8] Por isso, mais do que medicamentalizar é preciso entender o remédio como um adjuvante e trabalhar de forma conjunta os comportamentos que proporcionam uma vida mais saudável.

GLICOSE E INSULINA

Em condições normais a glicose e a insulina regulam uma a outra. Nosso corpo possui diversos mecanismos para manter estáveis as concentrações de glicose no nosso sangue: quando ela está aumentada, sua captação por diversos tecidos é estimulada, diminuindo sua concentração circulante; já quando está baixa, o cérebro aumenta a fome e a sua produção pelo fígado. Em pessoas saudáveis essa é uma dança muito bem orquestrada. Um dos principais hormônios que regulam essa dança é a insulina — e seu papel no ganho de peso e na obesidade é alvo de uma acalorada discussão científica.

O que importa é saber que o nosso corpo percebe a quantidade de carboidratos[9] ingeridos e, em condições normais, libera insulina de modo proporcional para metabolizar essa demanda. Porém, por diversos fatores como a qualidade e a quantidade da alimentação, o sedentarismo e a genética,[10] a pessoa pode passar a apresentar um desajuste dessa resposta e desenvolver intolerância à glicose, que, se não for tratada, pode evoluir para o diabetes tipo 2.

De modo geral, quanto mais carboidrato de absorção rápida um alimento possui, mais depressa aumentará a glicose circulante, o que estimulará proporcionalmente uma produção maior de insulina. Como consequência, haverá uma rápida captação de glicose por outros tecidos e a glicemia cairá rapidamente. Essa queda é percebida pelo nosso cérebro, que estimulará a fome e a produção pelo fígado para estabilizar suas concentrações.

Percebendo a importância desse ciclo, em 1981 cientistas criaram um modo de categorizar os alimentos segundo sua velocidade de absorção, o chamado índice glicêmico. No gráfico a seguir você pode ver a diferença na resposta média de glicose e de insulina quando comparamos o consumo de um alimento de alto com um de baixo índice glicêmico.

Olhando o gráfico podemos perceber que enquanto o alimento com alto índice ocasiona uma absorção rápida de glicose e, consequentemente, uma liberação aumentada de insulina, o alimento com baixo índice gera uma resposta bem mais sutil.

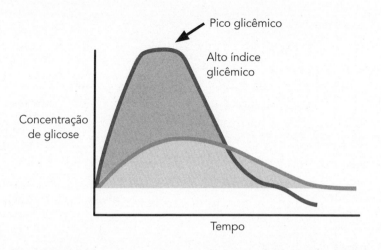

Existe também outro fator referente ao índice glicêmico, chamado de carga glicêmica, que leva em consideração a quantidade de carboidrato que um alimento possui em 100 gramas de produto. Isso porque a quantidade de carboidrato que 100 gramas de uma melancia têm (cerca de 8 gramas) é bem menor que a de 100 gramas de um pão, por exemplo, que pode chegar a 52 gramas.[11] Apesar de a carga glicêmica fazer muito mais sentido do que avaliar apenas o índice glicêmico, a variabilidade de respostas tem mostrado que tentar predizer a resposta metabólica individual a diferentes alimentos não é tão simples assim.

NUTRIÇÃO INDIVIDUALIZADA

Estudos mais recentes — como o PREDICT Study — têm mostrado que o mesmo alimento gera uma grande variedade de respostas referentes à saciação e à saciedade.[12] Após consumirem exatamente a mesma coisa, as pessoas examinadas tiveram respostas glicêmicas (o aumento na concentração de glicose plasmática) completamente diferentes.

Essa variabilidade em relação à glicemia se repetiu em outros parâmetros analisados, como insulina e triacilglicerol (que é como grande parte da gordura circula no nosso sangue). Sabendo dessa enorme diferença de respostas para um mesmo alimento, os pesquisadores estão tentando criar métodos mais acurados de individualizar a orientação nutricional. Por exemplo, nesse estudo, os cinco fatores que mais influenciaram a resposta individualizada foram:

1. a composição total da refeição;

2. a genética;

3. o contexto da alimentação;

4. marcadores da resposta glicêmica — como a glicose e a insulina de jejum;

5. a microbiota intestinal.

Esses dados são bem recentes e promissores, mas os autores deixam claro que, apesar de a indústria já estar tentando comercializar testes e produtos, ainda falta muita pesquisa para se conseguir predizer o que é o melhor para cada um.

Entre esses fatores existem dois que conseguimos modular com certa facilidade: a composição da refeição e o contexto alimentar.

É muito interessante perceber como o contexto alimentar, que tem uma influência enorme na nossa saúde, é pouco levado em conta. Os autores avaliaram sobretudo o horário da refeição, relacionado à crono-nutrição, a prática de exercícios e a qualidade do sono. Bom, não precisa estudar comportamento alimentar por duas décadas como eu para saber a enorme diferença que esses fatores têm na alimentação, mas é muito gratificante quando a ciência mostra que mais importante do que ficar obcecado contando calorias é entender o contexto como um todo.

UNINDO A SACIAÇÃO E A SACIEDADE

Como ainda não existem testes individualizados para saber como nosso corpo responde (se alguém lhe oferecer algo do tipo, corra, que é cilada), o que temos a fazer é testar e aprender com a nossa experiência.

Diversos fatores interferem em nossa percepção sobre elas, e é importante você testar cada um no seu dia a dia para entender o que funciona para você. Dentre eles destacarei: a composição de macronutrientes, o conteúdo de água do alimento, a textura, a temperatura e a importância das fibras.

Macronutrientes: de modo geral, os carboidratos possuem um maior poder de saciação e um poder menor de saciedade do que as gorduras e as proteínas.[13] É por esse motivo que comer uma refeição rica nesse nutriente aumenta a chance de a pessoa respeitar sua saciação (isso, claro, se ela tiver um bom relacionamento com esse alimento, o que não ocorre quando se tem a mentalidade de dieta, como o pensamento "bom ou ruim" e o comportamento "tudo ou nada"), mas em pouco tempo ela terá fome de novo. Já ao comer um churrasco, se a pessoa consumir apenas as carnes, fontes de gorduras e proteínas, demorará para perceber a saciação, mas ficará muitas horas saciada, por vezes até não precisando jantar, apenas comer algo leve. Vale lembrar que quando falamos de alimentos ultraprocessados essa relação pode se perder.

Presença de água e consistência do alimento: alimentos ricos em água tendem a dar mais saciedade do que a sua versão desidratada. Um estudo com 24 mulheres verificou que consumir os mesmos alimentos nas mesmas quantidades mas em apresentações diferentes alterava a saciedade e o consumo alimentar na refeição seguinte. Para isso eles usaram uma combinação de arroz, frango e água que podiam ser consumidos na forma de uma sopa ou como um prato de arroz com frango e bebendo a água como acompanhamento. Os autores verificaram que a sopa forneceu mais saciedade e diminuiu o consumo energético em 105 calorias em média na refeição seguinte e não houve compensação no restante do dia, ou seja, reduziu o consumo calórico total.[14] O interessante é que as evidências mostram que o efeito na saciedade ocorre quando a água está incorporada no alimento, como na sopa ou em uma batata cozida em água,[15] mas o efeito não é o mesmo se a pessoa consumir água durante a refeição. Aliás, a batata cozida em água é um dos alimentos que apresentam maior tendência de saciação e saciedade.[16] Se quiser faça o teste, mas atenção: se adicionar azeite ou qualquer fonte de gordura e colocar para assar, isso altera dois fatores importantes: a batata vai perder boa parte da água, e ao adicionar algum tipo de gordura você fará uma mistura de ingredientes que prejudica tanto a saciação quanto a saciedade, mesmo fornecendo mais calorias.

Outra boa opção são as sopas. Elas parecem ter um efeito muito positivo na saciedade e são uma excelente opção para os dias frios ou, para quem adora, pôr no cardápio do jantar com mais frequência. Na França e em Portugal, por exemplo, existe a cultura de se consumir uma pequena cumbuca de um caldo (pode ser de carne, de galinha ou de legumes) de entrada, antes do prato principal. Esse hábito é muito interessante, pois o caldo já começa a esquentar e a fornecer plenitude gástrica (o famoso estômago cheio), dois fatores importantes para a saciação.

Claro que as respostas podem variar; a sopa pode dar muita saciação e saciedade para uma pessoa e pouca para outra. Sua resposta dependerá dos ingredientes da sopa. O caldo que sugeri é para ser consumido como entrada, pois é muito leve e dificilmente dará saciedade.

Além disso, lembre-se de que, se você é uma pessoa que tem fome de ouvido, que precisa mastigar, talvez faça mais sentido comer uma sopa com pedaços ou pensar em uma alternativa, como incluir algo crocante. Como sempre, na nutrição, o que importa é o teste e a individualidade!

BEBER ÁGUA AJUDA A COMER MENOS?

Um dos modos que nosso corpo tem de conseguir água é por meio da alimentação. Por isso, se você é uma dessas pessoas que dizem que não gostam de beber água, é importante entender que seu organismo dará um jeito de consegui-la de algum outro lugar — e, para isso, pode ser que seu corpo *aumente sua percepção de fome*.

É por esse motivo que quando algumas pessoas passam a consumir água com regularidade pode ser que elas nem percebam, mas passam a comer menos e até emagrecem. Isso não significa necessariamente que beber água emagrece, mas sim que essa pessoa estava comendo mais do que o necessário só porque estava com sede e não percebia ou respeitava esse sinal.

Sabendo também que um dos mecanismos relacionados à saciação é o preenchimento estomacal, pesquisadores começaram a questionar se consumir água minutos antes da refeição poderia reduzir o consumo alimentar. Em um estudo com duração de doze semanas, participantes adultos e idosos foram divididos em dois grupos que receberam a mesma dieta com objetivo de perda de peso, mas que variavam quanto à orientação de hidratação antes da refeição. Um grupo foi orientado a consumir 500 mililitros de água cerca de trinta minutos antes de cada refeição e o outro não.[17]

De um modo interessante o grupo que recebeu orientação para consumir a água antes das refeições perdeu 2kg a mais de peso do que o outro grupo. O que os pesquisadores observaram é que esse grupo reduzia o consumo calórico nas refeições testes, o que provavelmente deve ter acontecido também quando estavam em suas casas. Outros estudos mostraram um efeito semelhante do consumo de água antes da refeição. Um deles orientava os participantes a consumir cerca de 375ml a 500ml de água cerca de trinta minutos antes da refeição, e como resultado observou-se uma redução no consumo de até 13% no consumo de calorias na refeição seguinte.

Outro fator importante a relatar é que o consumo frequente de água possivelmente diminuiria o consumo de bebidas calóricas como sucos e refrigerantes, o que também ajuda no processo de emagrecimento.

Ainda há muito a ser estudado sobre os efeitos do consumo de água próximo às refeições, mas de qualquer forma fica claro que ele traz efeitos benéficos tanto para a saúde quanto para o emagrecimento. Porém, se você tem alguma alteração como refluxo gastresofágico ou hérnia de hiato, esse consumo perto das refeições pode não ser indicado. Vale ressaltar que a estratégia de beber água não tem nada a ver com enganar a fome, mas sim entender se uma necessidade básica do seu corpo está sendo atendida. Por isso minha sugestão é: experimente e perceba como seu corpo e seu apetite respondem.

Temperatura do alimento: sim, ela pode influenciar na saciação e na saciedade. Isso porque no estômago temos ao menos três tipos de receptores: mecânicos, químicos e térmicos. No caso dos alimentos parece que os dois extremos, comidas/bebidas geladas e quentes, têm a capacidade de lentificar o esvaziamento gástrico[18] e prolongar a saciação e a saciedade. Respeitar essa sua preferência é importante, pois por vezes escuto de pessoas que amam a comida bem quente, por exemplo, que comer comida morna ou fria não dá a mesma satisfação e até influencia na saciedade. Por isso, escolha o que agrada mais ao seu paladar.[19]

Fibras: são importantes por diversos motivos. Primeiro que um alimento rico em fibra insolúvel em geral apresenta uma consistência mais firme, o que faz com que seja necessário mais mastigação para consumir. Esse fato por si só já aumenta o tempo da refeição, e por consequência ajuda na percepção da saciação e até na saciedade, e um estudo mostrou que até diminui o consumo alimentar na refeição seguinte.[20]

Mas atenção! Ficar contando o tempo de mastigação ou o número de mastigadas não é uma abordagem que me agrada. A alimentação é muito mais do que mastigar. É sentir o aroma, a textura, os diferentes sabores e o quanto cada um desses componentes lhe agrada. Se você estiver atento a cada porção do alimento que consumir, acabará mastigando mais e o tempo da refeição vai aumentar. Outra dica é: enquanto tiver comida na boca, não deve haver comida no talher. Ele deve estar repousado e só após engolir o alimento você deve se servir de outra porção. Você gosta de comer? Então não se comporte como se fosse uma tarefa que precisa "tirar da frente". Pare e aprecie o alimento e esse momento tão prazeroso.

Outro fator importante é que as fibras prolongam o processo de digestão, o que ajudará muito na saciedade. Um estudo avaliou que consumir salada primeiro aumenta a saciação.[21] Aqui tenho alguns pontos a considerar. Primeiro que sim, devemos tomar cuidado com molhos e outros acompanhamentos da salada, porém isso não deve significar que você precisa consumir uma salada monótona ou sem sabor todos os dias. Use e abuse dos temperos, mas tome cuidado para que não sejam excessivos.

Uma dica aqui é quanto mais crua a alimentação, melhor. O cozimento amolece o alimento em parte por quebrar as fibras. Para colocar em prática, se você gostar, claro: prefira cenoura crua ralada na salada do que cozida. A mesma coisa serve para a beterraba. Para alimentos que precisam de cocção, tente deixar no ponto al dente, ainda firmes, e capriche na quantidade.

Se você tem dificuldade para consumir saladas ou legumes e quer se habituar a eles, utilize molhos, preparações gratinadas ou como lhe apetecer. Você pode começar com uma porção pequena junto com a refeição e ir aumentando aos poucos. Na internet você encontra diversas opções para variar sua salada, e tenha em mente que é melhor comer um pouco do que você gosta e está disposto a experimentar do que não comer nada.

Outro ponto a ressaltar é que não são apenas as verduras que têm fibras; diversos alimentos como frutas, grãos e leguminosas são boas fontes, e inseri-los nas refeições é um ótimo modo de melhorar a qualidade delas e sua saciedade. Lembre-se de que nossos antepassados eram praticamente vegetarianos. Nosso corpo está adaptado a consumir uma boa quantidade e variedade de vegetais e extrair o melhor deles.

Por último, mas não menos importante, as fibras alimentam as bactérias boas do nosso intestino, que se comunicam com o nosso cérebro informando sobre a qualidade da alimentação e auxiliam na manutenção de uma microbiota saudável, que tem sido um dos fatores mais estudados atualmente.

VOCÊ SABE O QUE É A MICROBIOTA INTESTINAL?

A microbiota intestinal é tão importante para a nossa saúde que pode ser considerada o órgão mais metabolicamente ativo do nosso corpo. Ela é composta de microrganismos em um número dez vezes maior do que o número total de células no nosso corpo e divididos em mais de mil espécies diferentes, que podem ser responsáveis por cerca de 70% da nossa resposta imunológica.[22]

Quando se fala em microbiota intestinal imagine algo como se fossem as variedades de animais que existem no mundo, só que no nosso corpo. Assim como na natureza, cada animal tem papéis diferentes, se alimenta e se relaciona com o ambiente a seu modo. Com as bactérias intestinais é parecido, e, por isso, quanto maior a variedade e quanto mais bactérias tivermos, melhor para a saúde.

Quem frequenta farmácias e lojas de suplementos já deve ter visto como tem aumentado a oferta de probióticos,[23] e, apesar de eles terem indicações bem específicas, hoje a oferta vai desde saúde intestinal, oral e até para pele e cabelos, podendo se transformar em mais um modismo se não forem tomados conforme orientação adequada. A verdade é que mais uma vez a ciência está longe de ser tão confiante nesses produtos quanto a indústria que os produz.

Existem muitas complicações quando se estuda a microbiota intestinal, começando pelo método de avaliá-la. Em humanos, o principal é por meio das fezes. Mas como podemos ter certeza de que a composição de bactérias das fezes representa a composição real de bactérias intestinais? Em animais é possível uma análise mais detalhada, pois há como avaliar o intestino inteiro. Em humanos isso é muito mais complicado. Outro fator é: como saber se o estudo com japoneses reflete as mesmas caraterísticas e resultados que uma pessoa brasileira que possui hábitos tão distintos?

Não é só isso: as bactérias intestinais são capazes de produzir substâncias neuromoduladoras que podem afetar nosso humor e o que comemos. É exatamente isso: algumas pesquisas indicam que a microbiota consegue manipular as escolhas alimentares da pessoa conforme os interesses dela.[24] Funcionaria mais ou menos assim: vamos supor que você passa por um período de muito estresse e aumenta o consumo de alimentos fonte de açúcar. Os tipos de micróbios que se alimentam dele começam a se proliferar[25] e, quando eles se alimentam, produzem substâncias que enviam para o cérebro o sinal de que querem mais daquele alimento específico, no caso o açúcar. A pessoa passa então a desenvolver vontade de açúcar. Além do açúcar, parece que os alimentos ricos em gorduras também têm essa mesma capacidade. Se esses dois nutrientes isolados (açúcares e gorduras) já são capazes de modular a microbiota, imagine o que acontece com uma alimentação rica neles por muitos anos. Aliás, nem precisa imaginar, já temos esses exemplos com os alimentos ultraprocessados, e o efeito é enorme!

Ainda sabemos pouco sobre a microbiota, mas alguns estudos em indivíduos com obesidade, diabetes, câncer e outras doenças crônicas demonstram que eles possuem pouca variedade de bactérias intestinais e que os tipos presentes são parecidos.[26] O benefício de se ter uma microbiota bem diversificada seria que os micróbios competem entre si, gastando muita energia nesse processo, enquanto uma microbiota mais simples conseguiria impor com mais facilidade suas preferências e interferir na nossa saúde. Essas ainda são hipóteses, mas sabemos que temos cem vezes mais genes microbianos no nosso intestino do que genes humanos, e muitos pesquisadores acreditam que esse seria um "maquinário" muito potente em modular nossas preferências alimentares e nossa saúde. Não é à toa que muitos a chamam de segundo cérebro.

O QUE SABEMOS?

A nossa microbiota é formada nos primeiros anos de vida. Quanto mais estímulos positivos a criança recebe, tanto alimentares quanto ambientais, melhor. Isso significa que quanto mais ela tem acesso a bactérias ambientais diferentes, mais essas bactérias boas colonizam o seu intestino. Uma criança que brinca na grama, tem animais de estimação[27] e vai para o campo e para o mar tem uma diversidade muito maior do que uma que fica trancada em casa, indo apenas para a escola.

A título de curiosidade, uma das hipóteses dos porquês do aumento da prevalência de doenças autoimunes é a questão da higiene. A obsessão que as pessoas têm por limpeza, usando produtos como desinfetantes e álcool pela casa, faz com que o contato com bactérias boas para o nosso organismo fique limitado. Inclusive um estudo muito interessante avaliou como o uso de produtos de limpeza nas casas pode influenciar o ganho de peso em bebês.

Nesse estudo mais de 750 crianças foram avaliadas em dois momentos, inicialmente aos três e quatro meses e mais uma vez aos três anos. Os pais preencheram questionários relacionados aos hábitos de higiene e limpeza da casa, como a utilização de desinfetantes, limpadores multiúso, água sanitária, entre outros. Tais produtos são capazes de desinfetar, ou seja, de matar as bactérias, sejam elas ruins ou boas. Considerando que crianças nessa fase, além de estarem formando sua microbiota hospedeira estão explorando as coisas e os ambientes, vivem pelo chão e levam tudo à boca, o uso de tais produtos pode influenciar ainda mais. Como resultado os pesquisadores verificaram que o uso frequente de desinfetantes (mas não de detergentes ou de produtos ditos ecológicos) estava associado ao ganho de peso nas crianças e com uma característica de microbiota similar à de animais e de adultos com sobrepeso e obesidade.[28]

Vale lembrar que esse tipo de estudo, de associação, não infere relação de causa e consequência, mas serve como indício para pesquisas futuras investigarem de modo mais específico um determinado tema. De qualquer maneira, esses achados são bem interessantes e fazem sentido se considerarmos tudo o que sabemos sobre a manipulação da microbiota. Mais uma vez, aquela máxima de que a diferença entre um medicamento e o veneno é a dose se aplica até para a limpeza.

Já com relação a perda de peso, um estudo demonstrou que a caraterística da microbiota individual é capaz de influenciá-la.[29] Foi avaliada a microbiota intestinal de 83 participantes de um programa de seis meses para perda de peso, e os autores do estudo verificaram que a resposta estava diretamente relacionada à característica inicial da microbiota. Se esse resultado for confirmado por outros estudos, a ideia é que se consiga manipulá-la com o objetivo de melhorar a resposta a esse tipo de intervenção.

Quando falamos em tentar manipular a microbiota, um fator importante é que a nossa microbiota é resiliente, ou seja, tende a voltar à sua composição natural. Alterações mais definitivas dependem de algum tipo de perturbação estressora, como o uso crônico de medicamentos, cigarro, álcool e tipo de dieta. Desse modo, a menos que as intervenções sejam realizadas com frequência, os efeitos tendem a ser pontuais. Essa é uma questão importante, pois, por mais que os estudos com manipulação da microbiota e seus efeitos na saúde sejam promissores, os pesquisadores ainda não sabem como fazer uma intervenção com efeitos clínicos relevantes no longo prazo.

MODULANDO A MICROBIOTA INTESTINAL

Um dos principais métodos que temos para modular a microbiota é por meio da alimentação e dos suplementos. Existem cinco tipos de suplementos: os probióticos, que são os próprios microrganismos; os prebióticos, que são as fibras, os antioxidantes e outras substâncias que servem de alimento para as bactérias intestinais, aumentando sua vida e proliferação; os simbióticos, que nada mais são do que suplementos contendo pré e probióticos; e agora existem também os pós-bióticos, que são suplementos contendo as substâncias benéficas produzidas pelas bactérias.[30]

A suplementação mais comum é com os probióticos, porém, se o ambiente não estiver propício para que as bactérias colonizem o intestino, ou seja, se os agentes estressores continuarem, a suplementação terá um efeito muito limitado ou inexistente. Desse modo, é importante criar um ambiente favorável para a microbiota saudável. Nesse sentido sabemos que ela está relacionada com os mesmos hábitos saudáveis de sempre: atividade física regular, sono reparador, manejo do estresse e alimentação saudável.

Na alimentação, podemos melhorar a modulação da microbiota consumindo:

- Alimentos probióticos como iogurte, kefir, kombucha e outros fermentados.

- Alimentos ricos em fibras variadas;

- Substâncias antioxidantes como as presentes nas frutas, leguminosas e verduras. Nesse quesito, quanto mais colorida e escura, maior tende a ser a quantidade;

- Gorduras dos peixes, das castanhas, sementes e frutas.

DIVERSIDADE NA COMIDA DAS BACTÉRIAS (E NA SUA!)

Talvez você ache que sua alimentação já tem tudo isso, então vou contar um fato recorrente que vejo na minha prática clínica. Muitas vezes o paciente até consome uma quantidade boa de saladas, mas são sempre as mesmas, o que, além de enjoar, não estimula a variedade de uma microbiota saudável. Isso ocorre por uma questão de hábito e um pouco por comodismo. Eles fazem compras com pressa e vão sempre ao mesmo local — e sabemos que na maioria das vezes temos o hábito de fazer sempre o mesmo percurso e pegar os mesmos alimentos —, o que torna muito difícil variar a alimentação. Uma dica que dou é ficar atento à sazonalidade dos alimentos, ver quais são os da época, que além de mais baratos são muito nutritivos.

Outra dica é trocar o supermercado que frequenta. Um novo lugar nos força a prestar atenção e ver o que tem de diferente. Quando estiver fazendo compras, pare e olhe um pouco para o seu carrinho e tente enxergar qual a cor dos alimentos que estão ali — será que está bem variada a coloração? A cor dos alimentos está relacionada às suas propriedades nutricionais, e aquela máxima de que uma alimentação saudável é colorida é verdadeira, inclusive para a nossa microbiota intestinal.

Gosto muito de reforçar para os meus pacientes que uma alimentação variada não significa ter muitas coisas e cores diferentes na mesma salada, mas sim variar os alimentos que se consomem durante a semana. Prefiro que eles comam uma ou duas opções de vegetais em grande quantidade na refeição do que coloquem no prato um mínimo de algumas coisas diferentes. É como se no primeiro caso você estivesse "dando um banho" no seu corpo de diferentes nutrientes a cada refeição, e no outro apenas jogasse algumas gotinhas de vários.

Pensando, como sempre, em nossa história evolutiva, é importante entender que o consumo de vegetais era feito em abundância e de acordo com as estações do ano. Nosso corpo está bem adaptado a receber uma grande quantidade de nutrientes específicos por um determinado tempo e depois ir variando conforme a disponibilidade. Tente sair um pouco da mesmice de alface, tomate, banana, maçã e laranja. Estamos em um dos países com a maior variedade de frutas, legumes e verduras — use e abuse delas!

Alguns pesquisadores estabelecem como ideal um consumo de 300 gramas de vegetais por dia e uma variedade de cinquenta alimentos in natura, de fontes vegetais, por semana. Nessa conta entram as frutas, legumes, verduras, cereais in natura, leguminosas, castanhas, sementes e ervas. Quando percebo que meus pacientes estão com uma alimentação muito monótona, gosto de lançar esse desafio. É uma ótima oportunidade de descobrir novas receitas e incluir alimentos que estavam esquecidos. Faço esse desafio comigo mesma às vezes, pois é muito fácil voltarmos para o que estamos habituados. Reavaliar a alimentação de tempos em tempos é importante não apenas para a nossa saúde, mas também para o nosso prazer alimentar. Por isso, da próxima vez que for comer, tente pensar "quem" você também está alimentando.

Entender o efeito de diferentes fatores na saciação e na saciedade é importante, mas nós não comemos cada componente de modo isolado, *nós comemos o alimento como um todo, o que resulta numa mistura de propriedades que dependem da nossa individualidade e autoconhecimento.*

A ideia é que você entenda a alimentação como a complexidade que ela é: uma mistura de nutrientes, texturas, aromas, temperaturas e sabores. Cada refeição é uma oportunidade que você tem de entender seu corpo.

Acredito que ainda não tenha comentado, mas eu adoro doce. Não me venha com brigadeiro de tâmara, eu gosto e como o verdadeiro. Darei um exemplo da minha deliciosa relação com doces com um dos que eu mais gosto, o brownie (quentinho, por favor). Já notei há tempos que ele me traz pouca saciação e baixa saciedade. Como diríamos por aí, ele não me sustenta — eu logo sinto fome e a necessidade de comer alguma outra coisa.

É aí que muitas pessoas caem numa cilada: em vez de perceber o padrão que está acontecendo, elas acabam consumindo mais uma fatia do doce ou do alimento que fornece uma baixa saciedade como bolacha recheada, salgadinhos, ultraprocessados etc. Aprendi que o melhor a fazer nesse momento, por mais que algumas vezes minha vontade seja repetir, é cortar o ciclo e consumir algo que me dê saciedade. Por vezes como uma ou duas frutas, um iogurte (ou algum outro alimento) logo depois, pois sei que vai me satisfazer por um bom tempo e que se eu repetir o brownie logo terei fome de novo. Pode ser antes também, para ficar com um gostinho de brownie depois. Se for testar, observe qual ordem funciona melhor para você e se ficar com o sabor dele na boca deixa você feliz ou com vontade de comer mais. Nesse caso inverta a ordem e escove os dentes.

É esse tipo de conhecimento sobre como o seu corpo funciona que eu quero que você desenvolva. Para isso você deve sempre se questionar antes, durante e depois da refeição. Saia do automático e tenha um olhar diferente, como se fosse alguém de fora observando o que você está fazendo. Isso porque estamos apenas começando...

OUTROS FATORES QUE INFLUENCIAM NA SACIAÇÃO E NA SACIEDADE

A INFLUÊNCIA DOS GENES

Se você ficou curioso com o estudo sobre saciedade que mostrou que o segundo fator que mais interfere na nossa resposta aos alimentos é a genética, saiba que existem centenas de genes que influenciam nosso comportamento alimentar.

Para se ter uma ideia, *a variabilidade genética pode ajudar a explicar de 40% a 70% dos casos de obesidade*. São genes que produzem enzimas, hormônios de saciedade, traços de impulsividade, alteração de saciação e saciedade, entre outros fatores que aumentam o risco de ganho de peso.[31]

Dentre eles, o gene MC4R (gene do receptor de melanocortina) tem mostrado resultados bem interessantes. A pesquisadora dra. Farooqi, da Universidade de Cambridge, menciona que existem mais de trezentas mutações desse gene, que, em condições normais, é capaz de sinalizar para a pessoa parar de comer, ou seja, é responsável pela saciação.[32] Porém, em algumas dessas mutações ele se torna inativo e, como consequência, a pessoa não sente a saciação.

Para dar uma ideia da sua importância, um estudo com crianças verificou que é possível prever o quanto uma criança comeria em um bufê com comida à vontade de acordo com a atividade do hormônio, se está mais ou menos ativo. Já em adultos, uma pesquisa verificou que algumas pessoas possuem uma variação dele na qual ele está sempre ativo, fazendo com que elas se sintam saciadas o tempo todo. Ou seja, existem variações de um mesmo gene que podem levar uma pessoa a comer em grande quantidade ou a simplesmente não ligar para comida.

O efeito desse hormônio parece ser tão grande que um estudo recente avaliou a presença de diferentes formas do MC4R em mais de 5 mil crianças que participaram da pesquisa até completarem dezoito anos. O interessante é que a diferença na atividade do hormônio estava relacionada com uma variação de ganho de peso de mais 13kg aos dezoito anos![33] Estima-se que esse gene isolado seja responsável por até 6% dos casos de obesidade em crianças, mas ele não é o único.

Um estudo com mais de 2 mil crianças gêmeas testou um fator que eles chamaram de Escore de Risco Poligenético, no qual avaliaram a presença de 28 genes diferentes relacionados com a saciação e a saciedade.[34] Como resultado, verificou-se que os pares de gêmeos com maior valor de escore dos genes relacionados com uma baixa responsividade aos sinais de saciação e de saciedade eram aqueles que apresentavam maior peso e adiposidade corporal, chegando a explicar 3% dos casos de adiposidade e peso corporal aumentados.

É preciso entender que existem traços genéticos que definem por que algumas pessoas têm mais dificuldade do que outras quando o assunto é comida. Enquanto para alguns a alimentação é quase como se fosse um constante café da manhã de hotel, cheio de delícias, impossível parar de comer, para outros é como se toda refeição fosse apenas chuchu cozido no vapor.

Agora imagine que você tem prazer em comer, mas tem uma alteração que torna muito difícil perceber o momento da saciação e da saciedade. Imagine ainda que você cresceu naquela família que não se organiza, tem muita oferta de ultraprocessados e, ainda por cima, a comida era motivo de punição e suborno. Se você tivesse que parar de comer, para emagrecer ou até para parar de engordar, tendo ainda sempre a sensação de que não está satisfeito, de que não comeu o suficiente, acredito que seria uma tarefa bem exaustiva e fadada ao fracasso, não é mesmo?

Agora imagine uma pessoa que não tem essa alteração. Ela percebe exatamente o momento em que pode parar de comer e não fica com a sensação de que falta algo o tempo todo. Imagine essa pessoa, com essa vantagem, se comparando e "apontando o dedo" para a outra e falando que ela não consegue porque não tem força de vontade. Seria justo?

Outro dia vi no Instagram uma postagem linda de um perfil que se chama Um Cartão dizendo: "Existe um mundo que você não conhece sobre quem você conhece", e isso é a mais pura verdade. É sempre muito fácil julgar quando se está vendo de fora, sem saber a complexidade de fatores que regem a nossa vida.

SUAS CRENÇAS INFLUENCIAM SUA SACIEDADE. SIM, VOCÊ LEU CERTO...

Segundo os autores que investigam esse fenômeno, nossas experiências passadas, nosso conhecimento e crenças sobre um determinado alimento influenciam diretamente no quanto esse alimento vai nos saciar. É a chamada *expected satiety*, que em português seria algo como "saciedade esperada".

Um estudo muito interessante publicado em 2020 chamou a atenção não apenas pelo título criativo, mas também pelo protocolo que utilizou. O título do artigo era "Nós somos o que pensamos que comemos", em analogia à famosa frase "Você é o que você come".[35] Nele os pesquisadores usaram o modelo *crossover*, aquele em que o mesmo participante faz parte das diferentes intervenções. Os participantes iam ao laboratório em dois dias diferentes, com uma semana de intervalo entre as visitas, para o café da manhã e o almoço. Ao chegar, várias análises e questionários eram feitos e depois os participantes comiam uma omelete com queijo. O interessante desse estudo é que em uma vez eles foram levados a acreditar que a omelete continha dois ovos e 30 gramas de queijo e, em outra visita, que ela continha quatro ovos e 60 gramas de queijo. Porém, o que eles não sabiam é que em ambas as visitas eles comeram a mesma omelete, feita com três ovos e 45 gramas de queijo.

O resultado? Quando acreditavam que tinham consumido a omelete com mais ovos e queijo, os participantes acabaram comendo menos no restante do dia. Essa diferença chegou a ser de 169 calorias a menos. Esse resultado isolado já é muito interessante e também foi observado em outros estudos com diferentes protocolos. Um deles, por exemplo, demonstrou que quando o pote de comida ou a marmita era mais pesada, os participantes acreditavam que continha mais comida e acabavam tendo mais saciedade do que quando o pote era mais leve, mesmo que contivesse exatamente a mesma quantidade de comida e, por consequência, o mesmo aporte nutricional.

Claro que se o nosso objetivo é falar sobre emagrecimento, para que ele ocorra de modo significativo a pessoa precisa organizar sua alimentação para ter mais saciação, saciedade, menos fome e entender como as nossas crenças sobre determinada comida influenciam na alimentação. Quando temos esse autoconhecimento e respeitamos esses sinais as chances de exagero em uma refeição diminuem. Aprendemos, por exemplo, que comer algo diferente e delicioso não precisa ser sinônimo de exagero. Na verdade, com o tempo, passamos a perceber que a sensação de ter comido a mais é até desgostosa. Com isso a pessoa entende que se permitir comer o que gosta é possível inclusive em um processo de emagrecimento.

Com frequência recebo mensagens dos meus pacientes com dúvidas, mas também com descobertas que eles fazem na alimentação. Um dia recebi a seguinte mensagem contando a conversa de uma paciente com o marido:

"Conversas de um feriado por aqui após termos almoçado uma feijoada que amamos.

O marido: Nossa... o duro é que a gente fica empachado depois.

Ela: Eu não estou, não. Estou bem..

O marido: Claro, você comeu um prato só, pequeno... eu comi dois pratos grandes.

Ela: Um prato para mim foi suficiente e ainda sobra mais para eu comer em outra refeição."

Ela me escreveu: "Até eu fiquei orgulhosa de mim por você rs".

Sim, a maravilha de escutar o nosso corpo, as nossas necessidades e reconhecer o momento em que podemos parar de comer é tão libertadora que nos permite saber que não há problema algum em comer aquele alimento delicioso de novo, que comer algo muito gostoso não precisa ser sinônimo de boicote ou que o dia foi perdido.

Resumindo, quando falamos em saciação e saciedade, sabemos que elas são influenciadas diretamente pelo que comemos, ou seja, pela composição nutricional do alimento, pela velocidade com que comemos, pela temperatura do alimento, pelos nossos genes e pelas crenças que temos sobre aquele alimento.

Percebo na minha prática clínica que lidar com tantos fatores pode ser difícil, por isso segue abaixo um guia para ajudar de modo ainda mais prático nesse processo. Contudo, se sentir necessidade, não hesite em procurar ajuda especializada.

GUIA 2 — Como reconhecer e respeitar sua saciação e saciedade

SACIAÇÃO

Aqui estão algumas estratégias para ajudar você a perceber o momento em que pode parar de comer. Cada uma delas funciona de um modo diferente.

1. Você tem uma boa sintonia corporal?

Uma das principais habilidades que as pessoas com uma boa relação com o corpo e com a comida apresentam: é a capacidade de autopercepção do corpo. Em circunstâncias normais nós nascemos com ela, mas por inúmeros motivos podemos perdê-la. Um estudo mostrou que indivíduos com obesidade apresentam essa habilidade reduzida.[36]

Um modo que os pesquisadores têm utilizado para identificá-la é pedir que as pessoas contem o número de batimentos cardíacos por um determinado tempo,[37] sem o auxílio de qualquer apetrecho e sem sentir a própria pulsação no punho ou no pescoço — simplesmente ficando quietas e tentando perceber os batimentos. Esse método é passível de crítica, mas estudos mostraram que pessoas com obesidade apresentam pior resposta nessa tarefa. A habilidade de perceber o próprio corpo estaria, dessa forma, relacionada à capacidade de perceber outros sinais corporais, como a fome, a saciação e a saciedade.

Vamos fazer esse teste?

Você pode tanto utilizar um relógio que mede a frequência cardíaca quanto pedir o auxílio de alguém. Aqui não faremos com o mesmo rigor científico, mas sugiro que você determine quatro intervalos de tempo diferentes, por exemplo: 30, 45, 60 e 90 segundos, e faça uma contagem para cada um deles. É interessante fazer uma pausa de alguns minutos entre as contagens.

Quero que você fique em silêncio, feche os olhos e conte quantas vezes o seu coração bate no intervalo de tempo determinado. Enquanto isso, a outra pessoa pode medir sua frequência segurando no seu punho e depois vocês comparam os valores. Se for utilizar um relógio que mede a frequência, lembre-se de que ele indica os batimentos por minuto, então é preciso fazer algumas continhas depois.

Teste 1: 30 segundos: você mediu ____, e foram ____ batimentos;
Teste 2: 45 segundos: você mediu ____, e foram ____ batimentos;
Teste 3: 60 segundos: você mediu ____, e foram ____ batimentos;
Teste 4: 90 segundos: você mediu ____, e foram ____ batimentos.

O que você achou da sua performance nesse teste, chegou perto ou está variando muito?

O que será que prejudicou sua aferição? Estava muito ansioso, estressado ou tem dificuldade para se concentrar?

Uma boa percepção corporal é fundamental para conseguir identificar o momento de parar de comer enquanto você ainda está confortavelmente saciado, e não quando já exagerou. Se você não se saiu bem no teste da frequência cardíaca, outra estratégia que pode ajudar é uma técnica do *mindful eating*, a meditação da água.

Em um momento em que estiver bem consigo mesmo, pegue uma garrafa ou uma jarra com cerca de meio litro de água e um copo. Sente-se em um local tranquilo, sem distrações. Antes de começar, de olhos fechados, respire profundamente algumas vezes e depois dê uma nota de zero a dez para a sua fome física. Perceba então como você está se sentindo. Se possível, anote esse valor e as sensações em um papel ou no bloco de notas do celular.

Feito isso, tente beber metade da quantidade de água da garrafa ou o quanto for suficiente para você. Aguarde alguns segundos, feche os olhos e tente se conectar com o seu estômago — se quiser coloque a mão na barriga para aumentar ainda mais a conexão. Depois de beber a água, como está seu estômago: está pleno, confortável, vazio ou mais ou menos? E qual é a nota da sua fome agora, ela mudou? Essa água mudou como você estava se sentindo?

Depois disso, tente beber toda a água que falta ou até sentir que não consegue mais beber. Repita a orientação anterior: feche os olhos, se conecte com o seu estômago, sinta a plenitude dele e dê uma nota para a sua fome. Quão cheio você sente seu estômago? Essa sensação é confortável ou desagradável? Se pudesse escolher, encheria ainda mais seu estômago, foi o suficiente ou pararia antes?

Esse exercício tem o intuito de ajudar a perceber as diferentes sensações que temos com o estômago vazio, meio cheio e cheio. Se sentir necessidade, repita esse processo outros dias. Quanto maior a sua conexão com o seu estômago e o seu corpo, melhor!

2. Esteja presente e atento ao seu corpo no momento da refeição

Prestar atenção na comida e no comer é fundamental para ajudar a perceber aquele momento em que seu corpo vai avisar que está bem com a quantidade consumida, que você pode parar a refeição. Para isso, você precisa "comer comendo" — já ouviu falar sobre isso?

Esse é um dos princípios do *mindful eating*, ou comer com atenção plena, que tem sua origem no mindfulness — uma abordagem que tem como alicerce a atenção no momento presente, no aqui e agora, sem críticas ou julgamentos, e que tem ajudado as pessoas a manejarem de modo saudável a ansiedade e o estresse.[38] Para isso, um princípio fundamental é parar o *multitasking* (realizar múltiplas tarefas ao mesmo tempo) e fazer uma coisa por vez — comer comendo, conversar conversando, escovar os dentes escovando os dentes, escrever escrevendo e por aí vai.

Isso porque comer fazendo outra atividade diminui a nossa capacidade de perceber o que comemos e estimula o exagero alimentar. Alguns estudos mostram que as pessoas chegam a comer 70% a mais quando não estão atentas no momento da refeição — e isso é muita coisa!

Além disso, se não estamos presentes no momento da refeição nem percebemos o que estamos comendo. Um estudo avaliou participantes que foram assistir a um filme e na entrada podiam escolher entre dois tamanhos de pacote de pipoca. Os participantes que pegaram o pacote maior consumiram 33% a mais. Porém, o mais curioso desse estudo e que os participantes não sabiam é que alguns dos pacotes tinham pipocas murchas. Como resultado, os participantes que pegaram um pacote grande de pipocas murchas comeram praticamente a mesma coisa que os participantes que pegaram pipoca fresca no pacote menor.[39]

Por estarem prestando atenção no filme eles acabaram comendo um alimento não saboroso em grande quantidade. E aqui eu coloco a seguinte pergunta: por que será que você come o quanto você come? Será porque de fato a comida é muito saborosa ou porque você está de satento, ou porque está acostumado a se servir de porções maiores do que a sua real necessidade?

Apenas com esse dado já dá para perceber que, se você é uma pessoa que tem a sensação de exagero com frequência, prestar atenção ao comer pode ser um fator mais determinante para o processo de emagrecimento do que mudar radicalmente sua alimentação tentando aderir a alguma dieta da moda ou ficar comprando alimentos nada saborosos apenas porque têm menos calorias, mas que no fim não o saciam, não lhe satisfazem e ainda o deixam com a sensação de que aquilo não valeu a pena.

3. Cuidado com o tamanho das porções

Nossa cultura é muito influenciada por alguns modismos americanos. Quem não assistiu ao seriado *Friends* e quis tomar café em uma daquelas canecas gigantescas? Se você já viajou para os Estados Unidos sabe que não são apenas as canecas de café que são grandes, todas as porções dos alimentos são muito grandes, até enormes. O problema é que quanto maior a porção servida, mais as pessoas comem!

Usar potes, pratos, copos, canecas e utensílios grandes faz com que a pessoa reoriente sua percepção de fome e de saciação. A cor do prato influencia.[40] Sabe aquele prato grande e branco do restaurante por quilo? Ele não é escolhido à toa.

Não estou sugerindo que compre tudo novo, mas se você acha que os utensílios que tem na sua casa são grandes e podem estar atrapalhando, talvez possa ir readequando aos poucos, principalmente as coisas que utiliza nas refeições do dia a dia.

Até comprar alimentos em porções individuais pode ajudar nesse início. Em vez de comprar pacotes grandes de biscoito ou castanhas por quilo ou até um litro de sorvete, experimente comprar a porção individual. Entendo que financeiramente muitas vezes elas não valem a pena, pois as embalagens maiores em geral são mais econômicas, mas essa é uma estratégia para ajudar a entender e respeitar a sua saciação. Vale a pena testar!

Houve alguns estudos interessantes nos Estados Unidos em relação a isso. Em um deles, perceberam que, quando na embalagem de batata chips era colocada uma divisória a cada um terço do pacote, isso fazia com que as pessoas comessem uma porção menor do alimento, respeitando a divisória. Uma alteração simples que faz com que a pessoa saia do automático, do modo impulsivo, e reflita antes de continuar comendo.

4. Coma até ficar confortavelmente cheio

Como você sabe que pode parar de comer?

Você já parou para pensar sobre o seu estômago e como você o percebe no momento da refeição ou só se dá conta dele quando já exagerou e está desconfortável?

O exercício que passei antes com a água, no qual você vai bebendo água e percebendo a plenitude estomacal, ajuda muito a entender o momento em que seu estômago está confortavelmente cheio e você poderia parar de comer. Para conseguir entender esse momento você precisa estar conectado com o seu corpo.

Você já ouviu falar de se levantar da mesa ainda com fome? Acho esse um modo muito triste de encarar a alimentação — porém é verdade que o corpo demora alguns bons minutos para entender e perceber tudo o que comemos. Se a pessoa come muito rápido, o cérebro ainda nem começou a receber os sinais de tudo o que ela comeu e ela já está indo repetir o prato — e isso é muito ruim para quem quer emagrecer.

Mais uma atividade para ajudar a identificar esse momento em que você está confortavelmente saciado: pense em um alimento que para você é neutro, ou seja, você nem desgosta nem adora. Algo que você come bem raramente e às vezes até acha o sabor ok, mas não é algo que agrade tanto. Pense tanto em uma alternativa de comida salgada quanto doce. Vou dar um exemplo meu: não ligo muito para purê de batata, quando como até acho gostosinho, mas não é algo que eu amo. Na categoria dos doces, seriam aquelas tortinhas de padaria, ou um sonho, que acho lindos, mas o sabor é sempre decepcionante. Agora pense nos seus e escreva-os abaixo:

- Opção salgada neutra: _____

- Opção doce neutra: _____

A atividade funciona assim: você concorda comigo que se estamos com fome, ou com um desejo muito grande de comer, nós comeríamos mesmo a opção neutra? Porém, se você estiver já saciado ou com uma vontade pequena ou moderada, esses alimentos neutros não apetecerão tanto.

Quando estiver comendo e achar que já chegou nesse ponto e que poderia parar de comer, feche os olhos e se questione: se a única coisa que fosse servida agora para eu comer fosse _____ (pensar na opção neutra), eu me serviria mais uma porção e comeria?

Se a resposta for sim, você comeria mesmo se fosse a opção neutra, continue se alimentando até encontrar o ponto de saciação. Já se a resposta for não, você provavelmente não comeria mais, tente se levantar da mesa, encontrar alguma distração, escovar os dentes e depois beber um copo de água. Depois de algum tempo, reavalie como se sente.

Não se cobre se não conseguir responder da melhor maneira possível toda vez que usar esse questionamento. Por vezes, você pode entender que não está mais com fome e que poderia parar de comer, mas o que está na sua frente é algo que você ama muito e está delicioso, então continuará comendo. Ou simplesmente teve um dia muito difícil e com mais dificuldade para respeitar a saciação — esses dias vão existir. O que falo para os pacientes é que, se a cada dez vezes que usar essa pergunta você conseguir respeitá-la duas ou três vezes que seja, você já terá diminuído a sua chance de exagero em 20% ou 30% — e isso já é um bom resultado.

Lembre-se de que é um processo, e como em todo processo existirão dias melhores e dias piores. O importante é aceitá-los, entendê-los e criar estratégias.

5. Ponto de saciação oral

Enquanto escrevo esta parte recebo uma mensagem de uma paciente querida que diz o seguinte:

Consegui mudar algumas coisas: diminuir as porções do meu prato, ficar atenta à minha fome para fazer esse prato, saborear a comida e só estou comendo fora de casa uma vez por semana, em uma refeição. Cozinho tudo, comida de verdade, e está dando certo. É difícil identificar a fome, mas estou caminhando. Minha dúvida é a seguinte: fiz um prato menor, estou saboreando a comida, sinto que já ficaria bem em mais duas garfadas, mas a comida está muuuuuuuito boa. O que eu faço? Tenho que parar mesmo quando perceber a saciação? Porque eu como tudo!

Muitas vezes o que guia o nosso comer é a antecipação do comer e o prazer que sentimos nas primeiras garfadas, e se não estivermos atentos ao momento da refeição nossa tendência é continuar comendo, em busca desse prazer inicial.

Quando comemos sentimos um prazer sensorial, relacionado ao sabor, à textura e aos aromas. Estar atento, senti-lo e aproveitá-lo é importante, pois ele influencia diretamente tanto na saciação quanto na saciedade. Esse prazer inicial vai se dissipando conforme a refeição continua, até um momento em que ele diminui de forma substancial. A comida ainda é saborosa, mas é como se ela parasse de nos chamar a atenção.

Pense em uma refeição. Ao dar as primeiras garfadas ou mordidas, estamos mais atentos ao alimento; depois da terceira, da quarta ou da quinta garfada, entramos quase que em um modo automático. Por vezes a pessoa, assim como a minha paciente, continua comendo pois sabe que a comida está gostosa, mas já não é do mesmo modo como nas primeiras garfadas, aquele prazer intenso diminui ou cessa.

A esse fenômeno damos o nome de *saciação sensorial específica*.[41] Ele foi um traço evolutivo muito importante, pois fazia com que os nossos antepassados consumissem uma variedade de alimentos, garantindo, dessa forma, a ingestão de diferentes nutrientes.

O prazer que sentimos nos primeiros momentos não volta mais naquela refeição, pois o ponto de satisfação oral já foi atingido. Ele voltará em outra refeição, talvez horas ou até dias depois, quando nosso desejo por aquele alimento surgir novamente. Você pode comer a barra inteira de chocolate que o prazer que teve ao saborear os primeiros quadradinhos não será o mesmo. Depois de um tempo você está completamente desatento ao que está comendo, sendo guiado por pensamentos, emoções, distrações ou pelo tamanho da porção.

Cada alimento que comemos em uma mesma refeição tem seu ponto de satisfação, o que significa que quanto mais alimentos diferentes estiverem disponíveis maior a chance de exagero, visto que queremos atingir esse ponto para cada alimento servido. Isso ajuda a explicar nossa dificuldade diante de um restaurante com bufê por quilo ou em um café da manhã de hotel. Quando são muitas as opções servidas, atenção redobrada para não cair na cilada...

ESTÔMAGO DA SOBREMESA E O MELHOR MOMENTO
PARA SABOREAR O DOCE

Você sabia que há estudos mostrando que mesmo saciados, quando vemos algo de que gostamos muito nosso estômago aumenta de tamanho para receber esse alimento? Um estudo chegou a avaliar um aumento de meio litro na capacidade do estômago,[42] e, apesar de não ser um segundo estômago, isso é muita coisa.

Pensando do ponto de vista metabólico, o melhor momento para saborear seu docinho é depois das refeições principais ou perto da sessão de treino. Aqui tenho alguns pontos a considerar.

O primeiro é um estudo muito interessante que demonstrou que, se consumirmos primeiro uma boa quantidade de salada (pelo menos metade do prato) com um alimento fonte de proteínas (no caso do estudo era um filé de frango, mas pode ser uma carne, peixe, porco etc.) e depois comermos os alimentos fonte de carboidratos (o estudo foi feito com pão, mas pode ser uma massa, purê ou até um doce de sobremesa), as respostas glicêmica e insulinêmica foram muito menores — 53% e 25%, respectivamente — do que consumindo esses alimentos primeiro[43] ou junto da refeição.

O segundo ponto a considerar é que comer próximo à sessão de treino pode ser uma boa opção apenas se a pessoa tolerar e conseguir treinar bem. Especialmente depois do treino é um momento em que a vontade de um doce fica bem diminuída, e então o comer apenas pelo comer não faz sentido.

Comer perto da sessão de treino é interessante pois os músculos ativos ficam mais sensíveis e captam mais glicose da circulação. De certo modo podemos dizer que o corpo ativo fica mais inteligente para lidar com o açúcar. Veja bem, isso não tem nada a ver com o gasto calórico do treino ou com compensar o fato de que você comeu um doce treinando. Como já abordei, essa conta não funciona e a pessoa ainda cria um relacionamento inadequado e punitivo tanto com o doce de que tanto gosta quanto com a atividade física. Fuja disso! Se você gosta de um doce, o melhor é organizar sua alimentação e seu ambiente para que possa saboreá-lo sem exageros.

Se você se identificou com essa parte, talvez seja o caso de repensar os pratos que monta para comer e até mesmo a alimentação em casa. Por vezes são servidos dois tipos de carne, ou três tipos de acompanhamentos fontes de carboidratos como arroz, batata e farofa. Isso significa que cada um desses alimentos tem um ponto de satisfação sensorial diferente e que para atingi-los você deverá comer de tudo, aumentando significativamente as chances de exagero. Não é muito difícil perceber como isso é verdade. Imagine-se em um restaurante do tipo rodízio ou em um café da manhã de hotel. Você sente que já poderia parar de comer, que está satisfeito, mas aí chega um tipo diferente de alimento e o seu cérebro fala "esse ainda não experimentei", e você se serve de mais uma porção. Logo em seguida, imaginando que agora já está de fato satisfeito, chega outra opção que você ainda não provou, e esse ciclo se repete algumas vezes até você sair do restaurante se sentindo cheio, estufado. Lembra do estudo da pizza que mostrou que a diferença entre ficar confortavelmente saciado e cheio é o dobro? É exatamente isso. A chave é conseguir reconhecer e respeitar o seu ponto confortável.

6. Hora da refeição não é momento de discussão ou de estresse

Evolutiva e simbolicamente, o momento da refeição é muito importante, por ser a hora da partilha do alimento entre a família ou de pessoas de um mesmo grupo. É uma oportunidade de conexão e de troca fundamental para as nossas relações pessoais, e não à toa é um dos comportamentos preconizados no Guia Alimentar Brasileiro.

Isso não significa que você deve fazer todas as refeições ouvindo música clássica, com arranjos de flores à mesa. É claro que botar uma música relaxante e se sentar a uma mesa bonita faz do ato de comer uma experiência muito diferente e bem mais prazerosa. Porém, no dia a dia, precisamos entender o que funciona no nosso contexto e tentar tornar este um momento mais calmo e prazeroso.

Em famílias com crianças pequenas, algumas delas podem apresentar seletividade alimentar. Casais ou famílias que têm embates pessoais na hora da refeição podem prejudicar muito a experiência do comer e a quantidade que se come.

Entendo que para algumas famílias (ou até em situações de trabalho) essa é uma das poucas ocasiões em que estão todos juntos e talvez uma oportunidade de acertar certas coisas, mas deixe para depois da refeição. Fazer isso justo quando estão comendo pode gerar um condicionamento muito ruim no que se come — ou se deixa de comer — para aliviar a tensão do momento. Atrapalha não apenas o processo de emagrecimento, mas a saúde física e emocional das pessoas.

Reflita se isso ocorre na sua vida e tente perceber de que modo poderia mudar. Se for com a sua família, quais combinados você pode fazer? Se for no trabalho, existe a possibilidade de comer com pessoas diferentes, mesmo que de vez em quando. Ter um "respiro", um período de paz ao comer vai fazer muito bem ao seu processo de autoconhecimento e de respeito ao seu corpo.

7. Outros pontos importantes sobre a sua saciação

- Assegure-se de chegar à refeição com uma fome moderada, pois se estiver faminto demais as chances de exagero aumentam de maneira considerável. Respeitar a intensidade da fome é um dos principais pontos para conseguir respeitar também a saciação.

- De quinze a trinta minutos antes da refeição tome um bom copo de água, de 300 mililitros a 500 mililitros — se precisar coloque um alarme no celular para ajudar a lembrar.

- Antes de se servir, respire profundamente e com calma de três a cinco vezes, de preferência de olhos fechados e sentindo seu coração bater.

- Se estiver em um restaurante do tipo bufê, analise com atenção todas as opções disponíveis antes de começar a se servir e faça suas escolhas.

- Sente-se para comer. Se possível, tente encontrar um lugar agradável para fazer a refeição.

- Se você tem comportamento mais impulsivo, experimente deixar na mesa apenas a salada e os legumes, e se sirva dos demais componentes da refeição na cozinha. Desse modo, se quiser repetir, você deverá se levantar para pegar mais, o que já ajuda a sair do automático e a refletir sobre essa escolha. Outra opção é não colocar porções grandes nas travessas — quanto mais comida é servida, mais tendemos a comer.

- Cuidado com a variedade de itens, escolha o que mais o apetece — quanto mais coisas diferentes você pegar, maiores são as chances de exagerar.

- Prefira pratos, potes, copos e utensílios coloridos e em um tamanho padrão: cuidado com a moda dos pratos grandes.

- Nem seu corpo nem sua saúde são latas de lixo. Se você come para não desperdiçar, lembre-se de que você pode guardar o que sobrou para outro momento e que de nada adianta comer para não jogar fora se isso pode ser uma ameaça para a sua saúde e, com o tempo, fazer até mesmo que precise tomar medicamentos.

- Se ainda estiver na dúvida, pense na atividade do alimento neutro e faça o meu "Desafio das três garfadas". Eu o desenvolvi para o meu livro *A dieta ideal* e é um modo de estar presente no momento da refeição e ajudar a perceber a saciação. Entre cada garfada, descanse o talher à mesa, mastigue atentamente o alimento e se pergunte

1ª garfada — Está gostoso?

2ª garfada — O que me agrada neste alimento?

3ª garfada — Quão faminto ainda estou?

Quando achar que está saciado se questione: se a única coisa que estivesse servida agora para eu comer fosse _____ (pensar na opção neutra que colocou anteriormente), eu me serviria de mais uma porção e comeria?

Acima de tudo, lembre-se de que esse é um processo e que, com o tempo e a continuidade desse treinamento, você estará cada vez mais preparado para perceber sua saciação e terá dado um grande passo em direção à sua saúde.

Depois de respeitar a saciação, agora é a vez da saciedade...

SACIEDADE

O quão sustentável um processo será está relacionado a o quanto você entende e respeita suas necessidades corporais — e isso está diretamente relacionado ao autoconhecimento para saber os tipos de refeição que o saciam e se organizar para ter essas opções disponíveis no dia a dia.

Antes de começar as dicas, é importante ter em mente que o mesmo alimento pode fornecer saciedades diferentes em dias diferentes. Isso ocorre porque, além de a nossa fome e as necessidades não serem as mesmas todos os dias, o que comemos nas refeições anteriores e nos dias anteriores também vai influenciá-la diretamente.

Sendo assim, se um dia você perceber que está com uma fome maior do que a habitual, tente refletir um pouco sobre como foram as suas últimas refeições e o seu dia. Muitas vezes só de fazer essa reflexão já encontramos uma explicação possível. Nesse momento a organização é fundamental, e isso significa ter à disposição alimentos de que você gosta e que lhe fazem bem.

1. Garanta que está bem hidratado

Assim como já dissemos, a sede pode tanto aumentar nossa percepção de fome quanto diminuir a de saciedade. Se você está em dúvida se está mesmo com fome, minha dica é que tome um bom copo de água ou um chá sem açúcar — pode ser gelado, quente e do sabor que quiser, o objetivo aqui é se manter bem hidratado. Muitas vezes beber água faz com que a sensação de fome diminua de maneira significativa. Se for fome mesmo, ela voltará depressa, mas se for sede, a água ou o chá saciará por um bom tempo.

2. Teste diferentes combinações

Existem diversos fatores que precisam ser levados em conta quando tentamos entender a capacidade que um alimento tem de nos manter saciados. Vou dar um exemplo do que acontece comigo.

Sou o tipo de pessoa que não precisa variar muito o café da manhã e, com o tempo, fui percebendo que a refeição que eu fazia, apesar de muito gostosa, não me saciava por muito tempo. Na época eu consumia um café com leite e comia um sanduíche de pão artesanal com queijo derretido e orégano. Isso passou a me incomodar, pois eu ficava com muita fome no meio da manhã, entre os atendimentos na clínica, e isso, além de tirar minha concentração, mexia com o meu humor. Comecei então a testar diferentes possibilidades e percebi que trocar queijo por ovo mexido já aumentava significativamente a minha saciedade. Porém, um dia testei e me rendi às receitas de panquequinha e cheguei a uma que me sacia o bastante para chegar ao almoço tranquila, muitas vezes sem nem pensar em comida durante a manhã.

Acordar cedo e fazer uma panquequinha pode parecer trabalhoso para alguns, mas aos poucos fui aprendendo como funciono e o que faz sentido para mim. Se alguém me dissesse anos atrás que de manhã eu ia acordar e preparar um café da manhã como esse eu não acreditaria. Eu era uma pessoa que acordava e comia o que fosse mais fácil e rápido, mas fui percebendo que essa correria logo cedo deixava meu dia mais tumultuado. Preparar esse café da manhã é uma maneira de me reconectar, entender como estou naquele dia. Hoje, organizo minha agenda honrando ao máximo esse momento.

Agora é a sua vez! Anote algumas refeições e combinações que você queira testar. A ideia é que, depois de comer, você anote o horário da refeição e por quanto tempo ela o saciou. Lembrando que, se você chega à refeição seguinte com uma fome muito grande (nota nove ou dez), isso significa que você deveria ter comido algo antes, ou que a refeição anterior não o saciou até aquele momento. Se isso ocorre com frequência, coloque um alarme para uma hora antes do horário dessa refeição e questione o tamanho da sua fome. Por exemplo, se a sua refeição teste foi um lanche da tarde às cinco horas e você chegou para jantar às oito morrendo de fome, isso significa que essa refeição não o sacia nem por duas horas e meia. Talvez seja importante fazer algum ajuste no lanche ou antecipar o jantar.

A ideia é testar refeições que façam sentido para você, dentro da sua cultura e dos seus hábitos. Porém, gostaria que você também testasse as dicas que passei aqui, como se manter bem hidratado durante o dia, garantir que não está comendo pouco e que está com o sono bem regulado.

Lembre-se ainda de que sabemos que alguns tipos de nutrientes e de alimentos tendem a fornecer mais saciedade, por isso capriche na qualidade e no sabor deles. Você sente alguma diferença quando capricha mais nesses alimentos? De que maneira você acha que conseguiria adaptar alguma dessas refeições para a sua rotina, de modo a obter um tempo de saciedade maior?

Isso é importante porque de que adianta você descobrir que consumir dois ovos mexidos de manhã o sacia se você não tem tempo para fazer isso? Nesse caso, talvez seja interessante a opção de, em vez de comer os ovos mexidos, consumi-los cozidos, porque você pode preparar vários em um dia, deixá-los já descascados em um pote na geladeira e apenas esquentar rapidinho quando acordar. Precisamos aliar qualidade e praticidade. Mesmo a panquequinha que eu como todos os dias poderia ser feita em um único dia e ser apenas aquecida (ou não) antes de comer. Tenho uma paciente que faz isso. Aos domingos ela já prepara as panquequinhas da semana e deixa em um pote na geladeira.[44] De manhã ela logo aquece no micro-ondas ou na frigideira e pronto.

Faça esse teste para diferentes refeições do dia, sobretudo aquelas em que você sente que a sua dificuldade é maior.

3. Papel da atividade física e do treinamento na saciedade

Apesar de muitas pessoas acharem que o exercício aumenta a fome, isso pode variar e muito, tanto de uma pessoa para outra quanto conforme o tipo de treino.

O treino do tipo aeróbio, como caminhada, corrida e bicicleta, tende a melhorar a percepção e até aumentar a saciedade. Mas nem todos funcionam assim: a natação ou o treino na água pode aumentar a fome. Uma das explicações para isso é que a nossa troca de calor com a água faz com que aumente a nossa demanda de energia. Também os treinamentos de força, como musculação, treinamento funcional e crossfit, são modalidades que podem aumentar a fome para algumas pessoas.

O efeito de diferentes tipos de treino também depende da intensidade e ocorre depois que o corpo "esfria". Logo depois de um treino intenso há uma grande supressão da fome — só depois de um tempo ela tende a aumentar, e, em alguns casos, pode aumentar de forma voraz. Por isso, se você já percebeu esse efeito em você, organize-se! Responder à fome enquanto ela ainda não é muito grande é uma importante chave para o sucesso.

Como o efeito do treinamento na saciedade é variado, é fundamental ter um olhar curioso sobre como você responde. Porém, tente perceber se você não é um compensador e se a fome aumentada que sente não é física mas emocional, talvez um merecimento por ter treinado, afinal de contas depois de tanto esforço você mereceria uma porção maior de comida...

4. Pense sobre a sua última refeição e seu dia

Depois que começamos a entender como o nosso corpo funciona, se sentimos uma baixa saciedade em um dia específico é essencial refletirmos tanto sobre o que comemos naquele dia quanto se faz sentido nosso corpo estar "pedindo" comida mais depressa que o habitual. Reflita também sobre a sua demanda física naquele dia: será que você ficou mais ativo e sua necessidade está aumentada ou está querendo comer por algum outro motivo? Esses dois passos são fundamentais porque o processo de digestão e de absorção de nutrientes da refeição não muda tanto de um dia para o outro. Logo, se você está sentindo que nada o sacia é importante pensar sobre o porquê disso.

Enquanto escrevo esta parte estou me identificando e rindo. Isso porque justamente hoje, além do meu treino habitual, fui e voltei de bicicleta para o trabalho e o dentista. Depois do treino tomei meu café habitual e não comi mais nada. Apesar de morar perto do trabalho, o trajeto tem algumas boas subidas e cheguei em casa exausta e com muita fome. Era quase uma e meia da tarde. Almocei bem, mas duas horas depois eu já estava querendo comer de novo. Foi quando percebi que fazia sentido o meu almoço habitual ter me saciado menos hoje, já que meu gasto foi maior que o habitual. Então, antes que a fome se intensificasse ainda mais, atendi aos sinais do meu corpo, antecipei meu lanche e segui com meu dia mais atenta às minhas necessidades.

Apesar de poder variar, existe certo padrão referente a o quanto um determinado alimento ou refeição é capaz de oferecer saciedade. Quando estamos conscientes e em sintonia com o nosso corpo, grande parte do tempo conseguimos entender algumas dessas oscilações — nem sempre todas (não se cobre tanto). Perceber quando se trata de uma necessidade física aumentada de alimento e de nutrientes e, quando necessário, responder a ela de modo proporcional, ou se estamos com uma fome aumentada porque estamos comendo alimentos que não dão saciedade.

De um modo geral, para trabalhar sua saciedade é preciso:

- adequar a qualidade e a quantidade de alimentos;

- priorizar sempre preparações com alimentos in natura;

- testar diferentes opções e descobrir qual o sacia mais;

- manter-se bem hidratado com água ou chás;

- organizar seu ambiente para que não tenha muitas opções à vista;[45]

- manter-se fisicamente ativo;

- pensar na sua última refeição, qual o horário e composição dela e se faz sentido você já estar com fome.

Mesmo estando atento a todos esses fatores, se você ainda se percebe comendo sem ter fome ou com dificuldade para parar de comer mesmo sabendo que já atingiu a saciação, isso significa que agora está na hora de começar a trabalhar um dos principais motivos pelos quais comemos: o comer hedônico ou a vontade de comer.

14. Por que eu como mesmo estando saciado?

Em meu primeiro livro usei uma frase de que gosto muito: "Coma quando estiver com fome e pare quando estiver saciado". Simples, mas nem por isso fácil. Isso porque pode ser mais fácil entender e atender as demandas do corpo do que as da "alma".

Você já reparou como quase tudo é motivo para comer?

Está frio, um chocolate quente para esquentar.

Dia de chuva é ocasião perfeita para um bolinho de chuva ou um café com bolo.

Conseguiu terminar o projeto? Vamos comemorar.

Está triste, que tal um docinho?

Não tem nada para fazer, ou tem muita coisa para fazer, você abre a geladeira e fica analisando o que tem para comer.

Ou simplesmente porque viu, sentiu o cheiro, alguém comentou sobre e deu vontade...

Afinal, por que isso ocorre?

Quando falamos da vontade de comer, estamos falando de uma fome que é aprendida. Esse aprendizado ocorre por um emparelhamento de estímulos no qual o nosso cérebro percebeu que aquele alimento é capaz de fornecer não apenas os nutrientes de que ele precisa, mas também prazer. Sendo assim, para garantir que você vá consumir aquele alimento, ele estimula a produção do hormônio da fome, a grelina, fazendo com que a pessoa que estava apenas com vontade passe a sentir também fome física.

Esse aprendizado foi reforçado durante a nossa história de vida. Quando ficávamos tristes e alguém nos dava comida; quando só podíamos comer sobremesa se nos comportássemos bem; quando éramos punidos com comida; quando comíamos ao nos sentirmos angustiados e então sentíamos um alívio.

Apesar de ser necessário que esses eventos ocorram algumas vezes para se tornarem condicionados, dependendo da intensidade uma única vez pode ser suficiente. Isso tanto para o lado positivo quanto para o negativo.

Imagine que você comeu um risoto de camarão e algumas horas depois teve uma intoxicação alimentar e passou muito mal. Depois de um evento desses pode ser que apenas de ver ou sentir o cheiro de camarão ou só de lembrar você já sinta enjoo. Uma experiência pode criar associações de modo intenso, seja para o bem ou para o mal.

Quando comemos algo, a experiência como um todo influencia a nossa expectativa e o prazer. Quando escrevo que tudo influencia, é tudo mesmo. Desde o ambiente, o barulho do local, o clima, a companhia, o que você já ouviu sobre aquela comida, a expectativa que criou e como as pessoas à sua volta reagem.

Uma amiga uma vez postou um vídeo dos filhos, na época com três e cinco anos, comemorando porque era noite de pizza com sorvete. No vídeo ela falava: "Sabe o que vamos jantar hoje? (e gritava feliz) Pizza e sorvete!". As crianças então pulavam de felicidade e gritavam "Pizza! Sorvete! Pizza! Sorvete!".

Um momento de felicidade que fica gravado no nosso cérebro. A questão aqui não é julgar aquele acontecimento específico, afinal toda criança ama pizza e sorvete (e muitos adultos também, até eu adoro um jantar desses). É entender como as nossas experiências ensinam e condicionam.

Em um futuro talvez não muito distante, ao sentir cheiro de pizza ou vislumbrar um sorvete, a simples ideia da disponibilidade desses alimentos pode fazer o estômago começar a roncar de imediato, clamando por eles. Esse desejo da fome hedônica é uma grande questão na alimentação de muitas pessoas e uma barreira para o emagrecimento e para a saúde. A fome hedônica é comandada por dois hormônios de que você já deve ter ouvido falar: a dopamina e a serotonina.

DOPAMINA E SEROTONINA: O CONFLITO ENTRE PRAZER E FELICIDADE

A dopamina e a serotonina são tipos de endorfinas, hormônios produzidos sobretudo pelo cérebro. A origem da palavra endorfina vem de "endo", que significa dentro, e "morfina", uma substância analgésica, que tira a dor. Elas atuam não apenas tirando a dor, o que já traz muito alívio, mas também fornecendo uma sensação de bem-estar. E não é só isso: como você deve saber, quando falamos de corpo humano as coisas nunca são tão simples.

No cérebro existe uma complexa rede de regulação dos estímulos e de sensações de bem-estar, de prazer e recompensa composta de diversos hormônios. Além deles, existem outras endorfinas responsáveis pelo sentimento de satisfação e prazer; o sistema endocanabinoide, relacionado à tranquilidade e à felicidade; e a famosa ocitocina, que é um hormônio relacionado ao acolhimento e vínculos — um modo rápido de aumentar a produção desse hormônio é pelo abraço.

A serotonina regula nosso humor, nosso sono, nossa atividade motora, nossas funções cognitivas e nosso estado ansioso, e está relacionada também com a nossa alimentação. Alterações na atividade da serotonina, como uma diminuição ou um problema no receptor, aumentam o desejo por doces e por carboidratos.[1]

Já a dopamina é um neurotransmissor muito estudado por seu papel em comportamentos viciantes. Ela possui uma atividade bastante particular, pois, apesar de ser um hormônio em geral relacionado com o prazer, sua função é estimular nosso desejo por algo, nossa motivação em buscar o que queremos.[2] Evolutivamente ela teve um papel crucial para garantir a sobrevivência da nossa espécie por estimular a busca por algo que estivesse em falta. Lembra da mente da escassez? Os principais fatores da motivação são comportamentos relacionados à sobrevivência, entre eles comer, beber, fazer sexo, buscar segurança e conforto e ser querido pelos outros.

Estudos mais recentes demonstram que a dopamina está diretamente relacionada àquela sensação antecipatória que temos, quase um frio na barriga ou uma inquietação antes de fazermos algo que fornecerá algum tipo de recompensa — o que ocorre também na alimentação. Imagine uma pessoa que ama doces e que se propôs a cortá-los de forma radical da alimentação. Como vivemos em uma cultura na qual eles são, além de valorizados, abundantes, pode chegar um momento em que o desejo será tão grande que vai gerar uma inquietação e uma ansiedade que podem aumentar a ponto de a pessoa não resistir e comer. Essas sensações estão relacionadas à dopamina.

O interessante sobre a dopamina é que ela é liberada com maior intensidade quando o comportamento é uma novidade. Estudos em animais demonstram que quando eles recebem comida de modo inesperado sua liberação de dopamina é muito alta. Porém, com o passar dos dias, se eles permanecerem recebendo aquele mesmo alimento no mesmo horário, a liberação diminui de forma significativa. Logo, *a dopamina é o hormônio do prazer, da recompensa, da motivação e da novidade!*

Uma vez que já conseguimos algo e que aquilo passa a ser comum, a liberação de dopamina diminui de forma expressiva. Esse é o princípio da habituação: quanto mais somos expostos a um determinado evento ou estímulo dentro de um curto espaço de tempo, menor será nossa resposta a ele. Uma vez que algo se torna comum, a excitação relacionada àquele comportamento diminui.

O problema? É que enquanto antigamente as opções de alimento eram limitadas e variavam conforme as estações do ano, hoje a indústria garante uma oferta quase ilimitada de opções altamente palatáveis. Para se ter uma ideia, em 2013 foi feito um levantamento mostrando que os supermercados americanos ofereciam mais de 44 mil itens, e, como sabemos, quase toda semana tem novidade. Como se habituar diante de tanta oferta?

Lembra do australiano que perdeu peso comendo apenas batatas? A monotonia do que comia explica boa parte de por que aquela dieta funcionou para ele. Segundo ele mesmo, uma alimentação com muita variedade sempre foi difícil, pois, por ser impulsivo, ele exagerava com frequência, o que fez com que ganhasse muito peso e ficasse obeso. Ao deixar sua alimentação extremamente monótona, ele diminuiu o fator da recompensa, a dopamina.

Esses dois hormônios estabelecem quase que uma dança entre o prazer, intenso e efêmero, versus a felicidade, serena. A serotonina faz a pessoa se sentir bem, tranquila, com foco e feliz, enquanto a dopamina está relacionada com motivação, produtividade, realização. Agora pense, o que é mais valorizado no mundo em que vivemos: a serenidade ou a produtividade? Vivemos no mundo da dopamina.

O problema? A dopamina realiza uma hiperestimulação dos neurônios — e quando eles são estimulados, tanto em intensidade quanto em frequência, podem diminuir e morrer. É um mecanismo de defesa: quando há constantemente um grande estímulo de dopamina, o neurônio diminui o número de receptores para diminuir sua atividade. Desse modo, para a pessoa ter a mesma sensação, ela precisa aumentar a dose; então um novo ciclo se inicia até criar uma tolerância àquele estímulo. Com o tempo, esse ciclo ocasiona uma dessensibilização dos neurônios que faz com que mesmo o consumo de grandes doses não produza a sensação desejada — esse é o princípio do vício.

Enquanto a dopamina é excitatória, a serotonina não, pois ela não tem o efeito de superestimular os neurônios.[3] Outro grande problema é que, em algumas situações, *a dopamina diminui a liberação de serotonina.* Isso significa que quanto mais dopamina uma pessoa produz, mais prazer instantâneo ela obtém e menos ela produz o hormônio da felicidade e da serenidade.

No mundo atual, o mundo da dopamina, as experiências e feitos precisam ser incríveis para terem valor. A pessoa sempre está no melhor restaurante, comendo a carne mais incrível, hospedada no hotel mais excepcional, tendo a noite mais linda da vida, a amiga mais amada, sendo atendida pelo profissional mais competente da área, fazendo o curso mais revolucionário... (Nossa, me canso só de lembrar, mas não é assim na ostentação do Instagram?) Tudo muito intenso, tudo muito estimulante, tudo guiado pela dopamina.

A busca pelo prazer está deixando as pessoas infelizes. Elas confundem prazer com felicidade e em vez de buscar serenidade buscam uma excitação constante, mas o efeito da dopamina passa rápido e precisa ser sempre reestimulado. Uma frase que ouvi resume bem o tema: *quanto mais prazer você procura, mais infeliz você será.*

Entre essas fontes de prazer imediato, estimuladas pela dopamina, o consumo de alimentos é uma atividade de fácil acesso, grande recompensa e muita variedade. E a indústria alimentícia, sabendo bem disso, usa e abusa da sua comunicação para fazer com que as pessoas permaneçam consumindo e confundindo prazer e felicidade.

DOPAMINA E ALIMENTAÇÃO

Para entender quão poderosa é a dopamina, em um estudo pioneiro de 1954 os pesquisadores colocaram eletrodos conectados ao cérebro de ratos estimulando a liberação de dopamina toda vez que eles pressionassem uma alavanca com a cabeça. Como resultado esses animais ficavam o tempo todo pressionando essa alavanca, diminuíram drasticamente seu consumo alimentar e repetiam o comportamento ao ponto de se machucarem e chegarem à exaustão.[4]

Esse tipo de resposta, na qual há um prejuízo direto resultante do comportamento, levou os pesquisadores a questionar o motivo que fazia com que os animais permanecessem pressionando a alavanca e pondo sua vida em risco. Será que a dopamina estaria mesmo relacionada ao prazer? Será que o prazer é tão grande que faz com que o sofrimento e o risco compensem?

A liberação de dopamina ocorre em três momentos distintos. O primeiro, em resposta à antecipação do prazer que teremos ao comer. É nele que a indústria se concentra em suas propagandas, lembrando ao consumidor o quão prazeroso é aquele produto, como ele lhe fará bem e como você merece tudo isso!

O segundo e terceiro momentos de liberação de dopamina ocorrem após o início da refeição e foram abordados em um interessante e recente estudo com milk-shakes.[5] Os autores verificaram que o consumo de milk-shake ativou diversas áreas no cérebro em dois tempos diferentes: uma liberação imediata, relacionada ao sabor do alimento, e uma mais atrasada, de quinze a vinte minutos depois do início da refeição e que, segundo os autores, parece estar relacionada ao conteúdo nutricional do alimento consumido. É como se o circuito cerebral de dopamina servisse como um sensor tanto do prazer quanto da qualidade nutricional, estimulando o consumo de determinados alimentos.

Se antes você tinha alguma dúvida de que estar em um ambiente com muita comida à disposição, ficar vendo as pessoas cozinhando na TV ou ver fotos de comidas nas mídias sociais estimulava a sua fome, agora você já sabe. Esse tipo de comportamento nos estimula a comer mesmo na ausência prévia de fome física. E se você estava com fome antes, seu efeito será ainda mais intenso.

ROBERTO E A FOME DE QUERER

Desde pequeno Roberto sempre teve uma questão com peso e já tinha feito muitas dietas restritivas na tentativa de emagrecer. Sua última tentativa havia sido uma restrição de carboidratos intensa na qual perdeu 10kg, resultado que conseguiu manter por alguns meses, mas depois recuperou tudo e me procurou por indicação do seu terapeuta.

Sua alimentação sempre foi conturbada, mas Roberto percebeu que piorou muito depois das dietas e agora apresentava episódios compulsivos esporádicos. Com a chegada da pandemia da covid-19, ele percebeu que ficou muito mais permissivo. Só de ouvir alguém falar sobre um determinado alimento isso já gerava um desejo enorme e ele dava algum jeito de conseguir comer aquilo. Considerando que estamos na cidade de São Paulo, onde quase qualquer alimento está a alguns cliques de distância nos aplicativos do celular, toda vez que ele desejava algo era só pedir.

Roberto é médico, e em seu trabalho a sala de repouso é cheia de comidas, de iogurte e frutas a croissants e bolos recheados. A tentação é grande quando, depois de horas de trabalho, ele se depara com todas aquelas opções. Por mais que conseguisse se controlar na frente dos colegas, a comida não saía da sua cabeça, e quando chegava em casa ele comia em grande quantidade. Tudo o que via ou falavam sobre comida, ele pedia em casa.

Além de uma dificuldade grande em resistir aos seus impulsos e desejos,[6] de dizer "não" para si mesmo (e talvez para outras coisas na sua vida), ele estava sobrecarregado. Estava concluindo uma importante pós-graduação, com privação de sono extrema — ele trabalhava em um esquema de turnos e não dormia duas vezes na semana. Somado a isso, Roberto tinha um histórico de depressão e de síndrome do pânico cujos sintomas voltaram com a pandemia. Morava sozinho e uma das poucas fontes de prazer na sua vida era comer, o que, ao mesmo tempo que trazia alívio, trazia também muita angústia e medo de engordar ainda mais.

....

Roberto, além de não atender uma das necessidades básicas do corpo — o sono —, parecia preso ao que alguns pesquisadores chamam de ciclo da dopamina — a busca constante pelo prazer e alívio. Para cuidar da sua saúde era preciso sair desse ciclo.

O professor Lustig, da Universidade da Califórnia, tem um livro sobre o tema intitulado *The Hacking of the American Mind: The Science Behind the Corporate Takeover of Our Bodies and Brains* (em tradução livre seria algo como: O hackeamento da mente americana: a ciência por trás do controle corporativo do nosso corpo e mente), no qual ele aborda quatro comportamentos fundamentais para todo mundo que deseja sair desse ciclo:

1. Conexão com outras pessoas: o olho no olho é uma fonte de satisfação e de conexão importantes para a nossa felicidade. E não vale conexão via celular ou redes sociais, precisa ser ao vivo. Dados mostram que o uso de redes sociais pode estar relacionado com a infelicidade, porque são uma grande fonte de busca por prazer imediato, pela curtida, ou seja, governado pela dopamina.

2. Contribuição: doar um pouco (ou muito) de si mesmo, realizar algum ato altruísta, como uma atividade de voluntariado ou filantropia, aumenta o sentimento de valor da pessoa e é um passo importante para a nossa felicidade;

3. Autocuidado: muito é dito sobre a importância do autocuidado na nossa qualidade de vida, mas o autor foca em alguns pontos que julga primordiais, como a quantidade e qualidade do sono, a importância dos momentos de lazer, parar de fazer várias coisas ao mesmo tempo, entender qual é o próprio ritmo, estar atento ao momento presente e a prática regular atividade física, que é uma das principais maneiras que o corpo tem de produzir endorfinas, incluindo dopamina e serotonina.

4. Cozinhar: além da importância de uma alimentação rica em alimentos in natura de modo geral, o ato de cozinhar propicia uma maior conexão com a comida e com a família. Cozinhar é também uma forma de doação para quem você está cozinhando e deve ser valorizado na nossa rotina. Além disso, o autor fala de dois nutrientes que em geral consumimos pouco: triptofano e ômega-3. O triptofano, um aminoácido essencial para a produção de serotonina, é encontrado na banana, nos peixes, nos laticínios, no grão-de-bico, no mel e no cacau. De fato, um estudo verificou diminuição de sintomas depressivos e da ansiedade ao fornecer uma dieta rica em triptofano para adultos saudáveis. Já o ômega-3 — que em diversos estudos é relacionado com melhor atividade neural — é encontrado sobretudo nos peixes, nas sementes e castanhas, alimentos, de modo geral, pouco consumidos pelos brasileiros.

Ao ler o caso de Roberto, alguns de vocês podem ter pensado que ele tinha vício em comida. Ele mesmo, quando chegou, disse: "Sou viciado, não consigo me controlar". Mas será que isso existe mesmo?

15. Vício em comida e em comer

O vício se caracteriza pela perda de controle, aumentada motivação pela busca e uma persistência em continuar utilizando ou apresentando determinados comportamentos apesar das consequências negativas. A substância (ou comportamento) viciante atua diretamente em estruturas cerebrais, ocasionando uma alteração no seu funcionamento e em sua anatomia, e seu uso crônico resulta em um aumento da tolerância e da necessidade de consumo em quantidades cada vez maiores. Apesar de saberem dos estragos que o vício traz para suas vidas, as pessoas viciadas não conseguem parar mesmo não sentindo mais prazer com o comportamento viciante.[1] Elas se tornam dependentes.

Enquanto alguns pesquisadores entendem que qualquer comportamento que gera prazer pode viciar, outros não têm o mesmo entendimento,[2] por isso há certa divergência sobre o assunto, especialmente no que se refere à alimentação. Porém, um ponto em comum entre todos em relação ao vício é a atuação da dopamina. Estudos em animais mostram que uma dose baixa de cocaína é capaz de aumentar em três vezes a concentração de dopamina; o sexo aumenta em duas vezes; comportamentos prazerosos, como escutar uma música de que gosta,[3] brincar com os filhos ou encontrar os amigos, também aumentam a produção de dopamina. Muitos comportamentos aumentam a dopamina e nem por isso são considerados viciantes.

No que diz respeito à alimentação, apesar de os alimentos liberarem dopamina, o seu efeito é diferente. Enquanto os alimentos aumentam a produção e a liberação pré-sináptica de dopamina sem alterar os mecanismos de recaptação, a cocaína, por exemplo, inibe a recaptação, o que potencializa a ação desse hormônio. Isso faz com que a intensidade da sensação seja muito diferente.

Outro fator comum em todos os vícios é o aumento da tolerância e a necessidade de doses cada vez maiores.[4] A tolerância está relacionada a uma diminuição do número de receptores de dopamina, do tipo D2. Logo, se a comida de fato vicia, as pessoas deveriam comer cada vez mais para satisfazer sua necessidade, gerando um ganho de peso significativo.[5] Desse modo, seria compreensível imaginar que pessoas com obesidade apresentariam uma alta prevalência de vício em comida. Porém, uma meta-análise de 2016 avaliou 33 estudos e verificou que apenas um deles encontrou uma leve relação entre essa diminuição de receptores de dopamina e a obesidade ou sobrepeso, enquanto outros 32 estudos apontaram de modo consistente que não há relação.

O que sabemos que existe é uma adaptação do paladar que pode ser revertida.[6] De um modo geral, quando a pessoa aumenta a quantidade de açúcar que come é porque diminuiu a percepção dele em alimentos menos açucarados. Esse efeito está diretamente relacionado a uma adaptação do paladar, e não aos receptores de dopamina. Esse efeito, ao contrário do das drogas, pode facilmente ser revertido. E não é apenas o açúcar: o mesmo ocorre com a gordura[7] e com o sal.[8] Quanto mais a pessoa consome mais o paladar se adapta a essa quantidade, necessitando de doses cada vez maiores para sentir o sabor. E, assim como o açúcar, algumas semanas de uma alimentação com dose reduzida já são capazes de adaptar o paladar de novo, fazendo com que a pessoa tenha o mesmo prazer comendo, só que com uma quantidade bem menor desses nutrientes.

Escrevo isso por experiência tanto pessoal quanto profissional, na minha prática clínica. Eu adoro chocolate. Antes comia tranquilamente vários tipos de chocolate ao leite e amava o branco, mas faz alguns anos que diminuí de forma significativa o consumo de alimentos ultraprocessados. Não me entenda mal, eu adoro e como algumas coisas, mas faço isso pontualmente. Outro dia fui visitar meus pais e levei o chocolate que era o favorito do meu pai, um com amendoim. Ele está tão açucarado que mal conseguimos comer. Sentimos apenas o sabor do açúcar e da gordura, nem sinal do sabor de chocolate.

Uma grande amiga tem um hábito bem interessante: todos os dias ela come uma colher de doce de leite depois do almoço. Diz que gosta dos mais doces, pois isso faz com que ela sacie sua vontade depressa e com uma quantidade boa. Ela faz esse ritual há anos, a tolerância dela não aumentou — todo dia uma colher de sobremesa do doce acompanhando seu café. Aliás, fora esse momento ela tem até diminuído o consumo de açúcar em muitos outros alimentos. Antes colocava um pouco no café, hoje não faz mais isso, e inclusive nas receitas de doces tem diminuído o açúcar e tudo bem.

Uma paciente, por exemplo, ao fazer alguns testes descobriu que enquanto dois quadradinhos de um chocolate branco já saciavam sua vontade de doce, o chocolate ao leite não: ela precisava comer uma quantidade bem maior, exagerando com frequência. Isso não tem nada de vício ou de aumento de tolerância. Aliás, é quase o oposto: acolhimento e autoconhecimento. Eu gosto muito da ideia de fazer o que chamo de ritual do doce, ou daquele alimento que você tanto ama.

RITUAL DO DOCE

A ideia é saborear e apreciar o momento em vez de apenas engolir o alimento em poucos segundos, sem sentir o sabor, sem apreciar, ficando com a sensação de que não foi o suficiente e ainda por cima sentindo culpa.

Quando for comer algo de que gosta, a primeira coisa a fazer é dividir em porções uma quantidade que pense ser suficiente para você saborear. Se você ainda está em uma fase de descompensar com algum tipo de alimento, evite ter quantidades muito grandes dele à disposição. O melhor nessa fase é comprar porções individuais para que você possa refletir antes de abrir uma segunda ou terceira porção.

Sente-se em um lugar tranquilo, deixe de lado o celular, o computador e qualquer outra distração por alguns segundos e respire antes de comer. Imagine o sabor que aquele alimento terá e o quanto você gosta dele, sem julgamento moral. É apenas um momento seu.

Sinta a textura, o aroma, e ao colocá-lo na boca deixe derreter por alguns segundos. Perceba como cada parte da sua boca reage àquele alimento delicioso e como ele a preenche.

Depois de comer uma porção suficiente, sinta o sabor que permanece em sua boca. Ele lhe agrada? Você pode escolher ficar com ele, curtindo o sabor, ou, se ainda for uma dificuldade para você e for despertar a vontade por mais, escove os dentes, beba um bom copo de água e volte aos seus afazeres.

Agora, se você ama comer um doce, mas tem muita dificuldade em incluí-lo na sua alimentação de modo equilibrado, uma pergunta que você pode se fazer é se você está se permitindo ou sendo permissivo. Ser permissivo consigo mesmo é como aquele "tapinha no ombro" como querendo dizer: "Está tudo bem, eu mereço!". Esse tipo de comportamento pode criar o que chamo de um corpo "mimado", que qualquer vontade, por menor que seja, precisa ser atendida. Se permitir é importante quando se tem um desejo grande por alguma coisa, mas a permissividade pode ser um problema. Saber entender e atender os desejos genuínos é uma habilidade que precisa ser treinada. Então, quando for comer algo se questione: "Estou me permitindo ou estou sendo permissivo?".

Como é gostoso poder comer o que se gosta, não é mesmo? Então saboreie intensamente!

Se a comida aumentasse a tolerância seria muito comum conhecer pessoas que começaram comendo uma fatia de bolo ou torta e depois de alguns meses já comiam a torta inteira. Agora pense: quantas pessoas você conhece que comem doces? Quantas perdem o controle a ponto de sair no meio da madrugada se a fissura aparecer, como acontece com as drogas? E em quantas delas esse aumento da dose aconteceu trazendo sérios prejuízos para a vida delas?

Algumas pessoas apresentam perda de controle e exagero quando comem determinados alimentos, mas esse comportamento normalmente está relacionado àquelas que possuem muitas regras e crenças em relação à alimentação e acham que não poderiam comer aquilo. Uma vez que "saem da dieta", comem em grande quantidade e às vezes com falta de controle. Esse descontrole alimentar pode estar relacionado a um episódio compulsivo ou ao comer emocional, mas não a um vício.

Vale destacar que uma das causas de tanta polêmica em relação ao assunto é que há uma enorme confusão entre o que seriam as características de um vício em comida e um episódio compulsivo. É comum ler artigos científicos cujo título é sobre vício, mas ao ler logo percebemos que estão relatando um episódio compulsivo.

Enquanto vício é tratado retirando a substância ou o comportamento, a compulsão alimentar, que é um transtorno alimentar, é tratada melhorando a relação da pessoa com a comida, trabalhando suas crenças e seus gatilhos. Outro fato interessante que você pode reparar é que *muitas vezes essas pessoas que se dizem viciadas em açúcar são as mesmas que possuem um relacionamento muito ruim com o corpo e com a comida.* Isso pode gerar um padrão dicotômico com a alimentação do tipo tudo ou nada: ela tenta ficar sem comer e, quando não consegue, se empanturra. Lembra do "já que"? Isso não é vício, é um relacionamento inadequado com a comida.

Reflita comigo. O vício mais comentado em relação às comidas é o açúcar, correto? Quantas vezes você já ouviu falar sobre isso? Agora pense: todo mundo tem açúcar em casa. Porém, se essas pessoas que se dizem viciadas não tiverem nada para comer em casa, quantas delas pegariam uma colher e comeriam açúcar diretamente do pote, ou fariam uma calda de caramelo e comeriam?

A questão da abstinência, um fator importante para caracterizar o vício, também pode ser bastante discutida, pois os sintomas de abstinência nos vícios variam muito, mas de modo geral são bem fortes. A abstinência de cocaína pode desencadear depressão, e a de opioides e analgésicos tem episódios de diarreia, por exemplo. Já em relação aos doces e às comidas não há abstinência; o mais próximo disso seriam pensamentos obsessivos com o tema. E mais uma vez, aqui o chamado vício em comida parece estar relacionado muito mais à atitude, à mente da escassez e ao estigma que a pessoa tem sobre a comida do que a um efeito do alimento por si só.

Uma coisa em comum com o vício (e com quase todos os comportamentos) é que o ambiente influencia como gatilho para a alimentação. É relativamente comum ouvir de pacientes que se julgam viciados em doces, por exemplo, que quando estão viajando de férias nem se lembram de comer o alimento que seria seu vício.[9] Tive uma paciente que se dizia viciada em chocolate, mas durante suas férias na praia dividia a sobremesa com o namorado depois do almoço e só. Ao perceber isso durante a consulta, quando voltou, ela comentou que "tinha tanta coisa acontecendo que o doce não era tão importante".

Um estudo com alcoólatras avaliou a fissura deles por bebida quando estavam em casa ou andando pela rua. A sensação aumentava toda vez que eles passavam perto de um bar. Isso acontece porque o gatilho ambiental é muito importante no vício. Outro estudo verificou que 35% dos soldados que lutaram na guerra do Vietnam usaram heroína. Um ano depois de voltar para casa apenas 5% continuaram usando, e três anos depois esse número subiu para 12%,[10] mesmo assim muito abaixo da média, considerando que há estudos que mostram que 90% dos usuários de heroína voltam ao uso depois de passar por reabilitação.[11]

Em 1979, um experimento causou certo alvoroço e se tornou muito popular. A hipótese do pesquisador era que a dependência de drogas estava diretamente relacionada ao ambiente no qual as pessoas vivem. Esse experimento ficou conhecido como Parque dos Ratos, ou Ratolândia.[12] Nele, os animais estavam separados em dois tipos diferentes de gaiolas e tinham acesso à morfina. Uma gaiola era bem solitária, sem qualquer estímulo, e a outra, além de muito maior, continha mais ratos e era um ambiente enriquecido com objetos para brincarem, rodas de exercício e até companheiros para namorar. Os pesquisadores verificaram que os animais na gaiola enriquecida consumiam muito menos morfina que os animais isolados.

Na época, o autor, Bruce Alexander, chegou a dizer: "addiction isn't you, it's the cage you live in" ("o vício não é você, mas sim a gaiola na qual você vive", em tradução livre). Esse experimento é passível de muita crítica, e, assim como na ciência como um todo, é preciso muito cuidado com a generalização das descobertas. Apesar disso, esse estudo aumentou o interesse da área científica sobre o efeito do ambiente nos comportamentos viciantes.

O ASPECTO GENÉTICO

O que sabemos sobre as drogas é que existem três perfis de pessoas: as que não gostam e não usam, as que conseguem usar sem que isso interfira nas suas atividades cotidianas e as que se viciam. Essa diferença parece explicada, ao menos em parte, pela genética.

Um estudo mostrou que é possível criar animais geneticamente modificados que, independentemente do ambiente e da manipulação feita, não se viciavam em drogas.[13] O interessante desse estudo e dos desdobramentos dele é que os pesquisadores descobriram que um peptídeo, chamado caderina-13, é capaz de dissociar o consumo de drogas de eventos específicos — ou seja, é como se o gatilho para o uso de substâncias viciantes não existisse.

Outro traço importante é a impulsividade. Existe um tipo de alteração genética, um polimorfismo (Taq1A) no qual a pessoa tem cerca de 30% a 40% menos receptores de dopamina do tipo D2,[14] o que pode fazer com que ela tenha uma maior necessidade de substâncias viciantes para ativar essas áreas do prazer e recompensa do que outras.[15] Considerando esse dado, é possível entender que pessoas com esse traço impulsivo aumentado tenham maior dificuldade do que as outras, inclusive com relação à alimentação.

Na tentativa de classificar alimentos com potencial viciante, um estudo americano perguntou aos participantes quais alimentos eles julgavam com maior potencial, e a lista a que chegou foi:[16]

- Pizza

- Chocolate

- Batata tipo chips (Ruffles, Lays, Pringles etc.)

- Cookie

- Sorvete

- Batata frita

- Cheesebúrguer

- Refrigerante

- Bolo

- Queijo

O interessante a se observar é que nenhum desses alimentos é apenas rico em açúcar, mas é uma combinação dos três nutrientes cruciais: sal, açúcar e gordura. Isso acontece mesmo com os alimentos salgados, que, além de possuírem farinha branca, absorvida rapidamente pelo organismo, muitas vezes sofrem adição de açúcar, como é o caso dos pães de hambúrguer e até de muito pão que se diz 100% integral (tem algum desses na sua casa? Leia a lista de ingredientes e surpreenda-se: lembra do pão do Subway?).

Por meio dessas novas evidências e sabendo que existem pesquisadores que acreditam no vício em alimentos, um tema que tem sido discutido é que, se de fato existirem, os alimentos com o tal potencial viciante seriam como os da lista acima, ou seja, ultraprocessados.[17] Pesquisadores da Universidade Yale desenvolveram há anos uma escala com o objetivo de identificar sinais de vício em comida, e, recentemente, uma das investigadoras do estudo, Ashley Gearhardt, afirmou numa palestra que eles estavam estudando a mudança de vício em comida para vício em ultraprocessados.

Apesar de não concordar com o termo "vício", essa combinação de ingredientes é de fato poderosa. Um estudo mostrou que nosso cérebro é capaz de distinguir e liberar dopamina para alimentos fonte tanto de carboidratos quanto de gordura. O problema é que essa liberação dobra quando os dois são consumidos ao mesmo tempo. Até os experimentos em animais demonstram que, quando a alimentação oferecida é rica em um ou no outro nutriente, eles conseguem controlar bem o que e o quanto comem, assim como demonstrado nos estudos do pesquisador Raubenheimer.[18] Porém, quando a alimentação oferecida é uma mistura de ambos, os animais tendem a exagerar e a ganhar peso.

Imagine que você acabou de comer e está satisfeito e oferecem de sobremesa algo que você adora: sorvete, brownie, torta etc. Quem se diz viciado em doce com certeza aceitaria. Agora imagine se fosse a mesma sobremesa, mas em uma versão light, sem gordura ou sem açúcar. Você ainda aceitaria um pedaço com a mesma intensidade?

Além disso, se existisse vício em açúcar, cujo componente é a glicose, todo alimento que fornecesse glicose também seria viciante para essas pessoas e poderia ser consumido em substituição: "ah, não tem chocolate, vou comer milho". Como você deve imaginar, não é o que acontece!

Talvez você tenha pensado que, se grande parte do problema está relacionada à dopamina, o ideal seria que ela não existisse. Bom, isso também passou pela cabeça de pesquisadores que foram investigar. Eles utilizaram camundongos modificados geneticamente que não produziam dopamina, e o que aconteceu? Os animais eram completamente apáticos e letárgicos a ponto de não terem nem mesmo vontade de beber água ou de comer. Essa apatia era tão grave que colocava a vida deles em risco.[19]

A dopamina aumenta o nosso desejo e motivação por buscar coisas de que temos necessidade, e, para isso, ela estimula a nossa motivação e o nosso prazer. De modo interessante, ela também está relacionada à novidade. Quando a atividade começa a ser recorrente, sua liberação diminui. É por isso que quando a pessoa começa algo ela se sente motivada, mas se ela não encontrar felicidade durante o processo sua motivação diminuirá com o tempo.

O comer é tão reforçador e pode ser problemático porque, *ao contrário de outros comportamentos, que são sempre os mesmos, os sabores e as possibilidades de combinações das comidas são praticamente infinitos*, garantindo formas variadas de recompensa. Por exemplo: as pessoas amam sorvete. Quantos sabores diferentes existem? Quantas marcas, e cada uma com um sabor e uma nuance diferente? Quantas sobremesas com sorvete?

Toda vez que tem algo novo, algo delicioso, a dopamina é liberada, bem diferente do que acontecia com o animal enjaulado que recebia todo dia a mesma comida.

Vivemos em uma época com dopamina garantida para a vida, um perigo sobretudo para pessoas mais suscetíveis genética, fisiológica e até emocionalmente. Mas existem alguns pontos interessantes sobre como lidar com a dopamina na alimentação.

Você se lembra do estudo que mostrou que a liberação da dopamina na alimentação ocorre em dois momentos cruciais — de modo imediato, relacionada ao sabor do alimento, e em um segundo momento, cerca de quinze a vinte minutos depois do início da refeição, relacionada ao conteúdo nutricional do alimento? Outro dado interessante desse estudo foi que os alimentos que estimulavam uma maior liberação imediata produziam um pico menor na segunda liberação.[20] Um modo de tentar aplicar isso na prática é associar os dois picos. Por exemplo, comer uma fruta antes ou depois do doce, ou começar com um chocolate mais doce e depois comer uma porção de um mais amargo (faço isso e muitas vezes dá certo). Existem outras possibilidades, e você não só pode como deve testar o que funciona no seu caso.

Acredito que a ciência ainda esteja longe de chegar a um veredicto. Poucos anos atrás fui a um congresso sobre obesidade, nos Estados Unidos, e lá houve uma mesa-redonda com pesquisadores sobre o tema. De um lado do debate estavam os que acreditam que exista um vício; do outro, os que não acreditam. Veja bem, são pesquisadores renomados se apresentando no maior congresso do mundo e mesmo assim há divergências. Isso porque é uma questão complexa, como quase tudo relacionado à alimentação.

Na minha opinião as evidências sobre vício são bem falhas, e o que existe são alimentos que estimulam um consumo impulsivo e/ ou compulsivo, como os ultraprocessados com sua hiperpalatabilidade e sua grande recompensa imediata.

Além disso, mais do que uma dependência química de algum nutriente fornecido pelo alimento, o que se tem discutido é ser uma dependência emocional e um relacionamento inadequado com o alimento ou um vício em comer.

VÍCIO EM COMER

Esta é outra possibilidade que tem sido estudada, o vício em comer, mastigar. Uma das grandes diferenças é que enquanto o vício em substâncias é neuroquímico, o de mastigar é comportamental.[21] Em alguns fumantes, por exemplo, parte do comportamento viciado está relacionada a segurar o cigarro. O vício em comer seria algo parecido.

Uma vez uma paciente relatou logo na primeira consulta: "Eu já entendi que tenho uma questão oral". Durante a tarde, em seu trabalho, consumia dois tubinhos de balas e chegava a mascar mais de vinte chicletes. Ficar sem mastigar a incomodava muito. O interessante no comportamento dela é que durante sua vida ela apresentava constantes relacionamentos de abuso, fosse com a comida, fosse com o treino, fosse com o uso de substâncias para emagrecer e até para ganhar massa muscular. Inclusive esse é um traço comum entre os comportamentos abusivos: eles podem migrar de um objeto de obsessão para outro.

Conforme a fui conhecendo melhor e conversando com a sua psicóloga para entender mais o caso, ficou clara a multifatoriedade do seu comportamento. O condicionamento era determinado por várias questões que precisavam ser trabalhadas. Quando falamos da possibilidade do vício em comer, vimos que no caso dela aquilo estava associado a crenças distorcidas, um relacionamento inadequado com a comida e a um comer emocional. Para tratá-lo tivemos que diminuir os estímulos aos poucos — a impulsividade e a dificuldade que ela tinha de experienciar momentos de desconforto. Entre as coisas que precisavam ser trabalhadas, uma das mais complexas estava relacionada ao apego emocional à comida e sua relação com episódios de comer emocional. Para lidar com elas, além de paciência e resiliência, é preciso que o paciente se entregue ao processo para então ser capaz de entender as nuances que determinam esse comportamento. Abordarei algumas delas no capítulo seguinte.

16. Sobre o comer emocional

Quem nunca chegou ao fim de um dia exaustivo, lembrou de alguma comida e pensou: "Eu mereço"? Ou então, depois de uma briga ou de uma situação estressante se viu pedindo comida ou passando em algum lugar para comer mesmo tendo comida em casa ou sem estar com fome física?

Esse comportamento de usar a comida para evitar ou lidar com os sentimentos é chamado de comer emocional. Veja bem, é até comum viver situações em que descontamos nossas frustrações e emoções comendo. É o que chamamos de comer motivado pelas emoções. O que vai diferenciá-lo do comer emocional é a função da comida, a frequência, a intensidade dos episódios e as sensações e sentimentos que a pessoa tem antes, durante e depois que eles ocorrem.[1]

Em circunstâncias normais, as emoções negativas reduzem a fome: isso acontece com todos os animais, inclusive humanos. Porém, muitas pessoas respondem do modo contrário: elas comem [2] Esse comportamento se desenvolve durante a vida de algumas pessoas que foram se habituando a usar a comida como uma forma de lidar com os sentimentos, fosse aliviando-os ou evitando-os.

Para trabalhar o comer emocional é preciso descobrir o que gerou aquele sentimento: qual a função do comportamento, qual o ganho que a pessoa tem, quais são os gatilhos e o fatores mantenedores que fazem com que ele se repita.[3]

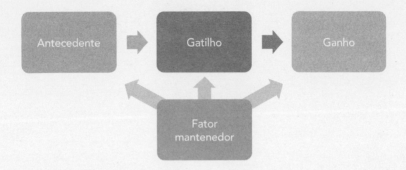

Não existe uma regra nem nas causas nem em como lidar com ele. Para trabalhar o comer emocional precisamos entender as nossas emoções, os nossos sentimentos, como respondemos a eles e como poderiam ser acolhidos de forma mais construtiva.

Porém, trabalhar com as emoções não é simples, por isso tenha paciência...

Podemos definir emoção como o estado físico gerado por algum acontecimento, e o sentimento como a nossa interpretação desse estado. Em uma pesquisa com mais de quinhentas pessoas foi verificado que apenas 36% delas sabiam identificar as emoções que estavam sentindo no momento. Ou seja, 64% não sabiam![4]

Isso ocorre porque não nascemos com os nossos sistemas neurais prontos; alguns precisam ser desenvolvidos durante a nossa vida. Eles dependem dos estímulos que temos e que nos ensinam a interpretar e a lidar com os sentimentos. Por conta disso, diversos estudos demonstram que, além da dificuldade para identificar o que sentem, muitas pessoas percebem as emoções de modo diferente. Será que você sabe identificar o que está sentindo agora? A todo momento temos alguma emoção, algum sentimento. Eles podem ser positivos, neutros ou negativos. O que você está sentindo agora?

A importância de entender as emoções é tão grande para o nosso bem-estar e para a nossa felicidade que o Dalai Lama, líder espiritual budista, se uniu ao cientista dr. Paul Ekman, que além de sua pesquisa na área de microexpressões faciais ficou conhecido por sua consultoria científica no delicioso filme *Divertidamente* (se você ainda não assistiu, coloque na sua lista, vale muito a pena!), e a sua filha Eve

Ekman. Juntos, eles desenvolveram um site que ajuda as pessoas a entenderem as emoções (<http://atlasofemotions.org/>). Esse site, que tem tradução para o português, apresenta um mapa das emoções com explicações dos gatilhos e de como lidar com cada uma delas: raiva, medo, nojo, tristeza e alegria.[5] Segundo eles, *apenas quando aprendemos a interpretar o que estamos sentindo somos capazes de mudar nosso comportamento*. Um modo de entender as emoções é ver que elas podem ser organizadas como em uma cruz, com dois eixos principais — o eixo do prazer e o do medo.

No eixo do prazer temos, de um lado, o prazer e a felicidade, que são estímulos positivos, e de outro a raiva, a irritação e a frustração, que ocorrem quando há a remoção dos estímulos positivos. Já no eixo do medo, de um lado estão o nervosismo e a ansiedade, que aparecem quando a pessoa está sob alguma ameaça física ou emocional. Do outro, vemos o que acontece quando ocorre a retirada dessa ameaça: a pessoa sente alívio e calma. Entender essas relações é fundamental, pois, apesar de não conseguirmos controlar o que acontece com a gente, podemos treinar e tentar controlar como vamos responder a esses eventos.

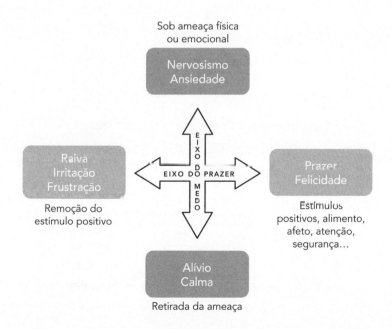

A *questão aqui não é evitar os sentimentos, muito pelo contrário: é se permitir senti-los e entender o que está acontecendo e a causa deles.* Normalmente as emoções são geradas por alguma necessidade que não foi atendida. Quando se está com raiva, por exemplo, isso pode ser porque alguém fez algo contra você que despertou essa emoção, a atitude da pessoa foi o gatilho, mas não a causa. Por que será que isso incomodou tanto você? A resposta está no julgamento que você fez da atitude da pessoa: você acha que ela quer tirar vantagem, você se sentiu injustiçado ou você se sente mal compreendido? Descobrindo a origem, qual seria a atitude mais coerente que você poderia tomar?

Outro exemplo é que não *somos* tristes ou nervosos, *estamos* tristes ou nervosos. Se estamos nos sentindo de um jeito é porque alguma coisa aconteceu, assim como no exemplo anterior algo gerou aquele sentimento, e para conseguir entender a verdadeira origem e seus desdobramentos precisamos de uma mente calma e de autoconhecimento.

A importância de lidar bem com as emoções é tão grande que Daniel Goleman,[6] psicólogo e escritor, identificou que apenas 20% do nosso sucesso está relacionado à nossa inteligência, o nosso QI. Os outros 80% seriam determinados pela classe social, pela sorte e pela nossa inteligência emocional, que é a capacidade de identificar e lidar de modo construtivo com as emoções e sentimentos, nossos e dos outros.

Segundo o autor, as pessoas podem ser classificadas em três perfis emocionais:

- Autoconsciente: é aquele que tem clareza de suas emoções, uma boa saúde psicológica e consegue identificar e administrar bem as diferentes emoções;

- Submerso: é aquele que tem pouca consciência dos sentimentos, e as emoções o dominam com certa facilidade. Tem boa saúde psicológica, mas é mais instável;

- Acomodado: é aquele que tem consciência das emoções, mas ignora os sentimentos. Aceita o estado de espírito sem tentar mudá-lo.

Desenvolver sua inteligência emocional exige autoconhecimento, autoconsciência e autogestão. Para isso, é necessário:

1. Conhecer as próprias emoções: pessoas conscientes do que sentem conseguem tomar decisões mais adequadas aos seus objetivos e valores. Chamamos isso de autoeficácia.

2. Lidar com as emoções: saber como responder de modo construtivo às diferentes emoções.

3. Motivar-se: com autoconhecimento e autoconsciência conseguimos entender o que nos motiva e o que nos desanima.

4. Reconhecer as emoções dos outros, ter empatia e demonstrar acolhimento.

5. Lidar com relacionamentos, ou seja, desenvolver a capacidade de lidar com as emoções dos outros.

Não saber lidar com o que sentimos pode ser exaustivo e um gatilho ainda maior para comportamentos desajustados, como o comer emocional. Roy Baumeister, psicólogo que estuda força de vontade, realizou um experimento no qual mulheres que estavam acostumadas a fazer dietas restritivas foram assistir a um filme. Antes, elas foram divididas em dois grupos: um deveria segurar as emoções enquanto assistia ao filme e o outro grupo não recebeu nenhuma orientação. No fim da sessão foi servido sorvete para elas experimentarem e darem uma nota ao sabor. Como resultado, as mulheres que tiveram que conter suas emoções comeram mais dos que as que puderam expressar os sentimentos despertados pelo filme.[7]

Uma das minhas pacientes mais marcantes, Camila, foi tema do meu Trabalho de Conclusão de Curso na minha formação em Análise do Comportamento, uma área da psicologia. O trabalho consistia em analisar as contingências (situações), as relações entre a pessoa e o ambiente que influenciavam seus episódios de comer emocional e na aplicação de estratégias que a ajudassem a lidar com eles.

CAMILA E A FALTA DE CONTATO COM SEUS SENTIMENTOS

Durante a infância e o início da adolescência Camila sempre foi muito magra, mas depois da menstruação e de problemas no seu ciclo menstrual começou a ganhar peso; foram cerca de 7kg em poucos meses. Ela então começou, por conta própria, a fazer dietas restritivas que ficavam cada vez mais severas. Camila passava os dias contando calorias e pensando em modos de compensar o que comia, e pouco depois começou a induzir vômitos e a treinar compulsivamente na tentativa de controlar o peso corporal. Quando o quadro se agravou, procurou ajuda e iniciou um tratamento para bulimia nervosa. Foram sete anos de tratamento.

Quando me procurou Camila tinha trinta anos e estava reiniciando mais uma vez os episódios de compulsão alimentar, o que a assustou, pois ela sabia que esse ciclo perigoso estava recomeçando. Ela é nutricionista, e, como muitos da área, sentia que devia servir de exemplo, era perfeccionista e tinha uma enorme autocobrança por um corpo e uma alimentação "perfeitos".

A dinâmica familiar era conflituosa. Sua criação havia sido rígida, e ela chegou a comentar em uma consulta: "Aprendi a não falar e a não sentir". Sua mãe, toda vez que percebia que ela estava triste, deixava chocolates de presente em seu quarto ou preparava a sua sobremesa favorita. Comida era afeto. Uma de suas melhores lembranças alimentares era de quando criança, sua família conversando à mesa: "Conversávamos tanto que a comida esfriava. A comida não era uma questão para mim". Depois os pais se separaram, ela entrou na adolescência e os contextos da sua vida mudaram.

A rotina intensa de trabalho se agravava por morar em São Paulo. O trânsito tomava muito tempo, então ela precisava acordar muito cedo. Era comum dormir menos de seis horas por noite. Camila treinava todos os dias da semana, sendo que em alguns dias, mesmo com rotina intensa e exausta, ela treinava duas vezes.

Almoçava diariamente na casa da sua mãe, e lá sempre tinha muita comida. Era comum ter diariamente duas ou três opções de sobremesa, que comia em grande quantidade — o que, apesar da sua alta demanda e gasto de energia por conta das atividades, era visto com críticas por sua família, que comentava constantemente que comendo daquele jeito ela engordaria. Isso, é claro, aumentava ainda mais a sua insegurança e piorava sua relação com a comida e com o corpo. Quando analisei seu primeiro diário alimentar foi possível confirmar o que eu já esperava: como consequência dos comentários alheios e sua preocupação excessiva, Camila passou a comer muito pouco.

Além disso, ela se impunha regras demais na alimentação, muitas delas equivocadas, como classificar alimentos em bons ou ruins, alimentos que engordam e que emagrecem. Mesmo em momentos de lazer havia o que podia ou não comer. Camila se sentia vigiada o tempo todo; tinha vergonha de comer na frente dos outros, então comia escondido. Consumia doces todos os dias, nem sempre de modo exagerado, mas só o fato de comer para ela já era ruim. Frequentemente comia escondido barras de chocolate no carro, passava no drive-thru de hamburguerias e comia dois ou três combos de sanduíches, batata fritas e refrigerantes antes de chegar em casa ou então na padaria e comprava uma quantidade bem grande de comida que comia mesmo na ausência de fome. Não entendia o porquê de fazer aquilo.

Sua rotina sobrecarregada, a privação de sono, a dificuldade para perceber e entrar em contato com o que sentia, suas relações conflituosas afetivas e familiares, a alta disponibilidade de comida e doces e as regras alimentares muito rígidas eram os fatores que mantinham seus episódios de comer emocional. Atacamos cada um desses pontos, atendendo às necessidades básicas de alimentação, sono e descanso, aumentando seus repertórios, desconstruindo muitas crenças irreais que tinha sobre seu corpo e sua alimentação, e junto com a psicóloga trabalhamos para fazê-la entrar em contato com suas emoções e seus sentimentos.

Foram dois anos de acompanhamento, e me lembro da felicidade dela e, claro, da minha, no dia da alta. A alta não representa uma cura, mas sim um reconhecimento de que agora ela já tinha ferramentas suficientes para conseguir entender e lidar com seus desafios respeitando seu corpo.

....

Existem vários fatores que servem de gatilho para episódios de comer emocional, e muitos são percebidos mais depressa com uma análise abrangente e acolhedora de modo individualizado. No caso de Camila, os principais gatilhos eram um misto de necessidades básicas não atendidas e o comer emocional como uma tentativa de não entrar em contato com o que sentia.

Abaixo você pode ver o ciclo do comer emocional. Nele, o consumo gera alívio ao retirar algum fator de estresse ou ameaça, mas seu efeito passa muito rápido. A pessoa reconhece que comer foi uma resposta inadequada e se sente triste, frustrada e insatisfeita, o que pode reiniciar o ciclo ou deixá-la ainda mais instável e suscetível a um novo episódio.

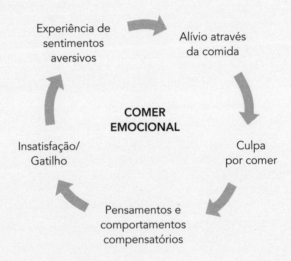

Se você tem episódios de comer emocional, para tentar ajudá-lo listei no quadro abaixo algumas funções que a comida pode ter (mas saiba que existem diversas outras).

- Ansiedade e estresse: usar a comida para se acalmar.
- Tédio: ter algo para fazer.
- Suborno ou moeda de troca: "Quando terminar o relatório vou comer".
- Procrastinação: usar o comer para evitar algo difícil ou chato.
- Solidão e tristeza: comer uma comfort food para se sentir melhor.
- Frustração e raiva: comer como modo de alívio.

> ### É POSSÍVEL TRABALHAR O COMER EMOCIONAL OU A COMPULSÃO ALIMENTAR E O EMAGRECIMENTO AO MESMO TEMPO?
>
> Não! No tratamento da compulsão alimentar e do comer emocional, o emagrecimento não deve ser o objetivo inicial do acompanhamento. Trabalhar crenças distorcidas e comportamentos desajustados requer acima de tudo uma liberdade para se permitir, se reconhecer e gerar autoconhecimento.
>
> Dependendo do caso, o emagrecimento pode ocorrer como uma consequência da diminuição do número e da intensidade dos episódios de exagero, por exemplo. Inclusive pode acontecer também de o paciente ganhar peso, e não há como prever qual será o caso. Uma pessoa que estava cheia de regras alimentares, com mentalidade de dieta e vivendo em restrição severa, pode ganhar peso inicialmente — mas entenda que ganhar peso é diferente de engordar muito ou ficar obesa. Claro que, com um acompanhamento próximo e cuidadoso, isso pode ser logo percebido e trabalhado.
>
> O que posso garantir é que diminuir ou parar com esses comportamentos que causam tanto sofrimento é tão libertador que, uma vez que o relacionamento com a comida e com o corpo melhora, o próprio paciente percebe que os benefícios dessa paz vão muito além da comida.

Se você se identificou com alguns pontos abordados, acima de tudo, tente entender quais são os seus gatilhos e como a sua rotina atual o mantém aprisionado neles. A partir daí você saberá por onde pode começar a trabalhar.

O tratamento é muito mais eficaz e provavelmente mais rápido se o paciente tiver acompanhamento psicológico. Isso porque muitos dos gatilhos para tais sentimentos não têm relação direta com o corpo e com a alimentação, que são as áreas de atuação do nutricionista. Mas, quando a causa está relacionada a esses fatores, precisamos entender qual a relação deles com os comportamentos da pessoa. Entre as várias emoções e sentimentos relacionados ao comer emocional, o estresse e a ansiedade merecem destaque, e falarei deles a seguir.

17. Como o estresse e a ansiedade afetam nossa alimentação e vice-versa

O estresse e a ansiedade são estados importantes que indicam a existência de algum tipo de ameaça ou perigo e nos preparam para lidar com eles através da liberação de hormônios como o cortisol e a adrenalina, também conhecidos como hormônios da fuga ou luta. Eles recebem esse apelido devido a seus efeitos corporais, tais como:[1]

- aumento da frequência cardíaca e da pressão arterial;

- aumento da produção e da concentração de glicose circulantes, garantindo energia para os nossos músculos;

- aumento da quebra e da circulação de gorduras no sangue para serem utilizadas como fonte de energia;

- aumento do estado de alerta, diminuindo o sono;

- diminuição da capacidade digestiva e de absorção de nutrientes, entre outros.

Se estivermos de fato diante de alguma ameaça iminente, como ter que lutar ou correr pela nossa sobrevivência, esse é um estado fundamental. Mas permanecer constantemente nesse estado de alerta pode trazer muitos prejuízos. O efeito crônico da ansiedade no nosso corpo pode ser tão devastador que ela tem sido considerada uma das principais epidemias do século.

Um dos maiores estudiosos nesse assunto, o neurocientista e professor da Universidade Stanford, Robert Sapolsky, relata que o efeito desses hormônios é tão potente que passa de mãe para filho. Ratos cujas mães passaram por estresse durante a gestação têm uma alteração da estrutura neural na amígdala que os deixa mais propensos a sofrerem distúrbios de ansiedade e impulsividade. Evolutivamente faz muito sentido: se a geração anterior está sob ameaça é importante que a geração seguinte esteja pronta para agir. Porém, isso gera uma população ansiosa e estressada, com um corpo reativo que está o tempo todo quebrando suas reservas prevendo um aumento do gasto de energia para lutar ou para fugir, mas nada acontece.

Num primeiro olhar talvez você possa ter achado positivo o efeito desses hormônios aumentando a quebra de gorduras, afinal, se queremos emagrecer precisamos quebrar e depois queimar, oxidar as gorduras. No entanto, o que ocorre é o inverso: como não há demanda para a utilização delas, o aumento das gorduras circulantes acarreta um risco de acúmulo em artérias e até em outros tecidos, como o fígado.

Somado a isso, o constante estado de alerta e de "quebra" das nossas reservas de energia como as gorduras e o glicogênio aumenta a fome na tentativa de repor esses estoques. Para complicar ainda mais, imagine qual região cerebral está mais ativa? Aquelas relacionadas ao prazer e à recompensa.

Outro traço do estresse e da ansiedade é a sua relação com uma diminuição da capacidade reflexiva[2] (sistema 2) e aumento de respostas intuitivas e impulsivas (sistema 1). Deu para entender pelo menos parte do caos?

Esse estado influencia diretamente o modo como nos comportamos. Pensando nisso, como você acha que fica a preferência alimentar de uma pessoa sob um constante estado de estresse e ansiedade[3] que atua em áreas do prazer e recompensa e a deixa mais impulsiva?

Um estudo[4] verificou que o nível de estresse é um dos principais determinantes dos episódios de comer emocional e está relacionado com descontrole alimentar, ganho de peso e obesidade.[5] Isso porque, além da fome, estimula também os desejos por alimentos ricos em açúcares e gorduras, configurando um cenário ideal para o consumo de alimentos ultraprocessados, que, além de práticos e baratos, estimulam um comer impulsivo.

Sei que já parece complicado, mas é como diz o ditado, "nada é tão ruim que não possa piorar". Isso porque, *além de o estresse e a ansiedade aumentarem o consumo de alimentos ultraprocessados, há evidências de que esse tipo de alimento pode piorar o estresse e a ansiedade.*

Pesquisadores compararam por um período de dez dias o efeito de diferentes lanches no humor e no bem-estar de cem estudantes. O lanche poderia ser frutas ou um mix de biscoitos salgados e doces do tipo wafer de chocolate. Como resultado, o grupo que comeu frutas apresentou uma redução significativa de sintomas de estresse, ansiedade, fadiga e sofrimento emocional. Já os adolescentes que comeram os biscoitos apresentaram uma piora desses sintomas.[6]

Um estudo brasileiro mostrou que adolescentes que consomem mais alimentos ultraprocessados apresentam nível aumentado de ansiedade e prejuízo no sono.[7] Ou seja, a pessoa está se sentindo mal e come algo para aliviar, mas esse alimento pode conservar esse estado, deixando a pessoa presa em um ciclo muito difícil de sair.

Além desses alimentos, o café e as bebidas com cafeína também têm um papel importante na ansiedade. A cafeína é capaz de produzir efeitos ansiogênicos e psicoestimulantes. Se para uns ela é uma promessa de mais atenção e produtividade, para uma pessoa já ansiosa "o tiro pode sair pela culatra", deixando-a mais acelerada e com dificuldade para se concentrar. Qual dose dessas bebidas pode ajudar ou prejudicar parece variar bastante, mas há estudos mostrando que mesmo uma dose de 150 mg de cafeína, que correspondem a cerca de duas a três xícaras de café, já é capaz de induzir um aumento na ansiedade. Se você é como eu e ama um café, mas também é ansioso, cuidado! Na dúvida, teste o que funciona para você, mas saiba que a partir de duas xícaras a cafeína pode mais atrapalhar do que ajudar.

Claro que uma pausa para um café ou um docinho na dose certa pode ser um aconchego e um momento de autocuidado, mas esse efeito depende de como é sua relação com esse alimento. Se for boa, o consumo com sintonia, atenção e acolhimento pode ser o abraço de que precisamos. Porém, se a pessoa não tiver autoconhecimento e autoconsciência do seu estado naquele momento, esses alimentos podem ser gatilhos para um descontrole alimentar e piorar ainda mais a situação.

COMO LIDAR COM O ESTRESSE E A ANSIEDADE

O primeiro ponto importante é entender que a questão não é se livrar do estresse e da ansiedade, mas sim conseguir identificá-los, se relacionar com eles de um modo diferente e até usá-los a seu favor.

Isso acontece quando entendemos que eles são um sinal de que seu corpo está se preparando para alguma ameaça. Na nossa sociedade esses sinais estão mais relacionados a questões como uma reunião de trabalho, o cumprimento de um prazo, um relacionamento que não está bom e problemas familiares do que a uma ameaça de morte. Mas em todos eles seu corpo, sabiamente, está aguçando seus sentidos para ajudá-lo a lidar com esse problema.

Saber lidar com o estresse é tão importante que estudos mostram que a maneira como você o encara está diretamente associada a chances de morte prematura.[8] Veja que interessante: a diferença em lidar com o estresse pode começar com o modo como você o encara. Um estudo realizado de 1998 a 2006 nos Estados Unidos fez aos participantes uma pergunta sobre o nível de estresse deles[9] e depois quis saber como eles acreditavam que aquilo impactava sua saúde: sem efeito ou com pouco, com algum efeito ou se impactava fortemente na sua saúde. Foram milhões de participantes, e a pesquisa verificou que o alto nível de estresse aumentava o risco de morte prematura em 43% apenas quando os participantes acreditavam que ele afetava fortemente sua saúde. As pessoas com alto estresse mas que não tinham essa crença não apresentavam risco aumentado.

Existem algumas explicações para isso. Uma delas é que as pessoas que lidam com o estresse com mais aceitação e cuidado, reavaliando o corpo e a situação, apresentam uma resposta cardiometabólica e cognitiva menos agressiva do que aquelas que não têm essa abordagem. Sendo assim, mudar o modo como você percebe o estresse pode mudar sua saúde.[10]

Se você é uma pessoa com perfil mais controlador, lembre-se de que a única coisa que podemos tentar controlar é o modo como reagimos. Ansiosos tendem a olhar sempre para o lado negativo, o que pode dar errado quando se trata de tentar criar alternativas e sair da situação de perigo. No dia a dia isso é exaustivo e leva a uma relação muito ruim consigo mesmo, podendo ser gatilho para um descontrole alimentar.

Você conseguiria conviver com um amigo que falasse com você do mesmo jeito como você fala? Seja gentil consigo mesmo, você é a pessoa que mais escuta seus pensamentos — o quanto você está se ajudando ou se prejudicando? Reconheça a emoção que aquilo gerou e, em vez de ficar se corroendo e remoendo o tempo todo, analise e reflita sobre como agir.

Se esse for um problema para você, sugiro que procure ajuda, mas algumas estratégias podem lhe ser úteis:

- Respire profundamente algumas vezes, enchendo bem os pulmões, com calma e concentração. A melhora tende a ser imediata!

- Crie um ambiente que diminua as tomadas de decisões, reduzindo assim potenciais focos de ansiedade.

- Se estiver estressado ou ansioso e tiver que tomar uma decisão, desde o que vai comer até aceitar uma proposta, saiba que seu estado pode alterar suas escolhas e talvez seja melhor pensar em alternativas.

- Crie uma rotina, sobretudo pela manhã. Ter o dia estruturado ajuda na organização e na produtividade.

- Seu dia tem 24 horas. Garanta que suas atividades caibam nele e que pelo menos uma parte dele será dedicada a você.

- *Se exercitar é um dos melhores remédios*, desde uma caminhada até um treino mais intenso. Uma vida mais ativa melhora o bem-estar e sua qualidade de vida. Encare sua atividade como um medicamento para o seu corpo e sua alma. Faça o que você puder e gostar mais.

- Meditação ajuda muito, e existem formas de meditar, não apenas sentado quieto. Algumas pessoas meditam pedalando, outras fazendo jardinagem. Encontre o que o concentra e o acalma. Existem diversos livros, aplicativos e sites que podem ajudar.

- As plantas e a natureza são calmantes naturais. Você pode ir para um local arborizado ou cultivá-las em casa. Até sons da natureza, que encontramos na internet ou em programas de áudio, ajudam — tem coisa mais calmante do que o som do mar, da chuva ou de pássaros?

- Programe pausas no seu dia, mesmo que pequenas.

Na refeição:

- Antes de comer tome um bom copo de água. Sabia que ela ajuda até no relaxamento?

- Se você estiver acompanhado, estimule conversas leves em volta da mesa.

- Deixe o celular e a tv de lado, e coloque uma música relaxante.

- Depois de comer, tire alguns minutos, cinco ou dez já ajudam, para apenas ficar quieto, ajudando seu corpo nesse momento pós-refeição. Se puder caminhar um pouco ou até tirar um cochilo, ótimo! Nada de ler notícias nessa hora, entregue-se a você mesmo e a suas necessidades por alguns minutos.

- E, sempre antes de comer: pare, respire e reflita!

18. Entendendo os episódios de exagero e o comer emocional

Apesar de ser difícil racionalizar em um momento de muita emoção, é isso que preciso que você tente fazer: pensar em cada episódio como se fosse um detetive tentando juntar os fatos ao acontecimento, sem julgamento moral e sem autopunição.

As pessoas tendem a generalizar os episódios como se fossem um ato de fraqueza, mas, ao analisarmos, é possível perceber como a pessoa se colocou no limite e até se desrespeitou em vários momentos. Imagine que você vá a um nutricionista e fale: "Meu problema é o doce, sou viciado e não consigo me controlar, como todos os dias".

Isso me diz muito pouco sobre seu comportamento. Comeu quanto, o que estava fazendo, onde estava? Foi um pote de dois litros de sorvete enquanto estava sentado na frente da tv, exausto depois de um dia difícil, uma barra de chocolate enquanto trabalhava na frente do computador tentando terminar um projeto ou alguns brigadeiros depois do almoço na pausa do café conversando com alguém de quem você gosta e apreciando o momento e o alimento? Em todas as situações a pessoa está comendo um doce, mas o comer apresenta funções diferentes.

Por isso é muito importante esmiuçar o episódio. Imagine que o mesmo paciente pode chegar ao nutricionista e relatar as seguintes situações:

- Opção 1: "Meu problema é que eu gosto de comer e como muito" (frase comum no consultório).

- Opção 2: "Eu gosto de comer, já percebi que tenho muita fome à noite e exagero com frequência nesse horário".

- Opção 3: "Eu gosto de comer. Todo dia chego exausto do trabalho, mas ainda preciso cuidar das crianças. Enquanto preparo a refeição começo a beliscar e tenho muita dificuldade para parar. Quando o jantar fica pronto na verdade eu já estou quase sem fome, mas como mesmo assim e termino sempre com a sensação de que exagerei. Depois que ponho meus filhos para dormir, me sento para descansar e quando vejo já comi a barra inteira de chocolate".

Percebeu a diferença?

Quanto melhor for a sua descrição sobre o seu comportamento alimentar, mais fácil será traçar estratégias!

Para ajudar um pouco mais vou propor uma atividade. Se você teve algum episódio recente de exagero alimentar, tente descrever abaixo o que aconteceu.

A que horas ou em qual refeição foi?

_____

Onde você estava? Com quem?

_____

O que e quanto você comeu?

_____

_____

_____

Agora tente se lembrar de como tinha sido o seu dia antes do episódio.[1] Entender o que estava acontecendo é fundamental para sabermos o que você precisa melhorar para não se colocar em uma situação de risco no futuro. Por isso: como você estava se sentindo antes do episódio?

☐ Muito cansado

☐ Com muito sono

☐ Com muita fome

☐ Muito atarefado

☐ Muito estressado e com ansiedade

☐ Outro estado emocional como triste, frustrado, com raiva etc.

☐ Ambiente estressante

☐ _____

Você sentia alguma necessidade que não estava disposto a atender por exemplo:

☐ Permissão para descansar ou para tirar um cochilo

☐ Traçar limites no meu trabalho, com a família ou com os amigos

☐ Permissão para dizer "não" às pessoas, ao trabalho ou a você mesmo

☐ _____

Durante o episódio de exagero:

- Você estava atento ao que estava comendo e saboreou a comida?

- Você conseguiu perceber o momento que estava saciado e poderia parar de comer ou percebeu apenas quando já tinha exagerado?

Como se sentiu, fisicamente, depois de comer?

_____

O que você acha que poderia ter feito de diferente?

☐ Respeitado minha vulnerabilidade

☐ Dito "não"

☐ Dormido/descansado melhor

☐ Respeitado e respondido melhor aos meus sentimentos

☐ Mudado meu ambiente — não ter tanta comida com fácil acesso, saído do local que me incomodava, não pedir comida/desinstalar aplicativos e descadastrar o cartão etc.

☐ _____

☐ _____

☐ _____

Depois dessa atividade, em um momento de calma, tente pensar no que poderia ter feito de diferente. Em geral os episódios ocorrem quando várias necessidades não foram atendidas. Como você pode ir percebendo e mudando isso, mesmo que seja aos poucos?

Uma das principais abordagens para lidar com o comer emocional é o comer intuitivo, desenvolvido por duas nutricionistas americanas, Evelyn Tribole e Elyse Resch. Além do livro *Intuitive Eating* (que está em sua 4ª edição, lançada em 2020), elas também possuem uma formação para nutricionistas, que fiz em 2014. Hoje, mais de dez anos depois de criarem o método, existem centenas de artigos científicos embasando essa abordagem, que é uma das minhas favoritas e de onde tirei a atividade acima.

Os estudos mostram que pessoas com bom nível de comer intuitivo apresentam:

- melhor relação com a comida;

- melhor satisfação e apreço corporal;

- maior satisfação na vida;

- melhores parâmetros de saúde;

- mais motivação para se exercitar com foco no prazer, em vez de por culpa ou por motivos estéticos.[2]

Mas atenção, ao contrário do que muitos podem pensar, o comer intuitivo não é adivinhação! Trata-se de uma melhor sintonia entre o corpo, a mente e a comida. Para isso, ele se baseia em três pilares que precisam ser compreendidos com cuidado:

1. permissão incondicional para comer, com sintonia aos sinais do corpo;

2. comer sobretudo por razões físicas, e não emocionais;

3. confiar nos sinais internos da fome e da saciedade para determinar o que e quanto comer.

Uma parte fundamental para se conseguir atender aos pilares do comer intuitivo é que a pessoa tenha um alto grau de interocepção — que é a habilidade e a sensibilidade de identificar as diferentes sensações e variações do corpo.[3]

Como você pode imaginar, esse é um conceito um tanto subjetivo e difícil de mensurar. Afinal, apenas a própria pessoa sabe de fato as variações que o corpo dela apresenta nas diferentes intensidades de fome, por exemplo. Para tentar descobrir ou medir o quanto de interocepção uma pessoa tem, já falei aqui de um dos métodos utilizados, aquele de contar os batimentos cardíacos (p. 219). Você fez?

Se ainda não e não quiser, tente ao menos ficar em silêncio e sentir o seu corpo, o seu coração. No dia a dia, quantas oportunidades de calma e silêncio desse tipo você se permite? Talvez seja uma atividade que você possa fazer com mais frequência. Se não sentir nada, não se preocupe, seu coração está batendo, você só perdeu a capacidade de se conectar a ele. Que tal recuperá-la?

Um modo que o comer intuitivo propõe para sustentar os pilares de que falamos é por meio de dez princípios que estão presentes no quadro abaixo:

1. Rejeite a mentalidade de dieta	Jogue fora os livros de dieta que oferecem a falsa esperança de perder peso de forma rápida, fácil e permanente. Irrite-se com a cultura da dieta e as mentiras que o levaram a se sentir um fracasso cada vez que uma nova dieta deixava de funcionar e você recuperava todo o peso. Se você permitir que ainda haja uma pequena esperança de que uma nova e melhor dieta ou um plano alimentar possa estar à espreita, isso o impedirá de ser livre para redescobrir o comer intuitivo.
2. Honre sua fome	Mantenha seu corpo bem alimentado. Quando você fica com a fome muito aumentada, todas as intenções de comer moderadamente e de forma consciente são fugazes e irrelevantes. Aprender a honrar esse primeiro sinal biológico prepara o terreno para reconstruir a confiança em você mesmo e na comida.
3. Faça as pazes com a comida	Faça uma trégua; pare de brigar com a comida! Se você disser a si mesmo que não pode ou não deve comer um determinado alimento, isso pode levar a intensos sentimentos de privação que se transformam em desejos incontroláveis e, muitas vezes, exageros ou compulsão alimentar. Quando você finalmente "cede" aos seus alimentos proibidos, comer será experimentado com tal intensidade que resulta em excessos e em uma culpa avassaladora.
4. Desafie a polícia da comida	Grite um "não" aos pensamentos em sua cabeça que declaram que você é "bom" porque comeu o mínimo de calorias ou "ruim" porque comeu um pedaço de bolo de chocolate. A polícia alimentar monitora as regras irracionais que a cultura alimentar criou. Ela está alojada no fundo da sua mente, e seu alto-falante grita pensamentos negativos, frases sem esperança e acusações que provocam culpa. Perseguir a polícia alimentar é um passo crítico para voltar à alimentação intuitiva.
5. Descubra o fator satisfação	Em nossa obsessão em seguir a cultura das dietas, muitas vezes esquecemos um dos dons mais básicos da existência — o prazer e a satisfação que podem ser encontrados na experiência alimentar. Quando você come o que de fato deseja, em um ambiente convidativo, o prazer obtido será uma força poderosa para ajudá-lo a se sentir satisfeito e contente. Ao proporcionar essa experiência para si mesmo, você descobrirá a quantidade certa de comida para decidir que já comeu o "suficiente".

6. Sinta sua saciedade	Para honrar a sua plenitude, você precisa confiar que vai oferecer a si mesmo os alimentos que deseja. Ouça os sinais do corpo que indicam que você não está mais com fome. Observe os sinais que mostram que você está confortavelmente satisfeito. Faça uma pausa no meio da refeição e pergunte a si mesmo como é o sabor da comida e qual é o seu nível de fome atual.
7. Lide com seus sentimentos com bondade	Em primeiro lugar, reconheça que a restrição alimentar, tanto física quanto mental, pode por si só desencadear a perda de controle e um comer emocional. Encontre maneiras gentis de confortar, nutrir e resolver seus problemas. Ansiedade, solidão, tédio e raiva são emoções que todos experimentamos ao longo da vida. Cada um tem seu próprio gatilho e seu próprio modo de lidar com elas. A comida pode confortar a curto prazo, distrair da dor ou até entorpecer você, mas não resolve o problema e pode fazer você se sentir pior a longo prazo. Em última análise, você terá que lidar com a fonte da emoção.
8. Respeite o seu corpo	Aceite sua genética. Assim como uma pessoa com um sapato tamanho 38 não esperaria de maneira realista se espremer em um tamanho 36, é igualmente fútil (e desconfortável) ter uma expectativa semelhante sobre o tamanho do seu corpo. Respeite o seu corpo para que você possa se sentir melhor sobre quem você é. É difícil rejeitar a mentalidade da dieta se você for irreal e excessivamente crítico em relação ao tamanho ou forma do seu corpo. Todos os corpos merecem ser tratados com dignidade.
9. Movimente- -se — sinta a diferença	Esqueça o exercício obsessivo. Apenas se mantenha ativo e sinta a diferença. Mude seu foco para a sensação de mover seu corpo, em vez de se prender à queima de calorias do exercício. Se você se concentrar em como se sente energizado, isso pode fazer a diferença entre rolar para fora da cama para uma caminhada matinal rápida ou acionar o botão de soneca.
10. Honre a sua saúde — nutrição acolhedora	Priorize escolhas alimentares que respeitem a sua saúde e suas papilas gustativas, ao mesmo tempo que fazem você se sentir bem. Lembre-se de que você não precisa ter uma alimentação perfeita para ser saudável. Você não sofrerá uma deficiência repentina de nutrientes ou terá uma doença por causa de um lanche, uma refeição ou um dia comendo mal. É o que você come de forma consistente ao longo do tempo que importa. O progresso, não a perfeição, é o que conta.

FONTE: Traduzido e adaptado de Tribole e Resch, *Intuitive Eating*, 2020. Disponível em: <www.intuitiveeating.org>.

Saber identificar e respeitar a fome física tem se mostrado um dos pontos mais importantes para melhorar seu relacionamento com a comida, com o corpo, para a saúde e o emagrecimento. Porém, essa é uma das maiores dificuldades dos pacientes.

De nada adianta você querer começar outra dieta se não entende seu corpo e não sabe identificar ou não consegue respeitar as necessidades básicas dele. E, se você souber fazer tudo isso, provavelmente nem vai buscar uma restrição severa, pois percebe a agressão que ela é. Você já sabe que o seu corpo reponde melhor quando é respeitado.

O guia a seguir pode ajudar nessa fase inicial. No entanto, se você apresenta episódios muito frequentes e intensos de comer emocional, sugiro que procure ajuda individualizada.

GUIA 3 — Estratégias para entender e lidar com o comer emocional

Este guia é uma das possibilidades de abordagem do comer emocional. Existem outras, e todas têm suas vantagens e aplicabilidade.

Ele é baseado em alguns questionamentos que você deve fazer com frequência e não tem a pretensão de barrar seus episódios de comer emocional num passe de mágica, mas se a cada dez episódios em dois ou três você conseguir diminuir a intensidade do comer ou até evitar algum, isso já será um enorme avanço. Por isso, foque em um passo de cada vez.

Assim que surgir algum sinal ou sensação de que você quer comer, quero que você aja como se fosse um repórter entrevistando sua fome. Um modo de tentar diferenciar a fome emocional da fome física é uma analogia que fazemos dizendo que enquanto a fome física pode ser percebida do pescoço para baixo, ou seja, seu corpo lhe dá algum sinal de que precisa de comida, a fome emocional é aquela do pescoço para cima, presente apenas no seu pensamento. Você pensa em comer, um pensamento urgente e persistente, mas nem seu estômago nem seu corpo dão sinais de que precisam do alimento.

Descobrindo se é fome física ou fome emocional.

A fome emocional se parece com uma fissura, uma vontade que aparece de repente. Ela é grande e urgente e deve ser atendida naquele momento, e só tende a diminuir se a necessidade emocional for respeitada ou quando a pessoa exagera ou então não consegue mais comer, gerando culpa, sensação de fracasso e ansiedade.

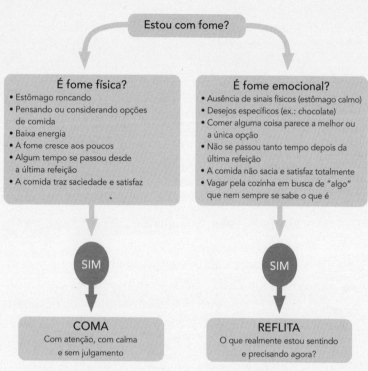

FONTE: Adaptado de Alvarenga et al., *Nutrição comportamental*, 2018.

Para ajudar a entender as diferentes emoções e como lidar com elas, listei no quadro abaixo algumas opções, mas você não só pode como deve pensar em outras conforme suas preferências:

Ansiedade e estresse	Respire profundamente, caminhe, medite, faça massagem, quebra-cabeça, dança, pinte, qualquer atividade que relaxe. Avalie se não é o caso de aprender a dizer **"não"** mais vezes, seja para a família, para o trabalho ou para os amigos. Você já parou para pensar que todo "sim" que você diz para algo significa um "não" para outra? Quantos desses "nãos" são para você mesmo?
Tédio	Procure novas atividades que lhe tragam interesse. Existem opções gratuitas na internet. Pense em algo que o estimule e pesquise mais sobre o tema. Uma paciente minha descobriu que amava podcasts sobre crimes (mórbido demais para mim, mas se funciona é o que importa...), outra sobre história da arte, as opções são inúmeras. Escreva em um caderno (ou diário) sobre suas metas de vida e o que importa para você: o que falta para atingi-las, qual é o seu plano de ação?

Suborno/moeda de troca	Troque os prêmios em comida por outra atividade prazerosa ou até algo que queira fazer, como planejar uma viagem, por exemplo. No início pode até associar os dois: vou passear no parque e depois saborear aquilo que amo.
Procrastinação	Técnica Pomodoro: das técnicas de produtividade, essa é uma das que eu mais gosto e uso. Consiste em colocar um timer de 25 minutos e nesse tempo se concentrar no que você tem que fazer sem distração. Passado esse tempo, se permita cinco ou dez minutos de pausa para fazer qualquer outra coisa. Faça um pouco por vez. Por exemplo: se precisa ler um livro, estabeleça a meta de ler quatro páginas. Divida a atividade complexa ou grande em pequenas partes. Organize seu ambiente e mente para trabalhar.
Solidão/tristeza	Ligue para alguém. Se abrace e chore. Chorar faz um bem danado e libera serotonina. Já reparou como depois de uma crise de choro nos sentimos mais leves? Chorar é terapêutico. Inscreva-se em alguma atividade em grupo (aula de dança, artesanato, corrida, algo que aumente seu leque de amizades que tenham os mesmos interesses que você).
Frustração/raiva	Pense qual é a origem do problema e escreva em um papel quais alternativas existem para ele. Isso faz você parar de ruminar e racionalizar sobre a situação.

Mesmo aprendendo a identificar o que está sentindo, muitas vezes decidimos que vamos comer em resposta à fome emocional. Aos pacientes sempre digo que o ideal é juntar a fome física com a vontade de comer. Mas mesmo que você esteja sem fome física e decida comer, sugiro que antes você se conecte, fique atento ao seu corpo, aumentando assim as chances de respeitá-lo e fazer desse momento uma oportunidade de acolhimento.

- Respire e beba água. Enquanto decide ou organiza o que vai comer, beba um bom copo de água ou de chá, respire profundamente algumas vezes, *se conecte com o seu corpo* e tente reavaliar o tamanho da sua fome ou da sua vontade.

- *Organize seu ambiente.* Cuidado com porções muito grandes de alimentos. Fez um bolo? Faça metade da receita, ou congele boa parte dele ou doe para alguém. Vai comprar algo? Compre apenas para saciar a vontade daquele momento, não faça estoque em casa. Sirva-se uma porção definida e que acredita ser suficiente para matar sua vontade. Deixe o restante longe do alcance dos olhos e das mãos.

- Se questione: *"Qual a intensidade dessa vontade?"*. Se for grande, honre-a. Se for pequena ou moderada (lembre da pergunta do alimento neutro), perceba se não é sede ou alguma outra necessidade que precisa ser atendida.

- Se for comer outra opção para avaliar como se sente, em vez de pensar algo como: "Não vou comer o doce", pense: "Nesse momento eu vou comer uma fruta", por exemplo.

- Não coma em pé. Sentar ajuda a acalmar um pouco e a se conectar ao seu corpo.

- *Saboreie intensamente*. Deixe o celular, a TV ou qualquer outro aparelho de lado e curta esse momento tão aguardado. Enquanto come, pense sobre as diferentes nuances daquele alimento tão desejado. O aroma, a textura e o sabor são o que você desejava?

- Depois de comer, escove os dentes, passe fio dental e use enxaguante bucal (mascar chiclete mentolado também serve). A sensação de frescor ajuda de duas maneiras: sinaliza ao seu cérebro que a refeição acabou, e o sabor das coisas muda depois que escovamos os dentes, o que diminui as chances de ficarmos repetindo.

- Tome mais um copo de água. Tanto alimentos doces quanto salgados aumentam nossa necessidade de hidratação.

- *Procure uma distração*. Se por acaso você tem mais daquele alimento à sua disposição, as chances de ficar pensando nele e repetir são grandes. Encontre algo para ocupar sua mente e acione um cronômetro para cinco ou dez minutos. Nesse tempo se dedique à atividade e depois reavalie suas fomes.

Aprender a lidar com o comer emocional é um processo. As diferentes situações que enfrentamos nos despertam sentimentos diversos em intensidades distintas. Compreender essas nuances leva um tempo, por isso tenha calma. Você se lembra de um gráfico no começo do livro sobre as etapas da mudança de comportamento (p. 62)? É exatamente isso. Você evoluirá em alguns dias, talvez regrida em outros, mas tudo servirá de aprendizado para você poder traçar novas estratégias, pois, por mais que uma delas funcione um dia, pode ser que não funcione no outro e você precise pensar em mais uma.

Não deixe essas informações apenas aqui no livro, escreva em algum local as estratégias que dão certo para você. Essa lista é importante, pois às vezes ficamos sem ideias e ter algo anotado é menos uma coisa em que devemos pensar num momento em que já estamos vulneráveis.

Muitos dos gatilhos para o comer ocorrem quando estamos nos sentindo desse modo: vulneráveis. Sobre esse tema recomendo assistir a um vídeo maravilhoso da pesquisadora Brené Brown que se chama "O poder da vulnerabilidade" (tem também uma palestra dela na Netflix). Acredito que esse vídeo tem o poder de mudar o modo como muitas pessoas encaram esse momento, mudando até a maneira de encarar sua vida.

Quando se está trabalhando o comer emocional é importante dar uma atenção especial à sua saúde psicológica e emocional, entender por que nos comportamos de determinado jeito e como criar estratégias mais saudáveis. Por isso, retomarei aqui alguns hábitos que você deve se esforçar para manter:

- Cuide-se! *Tenha em sua rotina hábitos que lhe fazem bem.* Encontrar um tempo para você fazer as coisas de que gosta não pode ser encarado como luxo ou egoísmo (leram bem, mães e pais?!), mas sim como algo que o deixará ainda melhor para fazer outras coisas do seu dia, inclusive para curtir a família ou trabalhar.

- Respeite seus momentos de vulnerabilidade — eles podem ensinar muito.

- Não estoque muita coisa em casa, mas tenha boas opções. *A geladeira precisa estar cheia sobretudo de alimentos in natura.*

E se você decidir comer mesmo sabendo que é apenas fome emocional:

- Não compre para comer depois. Se a sua vontade é grande naquele momento e você escolheu saciá-la, compre a porção desejada para aquele momento. Ter a mais em casa faz com que aumentem as chances de você comer apenas "porque tem".

- Questione-se: o que consigo bancar? Você gosta de chocolate, mas abrir uma barra grande é sinal de alerta? Compre porções menores. Toda vez que você desembala um, aumenta sua consciência sobre aquele momento e ainda as chances de refletir se precisa ou não comer mais.

Entenda sua escolha de comer como um ritual de autocuidado. Todos nós precisamos de uma válvula de escape. Às vezes será dormir, caminhar, conversar com alguém, namorar, mas às vezes será beber uma cerveja com os amigos e até comer uma pizza com vinho em casa sozinho.

Descontar as frustrações na comida de vez em quando faz parte, e todo mundo faz ou já fez isso. Esses momentos podem ser tão importantes quanto comer salada no almoço. Por isso, mais acolhimento e menos julgamento, e tenha em mente que tudo é aprendizado.

19. Impulsividade, autocontrole e força de vontade

Eu posso resistir a tudo, menos à tentação.
Oscar Wilde

Sinto-me neste ponto do livro próxima e confortável o suficiente para escrever que esse é um assunto tão difícil e complexo que, mesmo o estudando há tempos, ainda tenho mais perguntas do que respostas. Voltando ao tema do primeiro capítulo, você acha que o emagrecimento é apenas uma questão de força de vontade?

Mesmo depois de entender um pouco mais sobre como o corpo funciona, que existem diversos fatores genéticos, fisiológicos e ambientais que influenciam e determinam tais comportamentos, talvez você ainda esteja pensando que se a pessoa tiver força de vontade de verdade ela consegue.

Quando falamos de força de vontade entendemos que ou a pessoa está dividida ou está claramente escolhendo o reforço imediato, que dá prazer rápido e momentâneo, e precisa de "força de vontade" para escolher a opção com reforço atrasado. Ou seja, precisa de força de vontade para abrir mão do agora para escolher a outra opção que também quer (ou acha que quer?) mas que acontecerá no futuro ou, como no caso do emagrecimento, nem sabe se ou quando ocorrerá.

Para falar sobre isso, quero contar uma breve história. Em meio à pandemia da covid-19, estava com muita dificuldade para ler livros, atividade de que gosto e me faz bem antes de dormir. Então coloquei uma meta de ler apenas livros de até 150 páginas, e, como eram curtos, a sensação de terminar um livro me motivava a continuar. Uma dessas leituras foi um dos livros mais lindos que já li, *Em busca de sentido: Um psicólogo no campo de concentração*, de Viktor Frankl — neuropsiquiatra austríaco que fundou a logoterapia. Viktor é judeu e em seu livro conta sobre sua experiência nos campos de concentração nazistas durante a Segunda Guerra Mundial e o que observou e aprendeu sobre o comportamento humano nesse período. À primeira vista pode parecer um livro triste, e realmente tem algumas partes emocionantes e outras tristes, mas sobretudo é uma lição. Uma de suas frases mais marcantes é do filósofo Friedrich Nietzsche:

"Quem tem um para quê viver suporta qualquer como!"

Usarei essa linda e forte frase. Quando falamos sobre mudança de comportamento, o que temos que avaliar é o PARA QUÊ e o COMO. O "para quê" é sobre motivação, e já abordei antes a importância de entender os motivos pelos quais você deseja emagrecer e se eles são fortes o bastante para que você consiga abrir mão de alguns comportamentos e enfrentar os momentos de desconforto que surgirão. A parte do "como" é o caminho que devemos percorrer em busca dos nossos objetivos.

A grande e difícil questão é a facilidade que as pessoas têm para julgar o caminho que o outro deve percorrer quando, na verdade, elas não fazem a menor ideia de como ele é. Julgam por uma visão simplista, baseada nas próprias experiências — mas o quanto a sua história ou o que você sabe, ou acha saber sobre o outro, é a realidade do caminho dele?

Sim, existem pessoas acomodadas que falam que querem algo e que não se esforçam nem um pouco para aquilo. Casos de pessoas que se desmotivam muito depressa, quase como um "fogo de palha". Tem aquelas que falam que querem emagrecer, mas que acham tudo muito difícil, não conseguem lidar nem mesmo com pequenos desconfortos e desistem. Tem também as pessoas que se esforçam, mas o caminho para elas é muito mais tortuoso do que para os outros e os resultados vão aparecer muito lentamente. Há ainda aquelas que, por mais esforço que façam, terão sua trajetória impedida por diversos fatores. Qual delas você é?

Existem muitas questões que influenciam no processo de emagrecimento. Em grande parte, ele depende da sua capacidade de fazer escolhas em direção aos seus objetivos, muitas vezes mesmo sem um ganho imediato. *E se os motivos que guiam o processo não forem realmente importantes, dificilmente você progredirá* — ou seja, é um processo de autoconhecimento, de como você conseguirá se organizar para sustentar esse processo.

GENÉTICA E AUTOCONTROLE

A genética é capaz de afetar diretamente a impulsividade e a capacidade de escolha das pessoas. Uma revisão sistemática de estudos realizados com mais de 30 mil pares de gêmeos verificou que o autocontrole é 60% hereditário.[1] Nesse momento já posso imaginar algumas pessoas se lembrando de seus pais ou familiares e pensando: "Eu sabia".

Um dos principais polimorfismos genéticos (variações do gene) estudados em relação ao autocontrole e à impulsividade é o do Taq1A, que está relacionado à quantidade de receptores D2, aqueles da dopamina (p. 250). Algumas pessoas possuem uma baixa densidade desses receptores e uma maior tendência a comportamentos impulsivos, exageros alimentares e vícios. Assim como o receptor de dopamina, essa alteração não parece ter relação com a obesidade. O que alguns estudos mostram é que pessoas com essa alteração têm maior dificuldade no emagrecimento.[2]

Além da impulsividade, pessoas com essa variação genética também apresentam uma menor resposta de dopamina — e, portanto, de prazer e recompensa — a alimentos palatáveis. Dessa forma, esses indivíduos precisariam comer maiores quantidades de alimento para conseguirem ter a mesma resposta que pessoas que não apresentam essa alteração.

Esse dado se torna ainda mais importante quando pensamos nos alimentos ultraprocessados, que, além de serem hiperpalatáveis, possuem uma maior densidade calórica e, como visto, baixo poder de saciedade. Juntando tudo isso, o consumo frequente desse tipo de alimento pode acarretar uma ingestão bastante aumentada de calorias e, consequentemente, a dificuldade de emagrecimento ou até engordar.

Outro estudo identificou uma via de comunicação originada no hipotálamo que tem relação direta com a impulsividade. Segundo a autora do estudo, é como um mecanismo cerebral que regula a capacidade que a pessoa tem de dizer não à comida. Pessoas com diversas desordens psiquiátricas relacionadas a comportamentos abusivos podem apresentar uma alteração nessa região.[3]

Outro polimorfismo que está relacionado à impulsividade alimentar é o MC4R (p. 214). Um estudo com 328 adultos verificou que as pessoas com alteração nesse gene apresentam mais episódios de exagero alimentar, sobretudo o comer emocional e a fissura alimentar,[4] quando comparadas a pessoas sem essa alteração.

ASPECTOS COGNITIVOS

Aquele estudo sobre as gestantes que passaram fome durante o período da guerra mostrou que, além da privação alimentar, o estresse e a ansiedade durante a gestação também são capazes de estimular comportamentos impulsivos nos filhos. Os hormônios atuantes, adrenalina, cortisol e os glicocorticoides, ultrapassam a placenta e influenciam a atividade cerebral do bebê, tornando-o mais sensível a gatilhos estressores como ansiedade e depressão.[5]

A título de curiosidade, pessoas com lesão na região do cérebro chamada lobo temporal medial, incluindo o hipocampo, apresentam prejuízo na percepção de sinais internos como a fome e a saciedade. Um estudo mostrou que indivíduos com transtorno do déficit de atenção e hiperatividade (TDAH) apresentam uma aumentada ativação na região do cérebro responsável pelo prazer, maior prevalência de comportamentos impulsivos e menor autocontrole.

Pessoas que sofreram traumas na infância tendem a apresentar prejuízo do desenvolvimento de uma área do cérebro, o córtex pré-frontal, relacionada a tomada de decisões e impulsividade, fazendo com que essas pessoas tenham mais chances de comportamentos impulsivos. Traumas na idade adulta também estão relacionados a comportamentos impulsivos. Mulheres que foram abusadas sexualmente respondem por 30% dos casos de compulsão alimentar, sem contar a relação com o consumo de álcool e de outras drogas.

INFLUÊNCIA DOS HORMÔNIOS

Os hormônios do estresse, como o cortisol e a adrenalina, fazem com que a dopamina se ligue prioritariamente à área responsável pelo prazer imediato, e um modo rápido e acessível de se conseguir isso é por meio da comida rica em açúcar e gordura. Cronicamente, seus efeitos estão associados com sentimentos como depressão, anedonia,[6] desmotivação e dificuldade para ter foco.

Além deles, hormônios sexuais também influenciam nosso humor e nossa capacidade de exercer autocontrole. A famosa TPM, por exemplo, pode ocasionar mudanças de humor, aumentar a ansiedade e os comportamentos mais impulsivos. Inclusive casos severos podem ser sintomas do transtorno disfórico pré-menstrual,[7] no qual os sintomas físicos, como inchaço das mamas e retenção hídrica, e emocionais são mais severos, com episódios de extrema tristeza, desânimo e raiva, entre outros.

Vale o adendo de que existem outras alterações genéticas, cognitivas e hormonais que afetam o comportamento alimentar. Aqui citei apenas algumas.

Apenas com as informações acima já é possível conceber diferentes cenários e entender que o caminho para enfrentar comportamentos impulsivos é muito mais difícil para uma pessoa que possui uma alteração dessas do que para alguém que não as tem. Imagine agora se a pessoa apresenta duas ou três alterações dessas. Lembre-se ainda de que estou citando apenas algumas, mas são dezenas de alterações que influenciam esse quadro, talvez centenas.

Cada um desses fatores possui uma regulação complexa, e existem livros tentando explicar como cada um deles afeta o nosso comportamento. A ideia aqui não é discorrer sobre todas as teorias, mas abordar de modo sucinto e simples o que sabemos até o momento e tentar ajudá-lo a entender, pelo menos parte, por que você tem dificuldade em fazer as escolhas que entende que seriam melhores.

CONTEXTO DAS ESCOLHAS

A habilidade que uma pessoa tem de fazer escolhas coerentes com seus objetivos depende de diversos fatores. Compare, depois de um dia cansativo e estressante, chegar em casa e ter que escolher entre assistir a um seriado ou sair para treinar em uma noite fria. Qual dessas escolhas, além de mais fácil, dará um prazer maior e mais rápido?

A pessoa que consegue escolher treinar é capaz de fazer o que os pesquisadores chamam de "atrasar a recompensa" (*delay discounting*). A recompensa da sua escolha não é imediata, mas atrasada.[8] Essa característica tem sido muito estudada e tem se mostrado uma das mais importantes em relação ao ganho de peso e ao processo de emagrecimento.[9] Isso porque alguns benefícios dos comportamentos na saúde ou no emagrecimento nem sempre são imediatos.

A capacidade de atrasar a recompensa pode ajudar a pessoa a ter uma alimentação e hábitos mais saudáveis. Isso significa que em vez de se jogar no sofá logo que chega em casa, e ter a recompensa do descanso imediato, vai sair primeiro e se exercitar (ou preparar algo para comer enquanto a fome é leve ou moderada) e depois sentar-se no sofá para relaxar.

Essa é uma característica importante, pois pessoas que desejam emagrecer ou melhorar a alimentação precisam ser capazes de frear os comportamentos automáticos ou impulsivos.

Um estudo realizado com indivíduos que conseguiram perder 13kg ou mais e que conseguiram manter esse peso perdido por mais de um ano verificou que os participantes que tiveram êxito apresentavam uma maior capacidade de escolher a recompensa atrasada.[10]

Outro estudo, este com mulheres com obesidade, verificou a relação entre o *delay discounting* e o sucesso de um grupo que manteve o peso perdido por seis meses depois de fazer uma dieta quando comparado ao grupo que recuperou o peso. Curiosamente, as mulheres que conseguiram manter a perda apresentaram melhor resposta neural nas áreas relacionadas ao prazer e à recompensa e melhor percepção da saciação, fatores cruciais no sucesso de uma alimentação saudável e na manutenção dos resultados obtidos.[11]

Um fator que dificulta muito o comportamento de quem tem traço impulsivo e baixa capacidade de atrasar a recompensa é estar exposto com frequência a alimentos palatáveis, seja em casa, na rua ou até em propagandas, nas revistas ou na internet. Essa exposição exacerbada estimula o desejo e a fissura, sobretudo em pessoas mais suscetíveis a comportamentos impulsivos.

Para trabalhar os comportamentos impulsivos é preciso estimular o controle inibitório — a capacidade de frear os comportamentos impulsivos — e organizar o ambiente para facilitar as escolhas, uma tarefa nada fácil quando se vive na época do *just do it*[12] e "a vida é curta e só se vive uma vez".

Na nossa cultura existe uma abundância de possibilidades de prazer imediato (dopamina) que podem ser obtidas sem esforço. Para mudar, a pessoa precisa estar disposta ao desconforto de abrir mão desses prazeres imediatos e escolher comportamentos que são mais trabalhosos, pelo menos no início.

Essa capacidade de escolha, de conseguir lidar com pequenos desconfortos, é importante na mudança de comportamento. Ou você acha que um atleta acorda todo dia feliz porque vai treinar? Não, por mais que ele ame aquilo. Para trabalhar esse comportamento existem algumas características que você deve testar. Uma das mais simples e acessíveis a todos é a organização, o planejamento (não adianta revirar os olhos...) — ter sua rotina já organizada de modo a priorizar aquilo que de fato importa e diminuir suas escolhas no momento de cansaço, quando aumentam as chances de você querer um reforço imediato.

Para conseguir isso, uma das teorias mais estudadas é a projeção de si mesmo no futuro, o *episodic future thinking*. Ela consiste em se imaginar em um futuro próximo. Fazer uma análise bem detalhada de si mesmo: como você quer estar e o que quer estar fazendo em um ou três meses? Existem diversos estudos demonstrando que quando a pessoa se vê no futuro ela faz escolhas mais racionais e coerentes com seus objetivos.[13] Vislumbrar e gostar da pessoa que você quer ser ajuda a diminuir o valor subjetivo de alguns comportamentos mais impulsivos, imediatistas.

Nesse caso estamos falando de uma pessoa que diz não ter tempo mas passa horas da semana na frente da tv ou do celular (sabia que existe um relatório no seu celular de quanto tempo você passa nele e em cada rede social? Dê uma olhada!). Estamos falando de prioridades. Se você colocou o emagrecimento como uma, organize sua rotina e seu dia honrando isso. Caso esteja estagnado, procure ajuda para entender o que está causando essa resistência.

"Se não organizarmos e cuidarmos do nosso ambiente, ele nos controlará e chamaremos isso de destino." Essa é uma frase do psiquiatra Carl Jung que tomei a liberdade de adaptar.

Uma maneira de se ajudar é criar uma rotina e um ambiente que facilitem o comportamento desejado. Por exemplo, conviver com pessoas que têm as mesmas metas, já ter comida organizada (mesmo que feita por outra pessoa, congelada etc.) ou até mudar os locais que frequenta para serem mais coerentes com os seus objetivos.

O que falo para os meus pacientes é que eles em geral acreditam que amanhã, ou outro dia, conseguirão tomar uma decisão melhor, mas que hoje, como estão muito cansados/estressados/atrapalhados... vão fazer o que for mais fácil. Isso é um erro, pois amanhã provavelmente acontecerá outra coisa e a escolha será a mesma. Quando perceberem será quase o fim da semana e daí é melhor deixar e retomar tudo na segunda-feira. Conhece essa história? Ela é baseada em fatos, mas qualquer semelhança com a sua não é mera coincidência.

Uma pergunta que uso com os meus pacientes é: *"Como você hoje pode ajudar e facilitar suas escolhas de mais tarde, ou então de amanhã?".* Como tornar a sua vida mais fácil? Deixar a salada lavada, por mais que não queira comer hoje ou nem estar na hora da refeição, combinar com alguém de fazer alguma atividade juntos etc.

O lado bom é que as nossas habilidades e comportamentos são treináveis como um músculo. Quando estiver ambivalente, você precisa refletir sobre a escolha que precisa ser feita. Howard Rachlin, psicólogo americano e um dos grandes nomes da área comportamental, em seus estudos e em seu livro sobre autocontrole (que me surpreendi ao ler, pois tem mais fórmulas matemáticas do que eu poderia supor),[14] relata que o autocontrole é uma resposta de comprometimento na qual a pessoa precisar escolher entre um reforçador atrasado, e de alta magnitude, e um imediato, mas de baixa magnitude. Seria como ter que escolher entre o desejo da pessoa de emagrecer, que não sabe quando acontecerá, e comer algo agora, que dará um prazer imediato, mas passageiro.

Para entender melhor por que exercer o autocontrole é difícil precisamos entender que fazer uma escolha requer reflexão. Mais uma vez aqui podemos traçar um paralelo com o trabalho do Daniel Kahneman, o sistema 1 (automático e intuitivo) contra o sistema 2 (reflexivo).

Normalmente nessas situações existem algumas possibilidades de escolhas: a impulsiva, a emocional e a racional/reflexiva. *O que a sua versão impulsiva e emocional (sistema 1) quer e o que a sua versão racional e reflexiva (sistema 2) quer?* Teste fazer esse questionamento em voz alta: isso ajuda no processo de reflexão e racionalização.

Outro passo importante para sair do sistema 1 e realizar escolhas mais coerentes com seus objetivos é sair do automático e estar presente no momento. Como eu já disse, uma das técnicas mais estudadas e utilizadas é o mindfulness, ou atenção plena. Estar presente e consciente no momento da escolha é fundamental para mudar o comportamento, mas é preciso ir além.

- Por que será que é tão difícil fazer as escolhas que você sabe que seriam melhores?

- Por que é que você faz sempre as mesmas escolhas?

- Por que você sente que, por mais que se esforce alguns dias, depois de um tempo não consegue mais manter aquelas escolhas e tudo volta à estaca zero?

Se você ainda está com esses questionamentos, o psicólogo americano Roy Baumeister tem algumas teorias muito interessantes. Uma delas é chamada de *ego depletion* (esgotamento do ego, em tradução livre).[15] Segundo ela, nossa capacidade de fazer escolhas funciona como se fosse um tanque de gasolina. Para cada decisão que tomamos no dia utilizamos uma certa quantidade dela. Quando fazemos algo que é dentro da nossa zona de conforto ou um hábito, não precisamos pensar muito — essa é uma vantagem: o esforço ou a quantidade de energia gasta para continuar nesse padrão é muito pequeno. Porém, quando precisamos sair dessa zona de conforto e tomar decisões diferentes, que fogem da nossa rotina, a quantidade de gasolina necessária é bem maior. O que acontece é que, ao contrário do que muitos pensam, não temos tanques separados para lidar com diferentes assuntos — um para lidar com trabalho, outro para família, outro para amigos, outro para a dieta etc. Temos um único tanque. Isso significa que, se tem algo em uma fase que está demandando muito da nossa energia, sobra menos energia para tomar boas decisões em outros temas. Segundo Baumeister,[16] o tanque se esgota. Lembra do estudo das mulheres que não puderam demonstrar emoções ao ver um filme e depois comeram mais do que as que puderam demonstrar e lidar com o que estavam sentindo?

Você já deve ter sentido isso muitas vezes. Há dias em que tomamos tantas decisões que no fim não queremos mais nem pensar. Isso serve até para fazer compras — quem já foi a um desses grandes outlets deve ter sentido isso. No começo é uma grande animação, depois de um tempo parece que o cérebro entra em transe e nossas escolhas não são tão boas. Se nossa energia se consome em atividades como comprar roupas, imagine em se tratando de decisões realmente fundamentais como um problema na família, no trabalho ou de saúde.

Toda decisão que a gente toma consome energia. É por isso que algumas pessoas usam uniforme mesmo não precisando. Steve Jobs, fundador da Apple, e até Barack Obama preferiam usar um uniforme para não se desgastar e nem perder tempo decidindo sobre roupas, poupando energia para decisões mais difíceis.

Parece uma decisão boba, mas você tem ideia de quantas decisões por dia tomamos apenas em relação à alimentação, considerando tudo o que ingerimos em um dia? Tente adivinhar.

Esse tema foi alvo de uma pesquisa que descobriu que *uma pessoa faz em média mais de duzentas decisões por dia relacionadas apenas à alimentação*. Essas decisões vão desde se você passa um pouco mais de manteiga no pão a qual utensílio vai usar, xícara ou copo? Quer um gole a mais do suco? Estou com fome ou sede? Sede de quê? Fome de quê, salgado ou doce? Faço um ovo ou como um pão, ou seria melhor um pão com ovo? Faço com azeite ou com manteiga, ou será que como cozido? Coloco sal ou também ervas? Quais? Quanto de cada uma? São muitas escolhas que precisam sair do automático, precisam ser refletidas.

A questão é que quando você está tentando mudar sua alimentação precisa acertar em todas elas, ou quase todas, e para isso você precisa de energia. Quando está nesse momento de mudança e entendimento a pessoa entra em uma fase de hiperatenção: ela se questiona muitas vezes para conseguir fazer escolhas mais ajustadas com seus objetivos. Quero que você entenda essa fase como quando começou a dirigir. No início tudo dava medo, você não lembrava direito para qual lado era a seta, qual era a próxima marcha e ficava pensando sem parar, muito concentrado, em cada etapa. Depois de um tempo você já estava dirigindo de um lugar a outro quase sem pensar muito no processo. Com a alimentação é a mesma coisa. Preciso que você se questione em cada etapa, tanto do que vai fazer quanto de como está se sentindo. Quanto mais você fizer isso, mais passará a ser intuitivo.

Em muitos casos, quando a pessoa está sobrecarregada e tem uma rotina muito intensa, às vezes *a melhor estratégia é diminuir as escolhas ou não se colocar em uma situação de risco*. Uma paciente minha fez isso de um modo que gostei muito. Por conta do seu trabalho, ela almoçava todos os dias em restaurantes — o que a princípio parece uma delícia, mas que a deixava constantemente diante de escolhas que iam contra sua saúde e suas metas. Então ela decidiu que, dos cinco dias da semana, em três ela almoçaria uma salada reforçada de um restaurante perto que entregava. Ela implementou isso e fez muita diferença para ela. Um almoço de negócios ou na correria do dia a dia não é a mesma coisa que um almoço com os amigos ou com a família. Se organizar para ter os momentos de relaxamento e prazer quando de fato faz sentido é uma escolha sábia.

* * *

Dan Ariely, professor de psicologia e de economia comportamental, estuda há décadas sobre como fazemos nossas escolhas. Em seu livro *Previsivelmente irracional: As forças invisíveis que nos levam a tomar decisões erradas* ele relata como não podemos confiar sempre nas nossas intuições.

Segundo ele, temos aversão à perda. Se sentimos que estamos perdendo alguma coisa tendemos a evitar aquele comportamento, e isso é muito importante. Entender o que você está perdendo, ou deixando de ganhar, é fundamental para entender as barreiras que o impedem de mudar e evoluir.

Vamos supor que a sua dificuldade é manter a regularidade no treino. Faça uma lista de coisas e de pensamentos que sempre aparecem na hora de treinar, por exemplo:

- Tenho que arrumar a casa

- Quero ficar com os meus filhos

- Quero ver tv

- Quero sair para encontrar pessoas

- Estou cansado demais

- e por aí vai...

Se sua saúde é prioridade, você deve encaixar a atividade em algum momento do seu dia. Para conseguir isso você não pode sentir que está tirando algo prazeroso, mas sim que está ganhando algo com a atividade.

Se está cansado demais no fim do dia, organize sua rotina para treinar mais cedo, logo de manhã ou na hora do almoço. Se não conseguir, tudo bem, essas habilidades podem ser desenvolvidas. Tenha uma rotina mais ativa, aumente as atividades sem carro, suba escadas. Se o seu problema é que sempre coloca outros compromissos na frente, reserve um horário na agenda para a atividade e o respeite ou combine com alguém de treinar junto. Ter que desmarcar com alguém diminui as chances de você não ir, fora que fazer uma atividade com companhia é muito melhor! Crie alternativas agradáveis para cada uma das questões e tente colocá-las em prática pelo menos uma vez.

Se a sua dificuldade é com a alimentação, pontue os momentos do dia e as refeições mais difíceis e tente se organizar para eles. Outra possibilidade é que talvez você esteja sendo radical demais nas suas escolhas.

As pessoas tendem a ter uma visão muito restrita e extremista dos problemas. Comem uma fruta e duas castanhas à tarde, pois acham que é uma regra, mas têm muita fome nesse horário. Nesse caso é preciso organizar um lanche mais robusto e perceber como fica a fome no restante do dia. Outro exemplo é ou comer um grelhado com salada ou pedir delivery de algo bem indulgente, sendo que existe uma infinidade de possibilidades no meio do caminho que são excelentes e ainda coerentes com uma alimentação saudável e com o emagrecimento.

Roy Baumeister, em seu livro sobre força de vontade, escreve três pontos fundamentais para quem quer emagrecer:

1. Nunca faça uma dieta.

2. Nunca prometa abrir mão de algo de que realmente gosta.

3. Sempre que estiver julgando você ou outra pessoa, nunca pense que o fato de alguém estar acima do peso é por falta de força de vontade.

Isso porque nós, humanos, precisamos ter experiências prazerosas na vida, e se privar a todo momento é punitivo, tende a deixá-lo obcecado com o tema e a fracassar no longo prazo.

Ter experiências positivas e comportamentos flexíveis em relação à alimentação não precisa ser sinônimo de exageros. Lembre-se dos princípios do comer intuitivo — nessa abordagem o comer é guiado por escolhas reflexivas, não impulsivas. Quem já passou por processos de emagrecer e engordar novamente pode ser autocrítico demais com suas atitudes e ter um olhar muito autopunitivo sobre tudo o que faz. A pessoa se concentra apenas no que deixou de fazer ou no que poderia ter feito melhor, ficando sempre com uma sensação negativa. Entenda que *existe uma grande diferença entre uma pessoa que se autoculpa e uma que se autorresponsabiliza.*

O padrão rígido e punitivo pode parecer adequado para quem pensa que se for acolhedor não terá resultado, mas, para se ter uma ideia de como esse tipo de abordagem é ruim, um estudo mostrou que crianças criadas por pais rígidos e autoritários têm filhas com maior risco de compulsão alimentar e de insatisfação corporal.[17] E isso não acontece só quando crianças: na idade adulta elas também tendem a entrar no padrão "tudo ou nada", o que é péssimo para a saúde.

Se você tem esse perfil extremista, veja este exemplo. Daniel Kahneman fala também sobre a importância das nossas experiências e como tirar o melhor proveito delas. Segundo ele, existe uma diferença entre a experiência real que vivemos e a memória que temos dos eventos (*experiencing self* versus *memoring self*).[18] Muitas pessoas acham que nos lembramos com precisão do que aconteceu, mas isso não é verdade.

Um dos experimentos em que ele se baseou para sua teoria foi conduzido décadas atrás com pessoas que passaram pelo procedimento de colonoscopia, que na época podia durar mais de uma hora e era feito com o paciente acordado e sentindo tudo — ou seja, era demorado e doloroso. Durante o procedimento o paciente era questionado com frequência sobre a intensidade da dor que estava sentindo. Dias depois, eles voltavam a questionar esse mesmo paciente. Como resultado, o que mais influenciou a memória das pessoas sobre o procedimento foram os momentos finais. Os que tinham sentido dor perto do término tinham uma memória muito pior do que os que sentiram durante o procedimento inteiro mas no final não.

Outros estudos sobre o tema demonstram que a duração das experiências pouco importa afinal. Nossa mente parece se lembrar do pico de intensidade, do início da experiência e de como ela terminou. Nos lembramos de ter ou não feito ou comido algo e dos momentos iniciais e finais daquela vivência.

Pensando em uma refeição, o que registramos de nossas experiências também funciona desse modo. Lembramos de ter comido algo, se estava delicioso, e, sobretudo, do final dela. Por isso trabalhar comportamento alimentar é tão gratificante e, para mim, o único caminho possível, pois nele priorizamos que a pessoa "se permita", ajudando-a no processo de descobrir como ter prazer, viver o momento e comer o que tanto deseja respeitando seu corpo, sem que isso seja um exagero e ainda faça parte dos seus objetivos.

Pessoas que não conhecem a abordagem ou que têm uma visão muito superficial dela (para ser simpática) muitas vezes acham que quem trabalha comportamento alimentar fala que pode comer de tudo. Neste ponto do livro você já sabe que isso não é verdade e que essa é uma generalização bastante simplista, mas quando escuto isso me limito a responder: *Quem pode comer de tudo não come qualquer coisa.*

COMO A ALIMENTAÇÃO INFLUENCIA NOSSA CAPACIDADE DE ESCOLHA

Os estudos acerca dos efeitos dos alimentos ricos em açúcar e em gorduras na nossa capacidade de escolha são relativamente recentes e bem intrigantes. Eles mostram que os alimentos ricos nesses nutrientes são capazes de alterar a atividade cerebral, sobretudo no hipocampo, relacionada à capacidade que a pessoa tem de perceber os sinais internos (fome, saciação e saciedade) e à resolução de conflitos e ambivalência.[19]

Em animais, há evidências do efeito desse tipo de dieta, ocasionando um aumento de inflamação no hipocampo. Um estudo com um protocolo interessante anestesiou a região do hipocampo cerebral dos animais e verificou que isso resultou em aumento do apetite e ganho de peso corporal. Os animais comiam mais e muito rápido, um comportamento característico do comer impulsivo. Já em humanos, os estudos são mais complexos, pois não é possível realizar esse tipo de procedimento, mas um estudo com adultos que tiveram essa região lesionada por algum acidente verificou que eles apresentam maiores consumo alimentar e peso corporal.

Alguns pesquisadores referem que funciona como um ciclo no qual uma alimentação rica em fontes de gorduras e açúcares leva a alterações e disfunções na área do hipocampo, a um prejuízo no autocontrole, a aumento da suscetibilidade a comportamentos impulsivos e a um exagero alimentar. Nesses casos, provavelmente a escolha será por alimentos que forneçam recompensa rápida, ou seja, aqueles ricos em gorduras e açúcares.[20] Sendo assim, o ciclo se reinicia e se fortalece.

Mas não são apenas os alimentos que influenciam a impulsividade e o autocontrole; o álcool também desempenha um papel importante. Existe inclusive uma piada de que o córtex pré-frontal, a área do cérebro relacionada ao controle inibitório, é solúvel em álcool (sim, meu humor é um pouco duvidoso...). É por isso que depois de beber as pessoas ficam mais "espontâneas" e impulsivas.

E QUAL É O PAPEL DAS BEBIDAS ALCOÓLICAS?

Quem gosta de tomar uns drinques sabe que o consumo de bebida alcoólica pode impactar muito na nossa disposição e na nossa saúde. Primeiro porque nosso corpo vai reter líquido, sobretudo se foi consumido em excesso. Esse é um dos motivos por que depois de um fim de semana de excessos o seu peso aumenta, e depois, conforme volta para a sua rotina, o peso volta também. Esse inchaço pode fazer com que a pessoa se sinta mais indisposta e diminua seu treino ou sua atividade física.

Outro motivo importante é o próprio valor calórico das bebidas. Enquanto os carboidratos e as proteínas fornecem quatro calorias por grama e as gorduras fornecem nove calorias por grama, o álcool fornece sete calorias por grama. Sendo assim, quem bebe bastante está consumindo uma quantidade significativa de calorias nas bebidas, sem contar as bebidas com açúcar, leite condensado etc.

Outro comportamento comum e inclusive indicado é não beber de estômago vazio. Por isso, normalmente as pessoas não bebem sem algum aperitivo ou alguma comida. Além disso, o álcool e o ambiente descontraído à nossa volta fazem com que o nosso cérebro tenha dificuldade para computar o que e o quanto estamos comendo. O efeito dele também faz com que pessoas mais restritivas diminuam seu controle inibitório, se soltem, fazendo com que nessas situações fique fácil exagerar. No dia seguinte, muitos ainda comem como uma maneira de "rebater o álcool" e apelam para a comida de ressaca, aquele pastel de feira ou algo do gênero.

Não entenda mal, eu adoro um vinho e uma cerveja e acho que há momentos em que eles são um conforto para a alma. Por isso, tente colocar em prática as sugestões a seguir, que podem ajudá-lo a evitar ou diminuir a ressaca e a voltar para os seus hábitos regulares.

Vai beber?

- Faça um lanche leve antes de sair de casa. Primeiro para não chegar esfomeado no local e perder o controle, e segundo para ajudar seu organismo a lidar com a bebida.
- Intercale a bebida alcoólica com um copo de água.
- Antes de dormir tente tomar mais um ou dois copos de água.

E, se o seu objetivo é emagrecimento, é preciso rever quantas vezes na semana esse comportamento está presente e a intensidade dele. Ele está de acordo com a sua saúde e as suas metas? Se não estiver, é importante reavaliar e readequar; se estiver, saboreie com moderação!

SABOTAGEM E AUTOSSABOTAGEM!

Falar sobre autoboicote ou autossabotagem é muito complexo, pois existem inúmeros motivos pelos quais a pessoa pode agir assim, muitas vezes sem nem perceber. É uma disputa interior entre algo que a pessoa diz querer mas que não consegue fazer.

Um dos principais pontos a entender é que, em condições normais, a pessoa não faz algo para se prejudicar deliberadamente. Segundo Skinner, todo comportamento tem uma função de sobrevivência, é preciso olhar para as consequências para descobrir qual a função desse autoboicote.

O motivo desse comportamento pode ser um padrão de esquiva que a pessoa desenvolve, evitando situações que ela diz almejar, mas que podem trazer alguma consequência ameaçadora com a qual ela não está preparada para lidar. Outra possibilidade é ela estar presa em uma situação ruim da qual não consegue sair. Nesses casos, ele normalmente está relacionado a uma falta de recursos, repertórios comportamentais, que ajudem a pessoa a sair desse padrão negativo.

A autossabotagem nesse processo pode ocorrer por diversas razões: evitar o julgamento alheio, receber mais atenção por conta do seu corpo, ter que abdicar de alimentos ou comportamentos de que gosta muito, medo de não alcançar tudo aquilo que sempre quis e culpava seu corpo por não conseguir — afinal, se a pessoa emagrecer e aquilo não acontecer, isso significa que a questão era outra, certo? Bom, normalmente é!

TALITA E A FAMÍLIA DO PÓS-GUERRA

Os avós de Talita, assim como muitos, vieram para o Brasil fugindo da Segunda Guerra Mundial e passaram por períodos muito difíceis, de fome inclusive. Mesmo estando já seguros e com acesso à comida, essa história deixou marcas. Desperdício de alimentos era algo inimaginável para a família. Até aí não haveria problema algum, muito pelo contrário; é o que toda família deveria fazer.

Talita foi criada aprendendo que deveria comer até o último grão no prato, mesmo que já estivesse saciada na metade dele. Para a família, sinal de saúde era ter alguns quilos a mais. A comida passou a ser o modo de troca de carinho e de atenção: o relacionamento entre a família se dava sobretudo por meio da comida, que era sempre abundante, e, como não se podia desperdiçar, todos tinham que comer muito.

Como resultado, tanto seus avós quanto seus pais estavam bem acima do peso — e ela também. Filha única, morava com a avó, que sempre foi a responsável por preparar as refeições da casa, e eram sempre comidas muito pesadas. Talita estava pesando mais de 100kg quando tentou pela primeira vez perder peso. Fez uma dieta e conseguiu perder mais de 30kg, resultado que manteve por pouco mais de um ano. Depois, por problemas pessoais, engordou de novo. Dessa vez entendeu que para conseguir fazer a mudança de modo sustentável ela devia assumir a responsabilidade pelas próprias refeições, mas cortar esse elo com a avó foi muito difícil.

Depois de resolvida a situação com a avó, era a vez de lidar com outra questão difícil: sua mãe. Ela não entendia por que Talita queria emagrecer, e toda vez que percebia que ela estava cuidando da alimentação ou que havia emagrecido um pouco ficava questionando o porquê daquilo e preparava todas as comidas de que Talita mais gostava quando ela ia visitá-la: um processo difícil e doloroso para ambas. Para a mãe, perceber que a filha não se identificava e não aceitava algumas questões da família e querer mudar. Para a filha, toda vez que ia visitar a mãe ter que debater o porquê de suas escolhas, isso sempre em volta dos doces e das comidas que mais amava.

Nesse caso o processo de emagrecimento não implicava apenas um número na balança, mas também o rompimento com algumas crenças e questões familiares importantes.

No caso de Talita o processo de emagrecimento estava relacionado aos conflitos familiares, e suas escolhas impactavam muito mais do que o tamanho da calça que ela vestia.

Imagine que você se identifica com alguma coisa dentro de um grupo. Se por algum motivo essa característica que os une for alterada, sua relação com o grupo pode ficar ameaçada. Nesse caso, além da sabotagem existe também a autossabotagem, que pode se dar de modo intencional ou até imperceptível.

A influência das pessoas com quem nos relacionamos é fundamental em nossa busca por nossos objetivos. Escutei há pouco tempo uma entrevista do pesquisador responsável pelo estudo DIETFITS, aquele que comparou a dieta low-carb com a low-fat (p. 104), o professor da Universidade Stanford, Christopher Gardner. Ele disse que ao término do estudo ofereceram aos participantes um jantar de agradecimento. Nele os participantes relataram como foi o processo para eles. Uma das participantes disse que o marido, apesar de não ter entrado no estudo, fez tudo com ela. Eles cozinhavam, iam à feira comprar alimentos frescos, se exercitavam juntos, e o incentivo dele foi crucial. Outra participante relatou o contrário, que o marido entrou no estudo, mas em outro grupo. A alimentação deles era muito diferente, o que fez com que tivessem que separar quase tudo em casa e tornou o processo extremamente desgastante.

Quando queremos mudar, é preciso levar em consideração o que e quem pode ajudar ou atrapalhar no processo. Entender isso é importante para não achar que é tudo "culpa sua".

VOCÊ JÁ OUVIU FALAR NA TEORIA DA AUTOVERIFICAÇÃO?

É uma teoria da psicologia que vem do inglês *self-verification*.[21] Ela diz que nos comportamos para confirmar uma crença que temos sobre nós mesmos, ainda que não gostemos dela. Se acreditamos que precisamos ser ou nos comportar de um jeito, é isso que fazemos, e, mais uma vez, isso pode acontecer sem que a gente perceba.

Por mais que uma característica nos incomode, temos que entender quais são as nossas crenças em relação a ela. Um exemplo simples é a pessoa que acredita que vai ter sobrepeso pelo resto da vida ou que é fraca e preguiçosa. Ela tem dificuldade para se engajar num programa de atividade física, sua casa está sempre cheia de alimentos prontos para o consumo (ultraprocessados), ela fica acordada até tarde, dorme pouco e acorda cansada. Isso faz com que não tenha energia para praticar atividade física nem para cozinhar. Como se sente esgotada, come algo prático, que precise apenas esquentar, na frente da tv ou do computador. Quando percebe já está tarde, ela vai mais uma vez dormir pouco e o ciclo se repetirá.

Nossas crenças determinam muito sobre o nosso comportamento, e um passo importante para entender por que o processo de emagrecimento é tão difícil para você passa por elas. Por isso, sugiro que tire um momento agora e reflita.

Uma atividade interessante é utilizar um caderno ou o bloco de notas do celular e escrever lá todos os pensamentos que passam pela sua mente sobre você mesmo. Por exemplo, estou sempre muito cansado, tenho preguiça, sempre falaram que eu sou comilão, meu avô dizia que dava gosto me ver comendo, eu sou oito ou oitenta e por aí vai.

Cada uma dessas frases, dessas crenças, diz muito sobre como você se comporta em momentos de vulnerabilidade. E, se tem uma coisa que eu posso garantir sobre o processo de emagrecimento, é que você se sentirá vulnerável em muitas ocasiões. Que tal começar agora e anotar abaixo frases que você sempre escutou a seu respeito? Podem ser coisas que outras pessoas dizem sobre você ou coisas que você costuma dizer para si mesmo:

Uma vez consciente delas, é importante entender como elas influenciam sua vida e como você pode lidar com elas. Talvez algumas você consiga trabalhar sozinho, mas para outras pode ser necessária a ajuda de um profissional especializado. Lidar com suas crenças pode dar um "frio na barriga" e ser desafiador, mas acredite, será enriquecedor.

20. Quem sou eu?

Ter a capacidade de autocrítica para identificar nossos pontos fracos não é uma tarefa simples, fácil ou indolor. Existem comportamentos que são tão automáticos que realmente nem os percebemos.

Viktor Frankl, psicólogo fundador da logoterapia, diz: *Existe um intervalo entre o estímulo e a resposta. Nesse intervalo está o nosso poder de escolha para a nossa resposta. Na nossa resposta estão o nosso crescimento e a nossa liberdade.*

Para conseguir fazer escolhas melhores e aumentar suas chances de sucesso, vou pedir mais uma vez que você reflita, sem julgamento, sobre sua história, seus hábitos, seu corpo, sua alimentação e seu relacionamento com eles. Seguem alguns exemplos para ajudar.

....

MARINA E A DESCONEXÃO CONSIGO MESMA

Em sua primeira consulta Marina disse que costumava ter peso considerado adequado, nem magra demais nem gorda, e que nunca se preocupou com o peso ou com o corpo. Ela começou a ganhar peso na época do vestibular e depois um pouco mais na faculdade, quando iniciou os estágios e tinha pouco tempo para si mesma. Nessa época ganhou cerca de 5kg.

Depois que se formou, trabalhou em projetos que exigiam muitas viagens. A falta de rotina e de sono, o excesso de trabalho e o estresse fizeram com que engordasse mais 5kg em cinco anos: "Quando percebi estava 10kg acima do meu peso, e isso me deixou muito triste". Nessa época ia se casar e consultou uma nutricionista, se matriculou na academia e se organizou. Seguiu todas as orientações, sem exageros ou extremismos, e "o corpo respondeu bem, consegui voltar ao meu padrão". Logo depois engravidou do primeiro filho, teve uma gestação tranquila, mas depois do nascimento ainda não tinha voltado ao peso anterior quando engravidou de novo. Quando se consultou comigo, seu filho caçula estava com quase dois anos e ela estagnada 6kg acima do habitual.

Com dois filhos pequenos e trabalhando em período integral, Marina estava exausta em todos os sentidos. Como se não bastasse, havia ainda a pressão que sentia, dela mesma e dos outros, para voltar ao seu peso anterior. Tudo isso em uma fase tão complicada só a estressava mais.

Ao chegar em casa Marina ia direto ficar com as crianças e só comia depois que elas dormiam. Nesse momento era muito difícil cuidar da alimentação: ela comia o que tinha na frente e a quantidade que estivesse disponível. Não havia se passado nem uma hora depois do jantar quando começava a beliscar. Estava sem fome, mas ainda tinha coisas para fazer antes de dormir e aquele era o seu momento.

Os fins de semana junto de sua família eram sinônimo de comida. Encontros com amigos também eram uma certeza de comida e bebida em excesso. Toda hora era uma oportunidade de comer ou beber algo delicioso.

Um dos primeiros pontos foi perceber que ela não sabia mais identificar a fome nem a saciação. Com poucos meses de acompanhamento, reorganizando sua rotina, seus hábitos e restabelecendo sua sintonia corporal, seu corpo passou a responder bem.

....

LUÍS, O EX-ATLETA

Luís sempre foi magro, atlético. Quando adolescente era da equipe de natação do clube, participava de competições de travessia em mar aberto. Estar na água sempre foi sua paixão.

Desde pequeno ele sempre apresentou traços de impulsividade alimentar. Luís comia o dia inteiro e em grande quantidade. Estava em fase de crescimento e a alta demanda do esporte deixava tudo muito fácil. Nessa época pesava cerca de 70kg, que mantinha sem esforço. Era magro, mas mesmo treinando muitas horas por dia nunca teve o perfil de corpo definido que nos vem à mente quando pensamos nos atletas. Inclusive, mesmo magro, jovem e treinando muito, tinha a famosa gordura localizada na região abdominal.

Na época da faculdade, os treinos começaram a diminuir de forma significativa. Ele ainda treinava na faculdade e no clube, mas as obrigações começaram a aumentar e os treinos a diminuir. Na faculdade tinha festa toda semana e, se não tinha, nada como o bar da esquina para confraternizar depois do treino. Quando terminou a faculdade Luís estava pesando 78kg.

Depois de formado, as trocas intensas com os amigos da época de faculdade diminuíram e o momento de encontrá-los era sempre em volta da mesa do bar, cheio de aperitivos e de cerveja, o que para uma pessoa impulsiva é o ambiente propício para comer e beber em grande quantidade sem perceber. Enquanto tinha comida na frente, Luís comia sem nem se dar conta.

Depois dos primeiros anos de formado chegou aos 105kg. Foi quando me procurou pela primeira vez, e no processo perdeu cerca de 10,5kg, sendo 9kg de gordura, 1,5kg de massa magra. Passou de 105 cm para 95 cm de cintura, um belo resultado.

Luís se casou e três anos depois estava com 102kg e tinha recuperado os valores de circunferências abdominal e de cintura. Nessa época se reorganizou e voltou a emagrecer. Poucos meses depois fez uma aposta com um amigo de quem perderia peso mais rápido. Sendo uma pessoa que competiu quase a vida inteira, tinha certeza de que aquilo era o que precisava para se motivar, e chegou aos 92kg em alguns meses. A aposta tinha prazo para terminar, e quando chegou ao término do período nem ele nem o amigo tinham motivação para continuar. Luís foi recuperando o peso aos poucos e três anos depois chegou aos 112kg.

....

Uma reflexão sobre sua história e sobre como você chegou ao momento e ao peso atuais é importante para determinar quais fatores podem aumentar suas chances de engordar ou de emagrecer.

Para ajudar, adaptei alguns questionários que podem auxiliá-lo a identificar algumas características fundamentais. Leia cuidadosamente cada uma das sentenças, escolha uma alternativa para cada pergunta e anote o número correspondente. Ao final some os pontos e veja o resultado. Você também pode acessar estes questionários na aba "Sobre você" do meu site: <www.desirecoelho.com.br>.

Questionário 1

Parte 1

1. Eu como sempre nos mesmos horários independentemente da minha fome física.
   (1) totalmente falso
   (2) falso, na maioria das vezes
   (3) verdadeiro, na maioria das vezes
   (4) totalmente verdadeiro

2. Não consigo perceber quando estou com uma fome leve.
   (1) totalmente falso
   (2) falso, na maioria das vezes
   (3) verdadeiro, na maioria das vezes
   (4) totalmente verdadeiro

3. Não confio no meu corpo para me avisar quando comer.
   (1) totalmente falso
   (2) falso, na maioria das vezes
   (3) verdadeiro, na maioria das vezes
   (4) totalmente verdadeiro

4. Não confio no meu corpo para me avisar quanto comer.
   (1) totalmente falso
   (2) falso, na maioria das vezes
   (3) verdadeiro, na maioria das vezes
   (4) totalmente verdadeiro

5. É comum sentir que exagerei na refeição.
   (1) totalmente falso
   (2) falso, na maioria das vezes
   (3) verdadeiro, na maioria das vezes
   (4) totalmente verdadeiro

6. Durante a refeição não consigo perceber quando estou confortavelmente saciado e posso parar.
   (1) totalmente falso
   (2) falso, na maioria das vezes
   (3) verdadeiro, na maioria das vezes
   (4) totalmente verdadeiro

7. Só paro de comer quando a comida acaba, seja porque não estou atento ou porque odeio desperdício.
   (1) totalmente falso
   (2) falso, na maioria das vezes
   (3) verdadeiro, na maioria das vezes
   (4) totalmente verdadeiro

8. É comum eu começar a comer e perceber que minha fome está muito grande.
   (1) totalmente falso
   (2) falso, na maioria das vezes
   (3) verdadeiro, na maioria das vezes
   (4) totalmente verdadeiro

Parte 2[1]

9. Eu como quando me sinto ansioso.
   (1) totalmente falso   (2) falso, na maioria das vezes
   (3) verdadeiro, na maioria das vezes   (4) totalmente verdadeiro

10. Quando me sinto triste, frequentemente exagero na comida.
    (1) totalmente falso   (2) falso, na maioria das vezes
    (3) verdadeiro, na maioria das vezes   (4) totalmente verdadeiro

11. Quando me sinto tenso ou estressado, frequentemente sinto que preciso comer.
    (1) totalmente falso   (2) falso, na maioria das vezes
    (3) verdadeiro, na maioria das vezes   (4) totalmente verdadeiro

12. Quando me sinto solitário, me consolo comendo.
    (1) totalmente falso   (2) falso, na maioria das vezes
    (3) verdadeiro, na maioria das vezes   (4) totalmente verdadeiro

13. Se eu me sinto nervoso, tento me acalmar comendo.
    (1) totalmente falso   (2) falso, na maioria das vezes
    (3) verdadeiro, na maioria das vezes   (4) totalmente verdadeiro

14. Quando me sinto depressivo, eu quero comer.
    (1) totalmente falso   (2) falso, na maioria das vezes
    (3) verdadeiro, na maioria das vezes   (4) totalmente verdadeiro

Parte 3

15. Quando começo a comer, parece que não consigo parar.
    (1) totalmente falso   (2) falso, na maioria das vezes
    (3) verdadeiro, na maioria das vezes   (4) totalmente verdadeiro

16. Estar com alguém que está comendo me dá vontade de comer também.
    (1) totalmente falso   (2) falso, na maioria das vezes
    (3) verdadeiro, na maioria das vezes   (4) totalmente verdadeiro

17. Frequentemente sinto tanta fome que meu estômago parece um poço sem fundo.
    (1) totalmente falso   (2) falso, na maioria das vezes
    (3) verdadeiro, na maioria das vezes   (4) totalmente verdadeiro

18. Sempre estou com tanta fome que é difícil parar de comer antes de terminar toda a comida que está no prato.

(1) totalmente falso (2) falso, na maioria das vezes
(3) verdadeiro, na maioria das vezes (4) totalmente verdadeiro

19. Quando sinto o cheiro ou vejo algo de que gosto muito acho muito difícil evitar comer, mesmo que eu esteja sem fome.

(1) totalmente falso (2) falso, na maioria das vezes
(3) verdadeiro, na maioria das vezes (4) totalmente verdadeiro

20. Estou sempre com fome o bastante para comer a qualquer hora.

(1) totalmente falso (2) falso, na maioria das vezes
(3) verdadeiro, na maioria das vezes (4) totalmente verdadeiro

21. Quando vejo algo que me parece muito delicioso preciso comer imediatamente.

(1) totalmente falso (2) falso, na maioria das vezes
(3) verdadeiro, na maioria das vezes (4) totalmente verdadeiro

22. Cometo excessos alimentares mesmo quando não estou com fome.

(1) nunca (2) raramente (3) às vezes (4) pelo menos uma vez por semana

23. Com que frequência você fica com fome?

(1) somente nos horários das refeições (2) às vezes entre as refeições
(3) frequentemente entre as refeições (4) quase sempre

Terminado! Some a pontuação presente na resposta escolhida de cada parte e anote abaixo.

Parte 1: _____ pontos
Parte 2: _____ pontos
Parte 3: _____ pontos

Avalie a pontuação que você fez em cada uma das partes e veja qual dos aspectos precisa trabalhar.

Parte 1: Respeito à fome física

Até 10 pontos: Ótimo, está no caminho certo.
Até 20 pontos: Esse é um ponto que precisa de atenção.
Acima de 21 pontos: Esse é um ponto que precisa ser trabalhado!

Quem atinge uma pontuação alta nesta parte possui dificuldade em respeitar os sinais de fome, saciação e saciedade.

Muitas vezes pode estar concentrado nas atividades do dia e não prestou atenção no corpo ou pode estar já desconectado há muito tempo dos sinais internos. Deixar a fome ficar muito aumentada pode gerar descontrole tanto na qualidade quanto na quantidade e comportamentos do tipo "tudo ou nada". Esse tem sido um dos pontos mais importantes para pessoas que querem ter uma alimentação saudável e também para o emagrecimento.

Parte 2: Comer emocional

Até 9 pontos: Você não usa a comida para lidar com as emoções, pelo menos não frequentemente.

Acima de 10 pontos: Esse é um ponto que precisa de atenção.

Acima de 16 pontos: Atenção redobrada!

Essa parte está relacionada ao quanto você se alimenta em resposta às emoções. Se pontuou muito alto, oriento a revisão dos seus hábitos de autocuidado e de como identifica e lida com as emoções e possíveis gatilhos. Porém, se achar que precisa de assistência especializada, um psicólogo ou um nutricionista com abordagem comportamental vão ajudar.

Parte 3: Descontrole alimentar

Até 12 pontos: Provavelmente você consegue lidar bem com situações de escolha.

Acima de 13 pontos: Esse é um ponto que precisa de atenção.

Acima de 20 pontos: Atenção redobrada!

Esse é um ponto relacionado a características impulsivas, baixo controle inibitório[2] ou dificuldade de fazer escolhas reflexivas.

Pessoas com alguma(s) dessas características têm dificuldade para parar de comer, e se estão em um ambiente com muitas opções o exagero alimentar é quase certeiro. Estão muito suscetíveis ao que chamo de comer de ocasião: comem porque a comida está disponível e, enquanto houver comida, continuam comendo. Portanto, entre outros fatores, o ambiente é um importante fator de gatilho, e sua reorganização é fundamental.

Questionário 2[3]

O objetivo deste segundo questionário é entender um pouco melhor como você lida com outros aspectos da sua alimentação. Para respondê-lo, assinale a alternativa que mais reflete sua relação com a comida e com o corpo.

Parte 1

1. Depois de comer minha cota de calorias, em geral fico bem em não comer mais.
(verdadeiro   falso)

2. Eu deliberadamente como pequenas porções como meio de controle de peso.
(verdadeiro   falso)

3. Enquanto estou de dieta, se eu comer qualquer alimento que não é permitido, conscientemente como menos por um período de tempo para compensar.
(verdadeiro   falso)

4. Eu conscientemente me contenho nas refeições para não engordar.
(verdadeiro   falso)

5. Presto muita atenção às mudanças da minha forma corporal.
(verdadeiro   falso)

6. Tenho consciência do que estou comendo.
(sempre   frequentemente   raramente   nunca)

7. Qual é a probabilidade de você comer conscientemente menos do que gostaria?
(sempre   frequentemente   raramente   nunca)

8. Se eu comer um pouco mais em um dia, compenso no dia seguinte.
(verdadeiro   falso)

9. Me preocupo com a forma do meu corpo, e mesmo assim me permito uma alimentação variada.
(verdadeiro   falso)

10. Prefiro alimentos leves que não engordam.
(verdadeiro   falso)

11. Se eu comer um pouco mais durante uma refeição, compenso na refeição seguinte.
(verdadeiro   falso)

12. Restrinjo deliberadamente minha ingestão durante as refeições, embora tenha vontade de comer mais.
(sempre   frequentemente   raramente   nunca)

Parte 2

1. Tenho uma boa ideia do número de calorias de uma comida comum.
(verdadeiro   falso)

2. Conto calorias como um meio consciente de controlar meu peso.
(verdadeiro   falso)

3. Com que frequência você faz dieta em um esforço consciente para controlar seu peso?
(sempre   frequentemente   raramente   nunca)

4. Uma flutuação de peso de 2kg afeta a maneira como vivo minha vida.
(sempre   frequentemente   raramente   nunca)

5. O sentimento de culpa por comer demais me ajuda a controlar a ingestão de alimentos.
(sempre   frequentemente   raramente   nunca)

6. Evito "estocar" alimentos tentadores.
(sempre   frequentemente   raramente   nunca)

7. Qual é a probabilidade de você comprar alimentos de baixa caloria?
(sempre   frequentemente   raramente   nunca)

8. Consumo alimentos dietéticos, mesmo que não sejam muito saborosos.
   (verdadeiro   falso)

9. Fazer dieta é um modo importante e desafiador de perder peso.
   (verdadeiro   falso)

10. Prefiro pular uma refeição a parar de comer no meio dela.
    (verdadeiro   falso)

11. Alterno entre momentos em que faço dieta estritamente e momen-
    tos em que não presto muita atenção ao que e a quanto como.
    (verdadeiro   falso)

12. Às vezes pulo refeições para evitar ganhar peso.
    (verdadeiro   falso)

13. Evito alguns alimentos por princípio, embora goste deles.
    (verdadeiro   falso)

14. Tento seguir um plano para perder peso.
    (verdadeiro   falso)

15. Sem um plano de dieta, eu não saberia como controlar meu peso.
    (verdadeiro   falso)

16. O resultado rápido é o mais importante para mim em uma dieta.
    (verdadeiro   falso)

Na parte 1, anote quantas vezes você marcou as respostas abaixo:

- Verdadeiro ou Sempre/Frequentemente: _____

Agora faça o mesmo para a parte 2:

- Verdadeiro ou Sempre/Frequentemente: _____

A parte 1 está relacionada ao *controle flexível*, enquanto a parte 2 está relacionada ao *controle rígido*. Em qual delas sua pontuação foi maior?

Esse resultado parece influenciar diretamente suas chances de sucesso no processo de emagrecimento e na manutenção do peso perdido.[4]

Em um estudo com adultos submetidos a um programa de perda de peso, os participantes com os melhores resultados tinham maior flexibilidade alimentar, respondiam à fome física mais do que à emocional e apresentavam um bom controle inibitório. Contudo, dentro das três características, atender à fome física foi o maior determinante no sucesso.

No quadro a seguir você encontrará outros fatores que podem ajudar ou atrapalhar no processo de emagrecimento. Entenda esse quadro como um resumo do que vimos e como um ponto inicial para ajudar a identificar as barreiras que você precisa ultrapassar para conseguir lidar melhor com o seu corpo, com a alimentação e com as suas metas. Com quantos deles você se identifica?

Aspectos	Variáveis	Descrição	Ganho de peso/ Resistência a mudanças	Emagrecimento
Biológicos	Histórico de dietas com intenção de perda de peso	Quanto mais dietas restritivas maiores as chances de ganho de peso.	✕	
	Fenótipo mais para poupador (*thrifty*)	Dificuldade para emagrecer e facilidade para ganhar peso.	✕	
	Fenótipo mais para gastador (*spencthrift*)	Tendência a conseguir emagrecer com mais facilidade e dificuldade para ganhar peso.		✕
Cognitivos	Pensamento dicotômico	Pensamento polarizado — bom ou ruim, tudo ou nada.	✕	
	Consciencioso	Capacidade de refletir e redirecionar impulsos.		✕
	Vigilante	Sempre atento e perspicaz sobre suas atitudes e necessidades.		✕
Psicológicos	Insatisfação com o peso	Preocupação com o peso ou com a forma corporal.	✕	
	Episódios traumáticos	Todos os tipos de abuso, rejeição ou outras experiências adversas na infância ou ao longo da vida.	✕	
	Autoeficácia[5]	Crença na sua capacidade de realizar o que for preciso em busca de um objetivo.		✕
	Autorregulação	Capacidade de perceber e responder às emoções, pensamentos e atitudes em busca de objetivos de longo prazo.		✕
	Estresse, ansiedade, episódios depressivos	Dificuldade no manejo e em lidar com eles.	✕	
De personalidade	Busca novidade	Traço de personalidade relacionado com comportamentos impulsivos, extravagâncias, busca pelo prazer e recompensa e tendência a perder a cabeça e a evitar frustração.	✕	

Aspectos	Variáveis	Descrição	Ganho de peso/ Resistência a mudanças	Emagrecimento
	Baixa persistência	Habilidade de se manter na direção desejada apesar das dificuldades.	×	
	Baixo autodirecionamento	Habilidade de regular e de adaptar o comportamento conforme as demandas de uma situação em busca de um objetivo.	×	
Comportamentais	Aderência	Se mantém e se organiza para se manter no plano traçado.		×
	Automonitoramento	Observa e avalia as situações em que pode melhorar, e como.		×
	Comer restritivo rígido	Possui muitas regras alimentares do que pode ou não pode comer e quando sai delas tende a exagerar.	×	
	Comer restritivo flexível	Possui algumas regras, mas entende que o comer é flexível e pode variar. Se permite comer quando o desejo é grande e reorganiza sua alimentação sem sofrimento.		×
	Comer emocional	Come para aliviar ou se esquivar dos sentimentos.	×	
	Comer impulsivo / Descontrole alimentar	Alta desinibição. Come sempre que há comida disponível e tem dificuldade para parar. O ambiente é que domina o que e o quanto come.	×	
	Comedor de ocasião	Come sem perceber e porque viu algo.	×	
	Boa sintonia corporal / Comer intuitivo	Boa percepção e respeito aos sinais de fome, saciação e saciedade.		×

Aplicando esse quadro e o que sabemos até o momento aos casos que vimos antes, da Marina e do Luís, um resumo das principais características que precisam ser trabalhadas e levadas em consideração ao traçar as metas e um plano de ação seria:

Luís: Ex-atleta, facilidade de ganho de peso, histórico de possível *fat overshoot* (ganho compensatório de gordura), comedor impulsivo e de ocasião, baixo automonitoramento, dificuldade em respeitar sinais de fome, saciação e saciedade — baixa sintonia corporal e baixa persistência.

Marina: Tendência a manter o peso estável, ganho de peso atual relacionado a duas gestações e baixo autocuidado, baixa sintonia corporal e percepção de fome, comer emocional e comer de ocasião.

Esses são apenas exemplos de como entender as histórias e as características de cada pessoa é importante. Em nenhum dos casos o problema era não saber o que se deve comer para emagrecer. E é por isso que a conduta nutricional deve ir muito além do "coma uma fruta à tarde": é preciso perceber o que aconteceu e o que ainda acontece com cada um para trabalhar metas realistas.

Marina precisa se reconectar com a sua fome física e desenvolver estratégias para a sua fome emocional. Luís tem tendência de ganho de peso e precisa realinhar suas expectativas, trabalhar a impulsividade, os comportamentos de persistência e reorganizar os ambientes nos quais passa mais tempo para ajudar nesse processo.

Claro que esses fatores podem ir mudando no decorrer do acompanhamento, até porque nossas condutas são baseadas nas informações que os pacientes nos contam e muitas vezes elas vêm em doses homeopáticas — às vezes porque a pessoa não tem consciência dos próprios comportamentos e às vezes porque ela precisa de tempo para conseguir lidar com o tema. De qualquer modo, tendo em mente essas características, fica mais fácil de entender as barreiras, estabelecer as metas e traçar um plano de ação para alcançá-las.

21. Como traçar suas metas

"Nem tudo que se enfrenta pode ser modificado,
mas nada pode ser modificado até que seja enfrentado."
James Baldwin

Afinal, por que você não consegue emagrecer? Agora é o momento de começar a trabalhar com as barreiras que você conseguiu identificar no decorrer do livro.

Contudo, antes de começar, tenha em mente que as suas metas devem ter o objetivo de mostrar que você está indo na direção desejada. Elas não devem ser apenas a meta final ou mudanças muito radicais: "Vou incluir um prato grande de salada todos os dias no almoço e jantar" ou "Quero emagrecer 10kg" ou "Quero voltar a vestir aquela roupa que é três números menor", mas sim uma divisão dessa meta final em metas mais curtas. Inicie comendo salada três vezes na semana, veja como se sente e vá aumentando aos poucos. Para perder 10kg, você precisa inicialmente perder 2,5kg: estabeleça isso como uma primeira meta. Estabelecer metas intermediárias não significa desistir da meta maior, mas sim dar possibilidade para *entender o seu processo e como o seu corpo responde*.

Sabendo disso, quero que você trace algumas metas, talvez três ou quatro.

Para começar, preciso que você reflita sobre o seu corpo, suas experiências prévias e sua rotina atual.

COMO FOI O SEU PROCESSO DE GANHO DE PESO?

Você engordou em um único período (faculdade, intercâmbio, menopausa, transtorno alimentar, pós-gestação, depressão ou evento traumático como a morte de alguém ou um abuso seja sexual, físico ou psicológico, entre outros) ou foram múltiplos fatores e períodos que se somaram, ou engordou um pouco por ano por muitos anos, ou sempre foi acima do peso?

Veja como seriam os gráficos com os históricos de peso da Marina e do Luís.

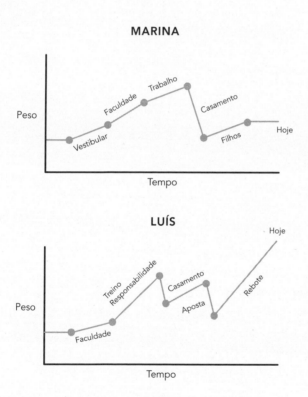

O seu processo de ganho de peso é importante, pois você precisa entender o quanto os fatores que o influenciaram ainda estão presentes e podem atrapalhar seu emagrecimento. Por exemplo: quem viaja muito a trabalho e tem almoços e jantares de negócios em restaurantes. O excesso de comida e bebida alcoólica, a falta de rotina e a provável privação de sono precisam ser reorganizados. O que a princípio pode parecer delicioso é um problema na busca por uma vida saudável.

Outro exemplo seria uma pessoa que teve depressão, toma medicamentos que propiciam o ganho de peso, trabalha muito, dorme pouco e não gosta de cozinhar. Chega cansada e em vez de comer algo leve para dormir bem prefere a comida pesada e hiperpalatável do delivery, que dificulta o sono e a deixa num ciclo difícil de sair.

Será que os fatores que influenciaram seu ganho de peso ainda estão presentes na sua vida? Use o gráfico abaixo para traçar a sua história. Ela será baseada em peso, pois é o que temos como referência — e desde que você saiba as limitações dele, tudo bem.

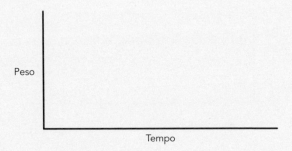

Outro fator importante sobre seu histórico de peso é que, como vimos, dependendo da sua genética e dos seus comportamentos durante esse período, provavelmente parte do peso que você ganhou é de *massa magra*. Já tive pacientes que ganharam 10kg depois de um evento e mais da metade era massa magra. Talvez você não tenha como saber exatamente quanto ganhou de cada coisa, mas olhando para o seu corpo com cuidado, sem julgamento moral, avalie se você tem uma boa massa muscular e tente pensar em alguém da sua família que tenha o corpo parecido com o seu.

Fazendo esse exercício uma paciente conseguiu entender que ela, assim como sua família, tem quadril largo e pernas grossas. Querer emagrecer para "ficar fina", como ela disse ser seu desejo inicial, era uma meta incompatível com a sua estrutura física.

Claro que é normal e até esperado perder um pouco da massa magra, mas quando metade do peso perdido é formada por ela isso pode ser preocupante. Outro fator importante para entender em seu histórico de ganho de peso é que em muitos casos o corpo tende a se adaptar a um novo peso. Por isso, estabelecer metas baseadas em um peso que você teve no passado é um erro na maioria das vezes.

Acima de tudo tenha em mente que se os seus hábitos estiverem adequados seu corpo vai responder de um modo saudável para ele.

EMAGRECIMENTO SAUDÁVEL NÃO SIGNIFICA ABDOME DEFINIDO!

Seu corpo é comandado por uma orquestra muito bem treinada e que tem objetivos claros: garantir sua sobrevivência baseada no que aprendeu na história evolutiva. Seu corpo não sabe que vivemos em uma época na qual o padrão estético é a magreza, abdome do tipo "tanquinho" ou pernas finas. Ele quer que você tenha energia suficiente para correr, buscar alimento e procriar.

Aceitar que você não tem controle no longo prazo sobre qual será o seu peso ou o seu percentual de gordura final é fundamental e libertador. E, acredite, nenhum estudo mostra que barriga tanquinho é o mais saudável. Na verdade, algumas vezes os comportamentos necessários para manter um corpo "trincado" estão bem longe de ser saudáveis. O que a ciência mostra é que a obesidade e a inatividade física aumentam o risco de desenvolver diversas doenças. Porém, *entre abdome trincado e obesidade existe uma enorme gama de possibilidades de saúde, e é disso que estou tratando neste livro: saúde.*

METAS BASEADAS NO VOLUME CORPORAL

Vamos voltar ao exercício da garrafa de dois litros que abordei no início do livro — cujo volume é parecido com 2kg de gordura. Você anotou quantas garrafas gostaria de perder? Vamos refletir um pouco sobre isso.

Se tiver alguma garrafa por perto sugiro que a pegue e coloque na frente do seu corpo; lembre-se de que seu corpo também precisa de espaço para os órgãos, ossos e músculos. Às vezes as pessoas posicionam a garrafa ao lado da perna e acham que precisam perder uma inteira, mas a garrafa tem quase o mesmo volume da perna da pessoa — o que significa claramente que a meta deveria ser muito menor.

Pense a princípio em um volume que o deixaria melhor, não na sua meta final. Dê tempo ao seu corpo para ir se adaptando às novas etapas.

Se pensarmos que perder 1kg de peso em gordura é quase metade do volume de uma garrafa de dois litros, já dá para entender que é um resultado bem significativo. Levando apenas o volume corporal em consideração, sem pensar em peso, quanto você colocaria de meta?

COMO É A SUA GENÉTICA?

Como são o corpo e a tendência genética da sua família? Seu corpo é parecido com os dos seus parentes? O que suas experiências passadas de como seu corpo reagiu a tentativas anteriores de emagrecimento lhe dizem a respeito dele? Lembre-se de que não existem apenas os dois polos, magro ou gordo, mas uma variedade entre eles.

Tenha em mente também que existem muitos fatores que podem confundir. Uma vez uma paciente viu um vídeo meu falando sobre genética e peso corporal e disse que tinha dificuldade para emagrecer, que era do grupo que tinha resistência e isso a tinha desmotivado. Porém, quando reavaliamos juntas os seus hábitos, ela pôde perceber que a regularidade deles estava muito abaixo do esperado. Depois que ela conseguiu melhorar, o corpo também começou a responder.

A menos que você tenha alguma alteração genética importante, mantendo os hábitos adequados seu corpo responderá a eles. O melhor que você pode fazer é se automonitorar (com carinho) e fornecer as melhores ferramentas com base nas suas experiências e nas suas características.

SUAS PRINCIPAIS METAS DEVEM SER
DE COMPORTAMENTOS

Eu adoro quando o paciente aceita que nem tracemos metas corporais, apenas metas de comportamentos.

Muitas vezes o melhor benefício de um novo hábito não é necessariamente um efeito direto, mas sim o que você deixou de fazer por conta dele. Não é que comer salada emagreça, mas melhora sua saciação, sua saciedade e diminui as chances de beliscar ou incluir algo na sua refeição de que você não precisa. Outro exemplo é sair para caminhar por vinte minutos. Não é que essa caminhada curta aumente tanto o seu gasto de energia, mas ela lhe trará muitos benefícios: além de aumentar a liberação de hormônios do bem-estar, diminui a ansiedade e o estresse e ainda reduz as chances de você comer porque está em casa sem fazer nada, ajudando a trabalhar seu comer de ocasião ou emocional.

Me lembrei de uma paciente que sempre relatava dificuldade para sair e se exercitar sozinha. No dia em que conseguiu, quando chegou ao parque tinha uma banda ensaiando e o som fez tão bem a ela que voltou para casa renovada. Ao chegar à consulta ela me disse: "A preguiça é a vilã das experiências".

Ao pensar nas suas metas, lembre-se de que você precisa gostar do seu processo de emagrecimento. Precisa encontrar prazer dentro dele, senão ele não se sustentará.

TENHA EM MENTE AS PRINCIPAIS BARREIRAS

Existem alguns motivos que explicam por que as dietas e os programas de emagrecimento falham. Os principais estão presentes na imagem da esquerda. Para aumentar as chances de sucesso precisamos entender essas barreiras e então traçar estratégias realistas e individualizadas, como no ciclo da imagem da direita.

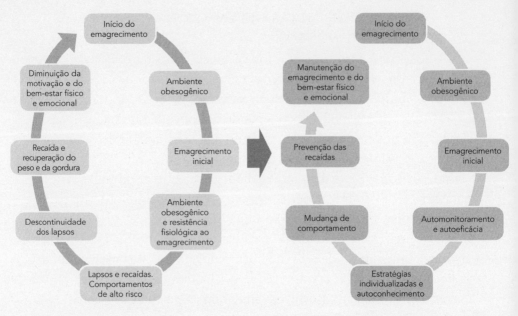

FONTE: Traduzido e adaptado de Stubbs et al., "Developing Evidence-Based Behavioural Strategies to Overcome Physiological Resistance to Weight Loss in the General Population", 2019.

Dentre as características fundamentais para o sucesso, os estudos têm identificado que as principais são as que listei abaixo.[1] Quais delas você já possui e quais precisa trabalhar?

- Autoconhecimento e autoconsciência
  ☐ já possuo   ☐ preciso trabalhar
- Objetivos coerentes com os meus valores
  ☐ já possuo   ☐ preciso trabalhar
- Motivação intrínseca aumentada
  ☐ já possuo   ☐ preciso trabalhar
- Imagem corporal positiva
  ☐ já possuo   ☐ preciso trabalhar
- Diferenciar a fome física da hedônica
  ☐ já possuo   ☐ preciso trabalhar
- Permissão sem permissividade
  ☐ já possuo   ☐ preciso trabalhar

- Comportamentos de persistência e resiliência

  ☐ já possuo   ☐ preciso trabalhar

- Saber lidar com emoções e boa tolerância às frustrações

  ☐ já possuo   ☐ preciso trabalhar

- Bom automonitoramento e regularidade

  ☐ já possuo   ☐ preciso trabalhar

- Organizar o ambiente

  ☐ já possuo   ☐ preciso trabalhar

- Planejamento e organização

  ☐ já possuo   ☐ preciso trabalhar

- Apoio da família e dos colegas

  ☐ já possuo   ☐ preciso trabalhar

- Atividade física regular e prazerosa

  ☐ já possuo   ☐ preciso trabalhar

TRAÇANDO O PLANO DE AÇÃO

Uma vez que já conhecemos as principais barreiras e os fatores mais importantes para o sucesso, chegou a hora de estabelecer o seu plano de ação.

Existem diversos livros e artigos tentando desvendar maneiras de estimular as pessoas a terem hábitos saudáveis compatíveis com seus objetivos. Em um dos que li, *Atomic Habit*,[2] o autor James Clear ressalta que tanto os vencedores quanto os perdedores têm a mesma meta. Parte do que os diferencia é a implementação de um sistema com pequenas mudanças e pequenos ganhos. Uma de suas frases de que mais gosto é: *"You do not rise to the level of your goals; you fall to the level of your systems/habits"* (Você não se eleva ao nível dos seus objetivos, você cai ao nível de seus sistemas/hábitos, em tradução livre).

Não existe mágica, existem sistemas e regularidade dos comportamentos. *Os sistemas que você tem hoje em sua vida são perfeitos para continuar gerando os resultados que você tem. Eles estão bons? Se não estão, precisa readequar.*

Não posso garantir que todo mundo que ler este livro passará por tudo que o que foi descrito, mas posso garantir que *o processo de mudança de comportamento vai gerar desconforto*.

Desconforto não é punição! Desconforto é saber que o seu corpo está acostumado a algumas coisas e que para mudar você precisará se adaptar, e isso leva um tempo. Quanto mais você pratica os processos, mais naturais eles ficam.

Em muitos momentos você vai ter que fazer o que não quer. Para Skinner, a falta de comportamentos de persistência, dedicação e busca por objetivos pode ser explicada pelo excesso de exposição ao que é prazeroso e de fácil acesso.

É mais confortável assistir TV do que sair para treinar. É mais fácil pedir um delivery ou esquentar uma pizza do que cozinhar ou preparar uma bela salada. Mas esses comportamentos estão indo na direção do que você deseja?

Por isso, agora quero ajudá-lo a identificar suas necessidades, listando-as em ordem de prioridade, para entender as barreiras que seu processo terá pela frente.

1. **Você está atendendo às suas necessidades básicas?**
Avalie se você não está preso no ciclo abaixo:

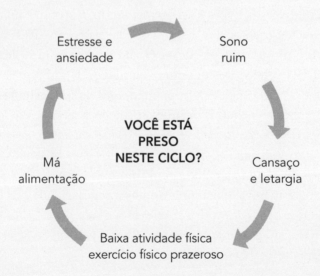

Dentro de cada etapa, pense sobre o que precisa trabalhar e defina uma ordem de prioridade:

1.

2.

3.

4.

5.

Considerando a ordem acima, inicie com as duas primeiras e reflita de que modo pode melhorá-las.

Existe algo, alguém ou algum profissional que é capaz de ajudá-lo?

2. Quais as suas metas relacionadas à atividade física e a treinos?

Conforme seus objetivos, o que você está fazendo hoje e o que acha que deveria fazer?

Você passa muito tempo sedentário?

Como está sua massa muscular? Que treino estaria disposto a experimentar?

Assim como fizemos na parte da atividade física (p. 96), escreva na agenda abaixo o dia e o horário dos seus treinos. Essa organização é importante, pois não ter um horário definido aumenta a chance de deixar a atividade para "quando der", e a verdade é que na maioria dos dias não vai dar tempo. Para não cair nessa, pare e reserve dia e horário de cada atividade que pretende fazer:

	Segunda	Terça	Quarta	Quinta	Sexta	Sábado	Domingo
06:00							
07:00							
08:00							
09:00							
10:00							
11:00							
12:00							
13:00							
14:00							
15:00							
16:00							
17:00							
18:00							
19:00							
20:00							
21:00							

3. Como está a sua alimentação?

Você reparou que até agora eu não escrevi nada sobre contar calorias? É porque esse hábito não garante saciedade, qualidade nem resultado de longo prazo no emagrecimento e na saúde. Ao contrário, gera obsessão e é um fator de risco para transtornos alimentares.

Outra coisa importante é que você se lembre de que a sua dieta não precisa ter um nome, e de que é possível, com autoconhecimento, ter uma alimentação prazerosa e saudável. Sendo assim, utilizando os conhecimentos adquiridos e os diferentes guias deste livro, veja o que já conseguiu identificar como dificuldade:

- Você consegue identificar bem e respeitar a sua fome física?

- Consegue identificar e respeitar sua saciação?

- Quais alimentos costumam saciá-lo por mais tempo e quais você come e parece que logo depois já tem fome de novo?

- Você tem feito dos alimentos in natura a base da sua alimentação?

- Está com fome? Qual é a opção mais natural e que o sacia?

A chave para o sucesso é manter uma alimentação natural e saborosa no dia a dia. Uma pergunta que você pode se fazer é: *qual é a opção mais simples, natural e que me apetece?*. Por exemplo, eu adoro bife acebolado tanto quanto bife à milanesa. Considerando a preparação de ambos os pratos, o acebolado é mais simples e natural, sendo então uma boa escolha. Isso não significa que não comerei nunca um à milanesa, mas que no dia a dia é preciso focar em preparações mais simples.

Se você tem muita dificuldade para mudar sua alimentação, tem resistência a experimentar coisas novas ou o famoso "paladar infantil", uma dica é trocar as proporções dos alimentos. Vamos supor que você adora comer brigadeiro com pedaços de frutas. Em vez de colocar muito brigadeiro com pouca fruta, inverta a proporção. Isso pode ser feito com todas as preparações: de um estrogonofe com batata palha até uma lasanha. Se você acha que pode funcionar para você, experimente!

Quando for traçar plano de ação na alimentação, lembre que *a melhor rotina é aquela em que já nos organizamos no passado para deixar mais fácil a escolha no presente*. Ah, e não seja radical! Dando passos pequenos, mas consistentes, você alcançará uma evolução melhor do que sendo radical e desistindo depois de um tempo.

4. Automonitoramento

Posso dizer que essa é a estratégia que mais implemento com meus pacientes, e que muitos estudos demonstram ser a chave do sucesso![3] Só assim você terá consciência da regularidade dos seus hábitos e do que precisa melhorar.

Ele pode ser feito de diversas formas, e uma simples busca na internet lhe trará várias ferramentas. Aqui vou colocar duas de que gosto muito: os questionamentos e o calendário mensal.

Sugiro que você faça as perguntas, sempre que possível, em voz alta. Assim como escrever, falar também ajuda a mente a lidar de um modo mais concreto e reflexivo com a questão.

Questionamentos:

- Qual é o melhor que posso fazer agora?

- Essa minha escolha vai me levar em direção aos meus objetivos?

- Da última vez que quis fazer isso deu certo? O que posso fazer de diferente hoje?

- Como o meu eu de agora pode ajudar o meu de mais tarde ou de amanhã?

Tendo em mente os pontos abordados neste livro, faça uma lista de metas dos hábitos que são importantes e funcionam para você — deixarei aqui alguns pontos que vejo com frequência em meus pacientes, mas você pode incluir o que desejar:

- Quantidade e/ou qualidade do sono
- Fazer uma pausa de autocuidado durante o dia
- Dizer não/estabelecer limites
- Lidar melhor com as emoções
- Organizar o ambiente
- Manter-se ativo durante o dia
- Não usar o carro alguns dias da semana

- Organizar horários de treino
- Ter parceiros de treino
- Questionar se está com fome ou com vontade de comer antes de comer
- Refletir sobre as vontades antes de agir
- Ter um dia certo para as compras da semana
- Planejar as refeições da semana

- Deixar comida pronta e congelada

- Deixar salada, frutas e legumes prontos para o consumo

- Organizar o lanche

- Não comer em pé ou vendo TV/celular

- Jantar mais cedo

- Consumir um café da manhã rico em alimentos fonte de proteínas

- Aumentar o consumo de salada e/ou legumes no almoço e no jantar

- Aumentar o consumo de água

- Consumir chás

- Fazer um jantar leve

- Servir porções menores

- Fazer o ritual do doce

- Beber água trinta minutos antes de comer

- Depois de comer uma porção suficiente achar uma distração

- Arrumar o local da refeição com capricho

- Aumentar o consumo de alimentos fonte de proteínas

- Beber álcool X dias na semana

- Comer 80%-90% das refeições em alimentos in natura ou minimamente processados (pode mudar conforme a sua realidade e ir aumentando aos poucos).

Agora está na hora de preencher a sua lista.

Minhas metas:

- _____
- _____
- _____
- _____
- _____

- _____
- _____
- _____
- _____
- _____

Uma vez consciente das suas metas, outra estratégia de sucesso e de automonitoramento é o preencher o calendário da semana ou do mês conforme os dias em que realiza os hábitos que você escolheu. Essa técnica se chama *"habit tracker"*, ou acompanhamento de hábitos, e existem diferentes modos (até aplicativos) que podem ajudá-lo a verificar sua aderência aos comportamentos. Minha sugestão é escolher poucos comportamentos por vez e ir anotando.

	Seg.	Ter.	Qua.	Qui.	Sex.	Sáb.	Dom.
Alimentação	X		X	X			X
Exercício físico	X	X		X	X	X	
Outro(s)	X	X	X		X	X	

Deixe-o ao lado da sua cama e preencha antes de dormir. Se precisar coloque um alarme para você lembrar de preenchê-lo. No fim do período escolhido, avalie em quantos dias cada comportamento esteve presente.

Encare essa atividade como um exame de raio X e, se não estiver tendo regularidade, analise com calma quais são os motivos que o estão impedindo e crie estratégias para lidar com isso.

Conforme for evoluindo você pode incluir outros comportamentos que precisam ser trabalhados, como os que você identificou nas páginas 326-7.

22. Velocidade de emagrecimento e manutenção

"Em quanto tempo vou emagrecer?"

Ah, se fosse fácil assim prever isso.

A verdade é que eu amaria poder dar essa resposta para você, mas isso só seria possível se tanto a nossa vida quanto o nosso corpo funcionassem de forma absolutamente previsível. Como sabemos, não é o que acontece. Além disso, não temos como prever o que ocorrerá nas próximas semanas. Será que você vai atingir a aderência desejada em todos os meses ou vai conseguir se dedicar melhor em um mês e no outro nem tanto? Vai ficar doente, tirar férias, passar por uma questão familiar importante, ser promovido e então precisar dormir e treinar menos enquanto se adapta?

Independentemente do que pode acontecer, tenha bem claro que uma *alimentação saudável e hábitos saudáveis devem ser uma escolha diária sua*. Qualquer que seja o resultado, trabalhe em você uma das características fundamentais no processo de emagrecimento: a **resiliência**!

Uma das maiores fontes de frustração é a pessoa querer ver constantemente mudanças no próprio corpo. Isso pode colocar tudo a perder por um motivo muito simples: não vai acontecer!

Logo ao iniciar o processo de emagrecimento, com as várias mudanças e estímulos novos, você vai perceber diferença nas suas roupas e no visual. As pessoas podem até comentar, mas depois tudo vai estagnar, e isso faz parte do processo!

É como quando você aprende uma língua nova, um esporte diferente ou outra habilidade qualquer. O início é desafiador, motivador, você vê a evolução dia após dia, mas depois ela passa a não ser tão perceptível e você parece estagnado. Isso acontece com tudo, inclusive com o corpo.

CASO PAULA

Paula já tinha feito algumas tentativas de emagrecimento nos últimos anos com as principais dietas da moda, mas não gostava daquelas regras e sabia que havia um caminho menos punitivo a seguir do que aqueles sugeridos pelos experts: cortar o glúten, o açúcar e quase todo o prazer da alimentação. E estava certíssima.

Ela me procurou pela primeira vez por indicação de um parente que havia se consultado comigo e lhe contado que eu era uma nutricionista que gostava de comida. Essa referência me deixou feliz, mas ao mesmo tempo triste por saber que essa é a visão que se tem dos nutricionistas.

Quando chegou ao consultório Paula relatou seu histórico de briga com a balança: já havia conseguido perder peso algumas vezes, mas sempre recuperava depois de um tempo. Quando conversamos sobre a sua alimentação e o seu comportamento alimentar havia alguns ajustes a fazer, habilidades para trabalhar, mas acima de tudo era preciso realinhar as expectativas. Paula não tinha obesidade, apresentava uma circunferência abdominal aumentada e seus exames estavam dentro dos valores de referência, mas bem próximos do limite.

Na época ela praticava atividade física duas vezes por semana e de vez em quando caminhava aos domingos. Fiz para ela uma conta com a qual os pacientes muitas vezes se surpreendem, e com ela não foi diferente: considerando que a semana possui sete dias, se ela se exercitava dois dias, isso significava que ela não se exercitava cinco dias. Se eram três ativos, eram quatro ainda inativos. Essa conta mexeu com ela, que sempre pensou que estava fazendo o suficiente. Claro que se exercitar duas ou três vezes por semana era bom, melhor do que uma ou nenhuma, mas seu treino era leve. Ela passava mais de dez horas do seu dia sentada, no trabalho ou em casa vendo TV, o que para o seu objetivo ainda era pouco, além de não cumprir o mínimo preconizado pela OMS. Apesar de ser fisicamente ativa, Paula tinha um comportamento sedentário. Além disso, tinha uma sensação de merecimento quando treinava. Ou seja, ela era uma compensadora.

Logo que iniciamos, o corpo dela respondeu rápido: perdeu uns bons centímetros e a roupa já servia bem melhor, até com certa folga. Quando Paula voltou ao consultório estávamos no processo havia quase seis meses e nos últimos dois tinha estagnado. Ela ainda estava trabalhando algumas questões alimentares, mas tanto seu treino quanto sua atividade física estavam bons, evoluindo nas cargas. Conversamos sobre como era importante que ela acreditasse no processo e mantivesse a aderência. Implementei algumas técnicas de automonitoramento para que acompanhasse seu processo, e ela se manteve firme.

Demorou mais alguns meses para que percebêssemos uma mudança significativa em seu corpo. Seu peso ainda era quase o mesmo, mas seu corpo estava mais torneado, mais forte, e, o mais importante, sua saúde estava melhorando.

Durante o acompanhamento conseguimos desenvolver habilidades e pudemos estabelecer referências para que Paula não desistisse quando passasse por outro platô, e ela ficou feliz em conseguir persistir nos comportamentos. A mudança era lenta e assim permaneceria. Fiquei quase dois anos sem vê-la, e quando ela me procurou de novo estava bem, ainda mudando e querendo reavaliar e conversar. Chegou dizendo: "Vim conversar e aprender um pouco mais sobre o meu corpo", e seguimos por mais alguns meses.

O efeito platô pode ocorrer quando, por diversos fatores como os já mencionados, o corpo da pessoa, ou ela mesma, está compensando de algum modo.

Se você acha que está passando por isso, é importante entender o motivo. Vou dar como exemplo um comportamento que considero um clássico no emagrecimento. Depois de perceber que está tendo resultado a pessoa fica mais permissiva. Diminui um pouco os treinos e começa a comer um pouco a mais, não necessariamente por aumento de fome física, mas quase como um "tô podendo!".

Contudo, se você acha que é aumento de fome física e passa o dia inteiro pensando em comida e fazendo cálculos, seu corpo pode estar perto de um limite. Nesse caso, meu conselho é dar um passo para trás e repensar seu processo. Isso porque para voltar ao déficit energético a pessoa teria que aumentar mais ainda o gasto ou diminuir o consumo alimentar, e se o seu corpo já está dando sinais compensatórios as chances de evolução diminuem.

Dê um tempo para você. Tente voltar à rotina que estava lhe fazendo bem e que você consegue manter e fique nela por um tempo. Veja como seu corpo e sua saúde física e emocional respondem; você pode se surpreender. Às vezes algo pode parecer até uma involução, mas não é. *Essa angústia de querer sempre ver algo mudando e saber qual o próximo passo é um comportamento sabotador quando falamos em emagrecimento.* Nosso corpo precisa que as nossas necessidades básicas sejam atendidas e de regularidade!

Isso é tão importante que um dos comportamentos mais associados ao sucesso no emagrecimento e na manutenção é a prática regular de atividade física. Sua importância já foi demonstrada por diversos estudos, que avaliaram não apenas a frequência mas também a intensidade, mostrando que a prática regular de exercícios moderados é fundamental para a manutenção do emagrecimento.[1]

Um estudo comparou a mesma quantidade e intensidade de treinos, porém distribuídos ou em dois dias (cada um com duração de noventa a 120 minutos) ou em seis dias (cada sessão durando de quarenta a sessenta minutos). Como resultado, o grupo que treinou seis dias teve mais aderência e treinou muito mais tempo, e, apesar de ter compensado comendo mais, isso não foi suficiente para anular o efeito do exercício: eles emagreceram 1,8kg de gordura, enquanto o grupo que treinou dois dias na semana perdeu 600g.

A importância da atividade física não vem apenas do gasto de calorias e do fato de deixar a pessoa por mais tempo longe da geladeira — o que, aliás, é uma visão muito minimalista de todos os benefícios que ela traz. *Atividade física é saúde, é parte de quem nós somos.* Você só precisa descobrir qual lhe faz bem.

EMAGRECIMENTO RÁPIDO × DEVAGAR

Quando conseguem perceber resultado as pessoas se sentem mais motivadas a manter os comportamentos, e quando não percebem mudanças ou sentem que regrediram desanimam e diminuem ou param. Não dá para saber o que é causa ou consequência.

De modo geral encontraremos evidências de pessoas que perderam peso rápido e que conseguiram manter essa perda, mas a evidência que importa, a científica, tem demonstrado que a perda gradual tende a ter melhores respostas adaptativas[2] e de manutenção do emagrecimento. Perder peso e emagrecer depressa pode ser motivador, mas se a pessoa não sustentar a mudança ela recuperará tudo e talvez um pouco (ou muito) mais.

Um estudo teve como objetivo acompanhar o emagrecimento dos participantes por um ano. Para isso eles foram orientados a reduzir 25% do total de energia que consumiam. No gráfico a seguir você pode ver o que aconteceu.

No início do estudo a aderência à dieta era alta e os participantes estavam consumindo cerca de 700 calorias a menos por dia. Cerca de seis meses depois essa diferença era de 400 calorias por dia, e depois de um ano todos já tinham voltado ao consumo habitual. O

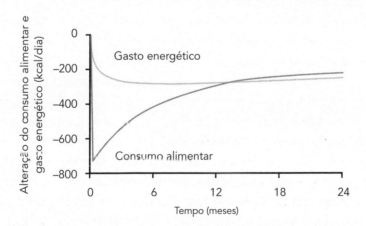

FONTE: Traduzido e adaptado de Guo, Brager e Hall, "Simulating Long-Term Human Weight-Loss Dynamics in Response to Calorie Restriction", 2018.

interessante desse estudo é que nele, ao contrário de outros que avaliam o consumo alimentar perguntando aos participantes, foi utilizada uma técnica (complicada e caríssima) que faz uma medição exata do consumo alimentar. Isso porque os autores relatam que, de acordo com a avaliação dos participantes, eles achavam que ainda estavam aderindo à dieta, mas, como você pode perceber, não estavam.

O gasto de energia deles também diminuiu, e isso pode se dar tanto por uma diminuição do exercício, da atividade física, quanto por uma adaptação corporal. Como resultado eles perderam peso e gordura corporal, mas essa perda se estabilizou por volta do nono mês e depois o peso foi recuperado em parte. Mesmo com essa recuperação o resultado dos participantes foi muito bom nos dois anos de acompanhamento.

Pode não parecer, mas no final a questão é mais simples do que parece — se você deseja envelhecer bem, com qualidade de vida, precisa ter hábitos que o levem nessa direção. Desistir de tudo não é uma opção coerente com os seus objetivos. Se estiver difícil, tente refletir sobre as metas traçadas e se tem algo que precisa de ajuste. Essas readequações são importantes, pois as fases mudam, nós mudamos. Precisamos fazer esses reajustes tanto para facilitar as coisas em alguma fase mais estressante como para avançar mais uma etapa quando sentimos que estamos prontos.

Caso sinta que é preciso dar um passo atrás, pense se é possível estipular um prazo. Por exemplo: se tiver um projeto para entregar que irá durar quinze dias. Nesse período, como terá pouco tempo, diminuirá os treinos, mas já deixará comida no congelador para facilitar a alimentação e priorizará o sono.

Isso é fundamental porque se tem outra coisa que posso garantir é que durante o processo você passará por fases complicadas! Mas elas não precisam significar que você vai engordar ou que vai abandonar tudo. Encare essas fases como um momento de pausa nas quais a prioridade é outra. Ter isso em vista vai ajudá-lo a ter resiliência e a retomar o processo com mais clareza.

Malcolm Gladwell, em um de seus livros best-sellers, o *Fora de série: Descubra por que algumas pessoas têm sucesso e outras não*,[3] analisa como as pessoas que são "fora de série" chegaram ao estágio da maestria. Um dos pontos de que ele fala é que a maior parte delas precisou praticar aquela habilidade por cerca de 10 mil horas até se tornar uma referência no assunto. Esse dado é discutível, pois existem pessoas que possuem uma habilidade inata e não precisam de tantas horas para serem excepcionais em algo. Mas de qualquer modo o livro é muito interessante, e o que ele aborda, entre outros fatores, é a *dedicação* que está por trás da história das pessoas de sucesso, sejam elas atletas, músicos e até empresários.

Assim como no processo de emagrecimento, a maestria precisa de um conjunto de fatores para ocorrer e isso pode ter nascido com a pessoa, para algumas esse caminho não vai dar certo, enquanto para outras será possível desde que elas saibam respeitar o tempo do processo de mudança (que pode ser lento) e tenham dedicação, regularidade, paciência e resiliência.

Voltando à síndrome do Rocky Balboa do começo do livro: quando começamos algo novo a dopamina está alta e estamos tão motivados com a expectativa do que pode vir que até ouvimos a música tema do Rocky na nossa mente. Mas essa música vai diminuindo até chegar uma hora em que ela não tocará mais e você precisará continuar mesmo sem ela, por isso suas expectativas precisam ser realistas.

Você passará por estágios de crescimento, mas em grande parte do processo você terá que continuar mesmo sem perceber algum ganho ou mudança substancial. Seu corpo vai parecer igual, suas roupas não vão mudar muito, as pessoas vão parar de comentar e esse platô pode ser desmotivador.

Uma abordagem interessante sobre motivação vem do livro *No Sweat: How the Simple Science of Motivation Can Bring You a Lifetime of Fitness* (Sem suor: Como a simples ciência da motivação pode lhe trazer uma vida saudável, em tradução livre), da americana Michelle Segar. Ela aborda como as pessoas lidam com os pilares importantes da mudança de comportamento de um modo negativo, como uma tarefa que precisam cumprir, e como esse tipo de atitude é fadado ao fracasso. Veja a imagem a seguir.

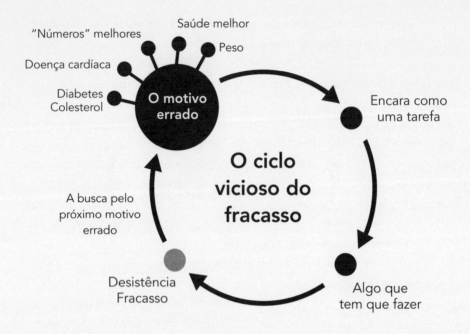

FONTE: Traduzido e adaptado de Segar, *No Sweat*, 2015.

Segundo Segar, um dos maiores problemas é colocar toda a motivação apenas em resultados futuros que ocorrerão em semanas, meses ou anos, como o emagrecimento, a melhora de parâmetros de saúde etc. Enquanto eles não chegam, você vai encarar o novo comportamento como mais uma das coisas chatas ou punitivas que deve fazer no seu dia antes de poder fazer o que realmente gosta. Isso precisa mudar!

De acordo com a autora, uma das mudanças mais importantes é encontrar *o motivo certo*. Ele permitirá que você perceba e valorize as mudanças positivas que o comportamento desejado o faz sentir no curto prazo, logo depois que você o realiza. Veja agora a imagem a seguir.

Darei um exemplo: após fazer uma caminhada, por mais que estivesse desanimada antes, sinto uma melhora no meu humor, mais disposição e até consigo pensar melhor. A esses sentimentos e sensações positivas ela dá o nome de "presente": a sensação boa que nos dá prazer e faz com que desejemos repetir o comportamento com frequência.

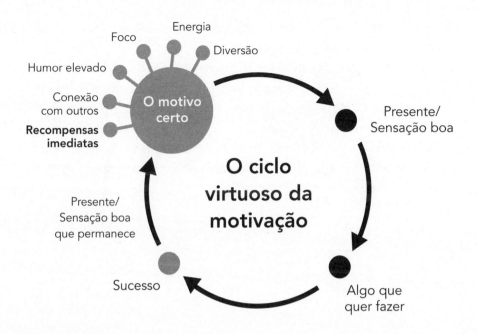

FONTE: Traduzido e adaptado de Segar, *No Sweat*, 2015.

Essa é uma etapa importante, pois a recompensa vem logo depois do exercício, e não semanas ou meses depois — o que é o caso de quem se concentra apenas no emagrecimento.

Na alimentação, por exemplo, quando como mais salada e legumes na refeição sinto que fico mais tempo saciada e consigo trabalhar melhor à tarde do que quando como algo pesado. Além disso, quando me organizo economizo tempo na correria do dia a dia e fico feliz quando chego em casa cansada no fim do dia e lembro que já tem algo pronto ou fácil de preparar, é gratificante quando percebo que estou fazendo escolhas boas e me cuidando. Esses são os melhores presentes e fazem com que, no dia que eu sinto que o melhor a fazer é pedir uma deliciosa pizza e tomar um vinho, está tudo bem!

Outro ponto importante é ter diferentes fontes de reforço que o ajudem a perceber que está evoluindo independentemente do emagrecimento: pode ser o tempo de caminhada, quanto consegue se exercitar ou se diminuiu o tempo em que faz determinado percurso, quanto de carga ou de repetições já consegue fazer no treino. Quanto maior o número de referenciais melhor.

Tem uma frase que ouvi em um curso, mas não sei quem é o autor: "*Não existe certo e errado, existe o possível e se desenvolver dentro do possível*". Faça uma lista do que funciona para você e a deixe sempre perto. Tire uma foto ou deixe uma lista no bloco de notas do seu celular ou em um caderno importante. Às vezes, quando estamos no meio de um turbilhão, é fundamental tê-la por perto para conseguirmos nos reorganizar e retomar o processo.

23. Ame a sua versão saudável

Se você continuar do modo como está hoje, com os mesmos hábitos, como você estará em dez anos?

Um estudo da década de 1950 que acompanhou os participantes por muitas décadas verificou que se apaixonar pela visão que você fez de si mesmo no futuro é o maior preditor de sucesso!

Agora reflita por um momento: como estarão seus hábitos daqui a um mês para estar no caminho certo da sua versão do futuro? E daqui a seis meses, ou um ano? O que você fará no seu dia a dia, quais serão os seus hábitos?

A questão aqui não é acordar todos os dias se amando e se achando lindo, ninguém é assim. Todo mundo tem aquele dia em que acorda "do avesso", se sentindo péssimo, e às vezes no dia seguinte já está tudo de volta ao normal. Não hipervalorize esses sentimentos ruins, entenda que mesmo nos dias em que não estamos bem não podemos nos livrar de nós mesmos, sair e deixar o corpo em casa. Ele nos acompanhará para sempre. Se permitir uma pausa em fases complicadas é uma possibilidade, mas se abandonar não.

Se você é uma pessoa que encara tudo como uma dificuldade, um sacrifício, dificilmente conseguirá evoluir ou mudar. Tente ver as adversidades e os momentos difíceis como um aprendizado ou uma oportunidade de trabalhar sua persistência e resiliência. Acima de tudo, encontre prazer no processo. O resultado só será sustentável se você apreciar o processo. Não o prazer romântico de terminar uma atividade e sair saltitante, mas de saber e sentir como aquilo lhe faz bem.

"Ser o que se pode é a felicidade."

Essa frase é de um dos livros mais lindos que já li, *O filho de mil homens*, de Valter Hugo Mãe.

Ser o que se pode é aceitação, não conformismo ou apatia — aceitar "o que se pode" para validar os sentimentos, entender como funcionamos, em que momento estamos e, então, saber a que estamos dispostos e preparados para trabalhar e mudar.

É querer emagrecer e se cuidar porque você se gosta e se cuida, não porque se odeia.

É acolhimento, não punição.

É amor, não ódio.

O amor preenche e acolhe, o ódio é punitivo e exige compensação.

"Ser o que se pode é a felicidade" e o caminho para a nossa saúde física e emocional.

Agradecimentos

Quando comecei este projeto jamais poderia imaginar os desafios que enfrentaria. Conseguir traduzir e desmistificar a complexidade do emagrecimento não é fácil numa época em que se faz cada vez mais necessário valorizar a ciência. Os atalhos prometidos são muitos, e contrapor as promessas milagrosas não atrai muitos likes.

Terminar este livro, que é a realização de um sonho, me faz refletir todo o apoio que tive nesse processo. Por isso, saboreando uma deliciosa taça de vinho em plena segunda-feira, quero agradecer a todos que estiveram ao meu lado.

Começando pelos meus pacientes, que a cada encontro me ensinam sobre o quão complexa e particular é a nossa relação com o corpo e com a comida. Me sinto realizada com cada conquista que temos juntos em direção a uma vida mais saudável e acolhedora.

Agradeço enormemente a toda a equipe da Companhia das Letras e às queridas e pacientes editoras Quezia Cleto e Marina Castro. Obrigada por acreditarem no meu trabalho.

Aos meus dedicados estagiários, Felipe Oliveira e Isabella Bonfiglioli, pela ajuda com as imagens deste livro.

Aos amigos escolhidos com muito carinho que ajudaram na revisão e enriqueceram o conteúdo deste livro com seu conhecimento científico e suas diferentes visões e relações com o corpo e com a comida: Hamilton Roschel e Guilherme Artioli, que além de queridos são exímios cientistas e professores da USP; Manoela Figueiredo, minha sócia na clínica Casa do Nutrir, que, junto com Fernanda Timerman, são parte das idealizadoras do movimento Nutrição Comportamental; Roberta Lemos, Viviane Polacow, Serena Del Favero, Patrícia Campos, Eimear Dolan, Ana Cláudia "Cacau" Rodrigues, André Rachid, Luciana Azevedo, Daniela de Angelis, Tatiana Yago e Thatiana Freire, por suas visões críticas e acolhedoras. Obrigada!

Para finalizar, agradeço todo o apoio que recebo da minha família. A meus amados pais, Célia e Dercindo, toda a minha admiração. E a Haroldo Ribeiro, que me ensina diariamente com sua determinação. Amo vocês!

Notas

1. SERÁ QUE VOCÊ PRECISA PERDER PESO? [pp. 17-33]

1. De modo agudo, o álcool tem um papel diurético. No entanto, como efeito rebote, dependendo da intensidade do consumo e se a pessoa se manteve bem hidratada ou não, no dia seguinte pode haver uma retenção de líquidos.

2. O sódio é um mineral presente no sal e em quase todos os alimentos. É primordial para o bom funcionamento do corpo e importante regulador da pressão arterial.

3. Giersch et al., "Fluid Balance and Hydration Considerations for Women: Review and Future Directions", 2020; White et al., "Fluid Retention over the Menstrual Cycle: 1-Year Data from the Prospective Ovulation Cohort", 2011.

4. Giersch et al., "Fluid Balance and Hydration Considerations for Women: Review and Future Directions", 2020.

5. O IMC é um índice que surgiu em 1832, estabelecido por Jacques Quételet para determinar o peso ideal conforme a altura. A ideia original não era considerar o IMC uma das principais referências de saúde, inclusive por apresentar uma série de limitações. Para calculá-lo basta dividir o peso, em quilos, pelo quadrado da altura, em metros: IMC = peso (kg) / estatura (m)^2.

6. GBD 2015 Obesity Collaborators, "Health Effects of Overweight and Obesity in 195 Countries over 25 Years", 2017.

7. Sedlmeier et al., "Relation of Body Fat Mass and Fat-Free Mass to Total Mortality: Results from 7 Prospective Cohort Studies", 2021.

8. Keating e Spencer, "What is the role of endogenous gut serotonin in the control of gastrointestinal motility?", 2019.

9. A quantidade de glicogênio pode variar bastante de uma pessoa para outra, conforme a genética, o estado de treinamento, o condicionamento físico e o padrão alimentar.

10. Heymsfield et al., "Voluntary Weight Loss: Systematic Review of Early Phase Body Composition Changes", 2011.

11. Nessa fase inicial, todos os tecidos magros, desde os músculos até o fígado, os ossos, os rins, o pâncreas, entre outros, perdem componentes. A matéria perdida desses tecidos é composta de água, carboidratos (sobretudo glicogênio), proteínas e minerais.

12. Stubbs et al., "Developing Evidence-Based Behavioural Strategies to Overcome Physiological Resistance to Weight Loss in the General Population", 2019.

13. Elks et al., "Variability in the Heritability of Body Mass Index: A Systematic Review and Meta-Regression", 2012.

14. Locke et al., "Genetic Studies of Body Mass Index Yield New Insights for Obesity Biology", 2015; Choquet e Meyre, David, "Genetics of Obesity: What have we Learned?", 2011.

15. Fawcett e Barroso, "The Genetics of Obesity: FTO Leads the Way", 2010; Matsuo et al., "The FTO Genotype as a Useful Predictor of Body Weight Maintenance: Initial Data from a 5-Year Follow-Up Study", 2014.

16. Antonio et al., "Assessment of the FTO Gene Polymorphisms (rs1421085, rs17817449 and rs9939609) in Exercise-Trained Men and Women: The Effects of a 4-Week Hypocaloric Diet", 2019.

17. Loos e Yeo, "The Bigger Picture of FTO: The First GWAS-Identified Obesity Gene", 2014; Yeo, "The Role of the FTO (Fat Mass and Obesity Related) Locus in Regulating Body Size and Composition", 2014.

18. Turnwald et al., "Learning One's Genetic Risk Changes Physiology Independent of Actual Genetic Risk", 2019.

19. Existem doenças determinadas geneticamente, como a síndrome de Prader-Willi, por exemplo, que, além de levar à obesidade, resulta em déficit cognitivo e de crescimento. Porém, quando falamos de obesidade de modo geral, esse não é o caso.

20. *Epigenética* se refere a mudanças de fenótipos ocasionadas por mudança na atividade dos genes, sem alterar suas sequências. Tais mudanças podem ser transmitidas para as gerações seguintes.

21. O interessante desse tipo de estudo é que ele elimina o fator genético, visto que gêmeos idênticos possuem exatamente o mesmo DNA, ou seja, a mesma genética. Desse modo, passam a ser analisados outros fatores, como dieta, atividade física, parâmetros metabólicos, ambientais etc.

22. Bouchard et al., "The Response to Long-Term Overfeeding in Identical Twins", 1990.

2. POR QUE VOCÊ QUER EMAGRECER? [pp. 34-48]

1. Becker, "Television, Disordered Eating, and Young Women in Fiji: Negotiating Body Image and Identity During Rapid Social Change", 2004.

2. Gerbasi et al., "Globalization and eating disorder risk: Peer influence, perceived social norms, and adolescent disordered eating in Fiji", 2014.

3. Jellinek et al., "The Impact of Doll Style of Dress and Familiarity on Body Dissatisfaction in 6- to 8-Year-Old Girls", 2016.

4. Harriger et al., "You Can Buy a Child a Curvy Barbie Doll, But You Can't Make Her Like It: Young Girls' Beliefs About Barbie Dolls with Diverse Shapes and Sizes", 2019.

5. Ferreira e Gandra, "A influência dos personagens de quadrinhos nos praticantes de musculação em academias, seus músculos e seus estereótipos perfeitos: Em especial o Super-Man, Hulk e a Barbie", 2015.

6. Prochaska e Diclemente, "Trans-Theoretical Therapy: Toward a More Integrative Model of Change", 1982.

7. Burrhus Frederic Skinner, psicólogo e filósofo behaviorista, um dos principais nomes na área da psicologia chamada Análise do Comportamento.

3. SEU CORPO NÃO É MASSINHA DE MODELAR! [pp. 49-59]

1. Liu et al., "Differential Associations of Abdominal Visceral, Subcutaneous Adipose Tissue with Cardiometabolic Risk Factors between African and European Americans", 2014.

2. Recentemente foi nomeado um quarto tipo, o rosa, localizado no tecido mamário no período de lactação da mulher. Por ser tão específico e por não ter muita relevância no tema que estamos discutindo, deixarei os detalhes sobre ele de lado.

3. Oliver, Lombardi e De Matteis, "Editorial: Insights Into Brown Adipose Tissue Functions and Browning Phenomenon", 2020.

4. Abella et al., "Leptin in the Interplay of Inflammation, Metabolism and Immune System Disorders", 2017.

5. Melby et al., "Attenuating the Biologic Drive for Weight Regain Following Weight Loss: Must What Goes Down Always Go Back Up?", 2017.

6. Aragon et al, "International Society of Sports Nutrition Position Stand: Diets and Body Composition", 2017.

7. Kerr, Slater e Byme, "Impact of food and fluid intake on technical and biological measurement error in body composition assessment methods in athletes", 2017.

8. Segundo a OMS, o local de medida é no ponto médio entre a última costela e a crista ilíaca. Sugiro realizar a medida em cima do umbigo para facilitar, pois muitas vezes é bem próximo ou pouco acima dele.

9. Zhang et al., "Abdominal Obesity and the Risk of All-Cause, Cardiovascular, and Cancer Mortality: Sixteen Years of Follow-Up in US Women", 2018.

10. Algumas balanças de bioimpedância apresentam um percentual de gordura por compartimentos e até de gordura visceral. Mais uma vez, é apenas uma estimativa que costuma apresentar um erro bem grande.

11. Wajchenberg, "Subcutaneous and Visceral Adipose Tissue: Their Relation to the Metabolic Syndrome", 2000.

12. Lafontan, "Differences Between Subcutaneous and Visceral Adipose Tissues", 2013.

13. Fox et al., "Abdominal Visceral and Subcutaneous Adipose Tissue Compartments: Association with Metabolic Risk Factors in the Framingham Heart Study", 2007; Neeland et al., "Associations of Visceral and Abdominal Subcutaneous Adipose Tissue with Markers of Cardiac and Metabolic Risk in Obese Adults", 2013.

14. Chen et al., "Abdominal Subcutaneous Adipose Tissue: A Favorable Adipose Depot For Diabetes?", 2018.

15. Guo, Brager e Hall, "Simulating Long-Term Human Weight-Loss Dynamics in Response to Calorie Restriction", 2018.

16. Benatti et al., "Liposuction Induces a Compensatory Increase of Visceral Fat Which is Effectively Counteracted by Physical Activity: A Randomized Trial", 2012.

17. Bouchard et al., "The Response to Long-Term Overfeeding in Identical Twins", 1990.

4. UMA CIÊNCIA EXATA, MAS TAMBÉM DE HUMANAS [pp. 60-6]

1. Se você nasceu perto dos anos 2000, talvez faça mais sentido substituir o Rocky pelo Karatê Kid. O efeito será o mesmo.

5. COMO NOSSO CORPO EMAGRECE? [pp. 69-73]

1. Meerman e Brown, "When Somebody Loses Weight, Where Does the Fat Go?", 2014.
2. Transtornos alimentares são síndromes psiquiátricas que se caracterizam por profundas alterações no comportamento alimentar e na imagem corporal. Podem ser identificados por comportamentos que visam o controle de peso e a forma corporal, levando o organismo a um funcionamento debilitado e inúmeras complicações, inclusive risco de morte (*DSM-V*).

6. GASTAR MAIS — A COMPLEXA MATEMÁTICA DO NOSSO CORPO [pp. 74-97]

1. Pontzer, "Energy Constraint as a Novel Mechanism Linking Exercise and Health" 2018.
2. Westerterp et al., "Long-Term Effect of Physical Activity on Energy Balance and Body Composition", 1992.
3. Urlacher et al., "Constraint and Trade-Offs Regulate Energy Expenditure During Childhood", 2019.
4. Mulheres atletas com gasto calórico muito aumentado podem apresentar amenorreia (ausência de menstruação).
5. Goldgof et al., "The Chemical Uncoupler 2,4-Dinitrophenol (DNP) Protects Against Diet-Induced Obesity and Improves Energy Homeostasis in Mice at Thermoneutrality", 2014.
6. Dempersmier e Sul, "Shades of Brown: A Model for Thermogenic Fat", 2015.
7. A alteração da quantidade do tecido adiposo marrom ocorre em locais com maior oscilação da temperatura, o que não é exatamente o caso de algumas regiões do Brasil.
8. Ricquier, "UCP1, The Mitochondrial Uncoupling Protein of Brown Adipocyte: A Personal Contribution and a Historical Perspective", 2017.
9. Loh, Kingwell e Carey, "Human Brown Adipose Tissue As a Target for Obesity Management; Beyond Cold-Induced Thermogenesis", 2017; Blondin et al., "Human Brown Adipocyte Thermogenesis Is Driven by β2-AR Stimulation", 2020.
10. Trayhurn, "Origins and Early Development of The Concept That Brown Adipose Tissue Thermogenesis is Linked to Energy Balance and Obesity". *Biochimie*, v. 134, pp. 62--70, mar. 2017.
11. Loh, Kingwell e Carey, "Human Brown Adipose Tissue As a Target for Obesity Management; Beyond Cold-Induced Thermogenesis", 2017; Blondin et al., "Human Brown Adipocyte Thermogenesis Is Driven by β2-AR Stimulation", 2020.
12. Jurgens et al., "Green Tea for Weight Loss and Weight Maintenance in Overweight or Obese Adults", 2012.
13. Belza, Frandsen e Kondrup, "Body Fat Loss Achieved by Stimulation of Thermogenesis by a Combination of Bioactive Food Ingredients: A Placebo-Controlled, Double-

-Blind 8-Week Intervention in Obese Subjects", 2007; Zsiborás et al., "Capsaicin and Capsiate Could Be Appropriate Agents for Treatment of Obesity: A Meta-analysis of Human Studies", 2018.

14. Whiting, Derbyshire e Tiwari, "Could capsaicinoids help to support weight management? A systematic review and meta-analysis of energy intake data", 2014.

15. Taghizadeh et al., "The Effect of Dietary Supplements Containing Green Tea, Capsaicin and Ginger Extracts on Weight Loss and Metabolic Profiles in Overweight Women: A Randomized Double-Blind Placebo-Controlled Clinical Trial", 2017.

16. Rogers et al., "Capsaicinoids Supplementation Decreases Percent Body Fat and Fat Mass: Adjustment Using Covariates in a Post Hoc Analysis", 2018; Tremblay, Arguin e Panahi, "Capsaicinoids: A Spicy Solution to the Management of Obesity?", 2016.

17. MacKenzie-Shalders et al., "The Effect of Exercise Interventions on Resting Metabolic Rate: A Systematic Review and Meta-Analysis", 2020; Ohlsson et al., "Increased Weight Loading Reduces Body Weight and Body Fat in Obese Subjects: A Proof of Concept Randomized Clinical Trial", 2020.

18. Ding et al., "Physical Activity Guidelines 2020: Comprehensive and Inclusive Recommendations to Activate Populations", 2020.

19. Donnelly et al., "Appropriate Physical Activity Intervention Strategies for Weight Loss and Prevention of Weight Regain for Adults", 2009.

20. Melanson et al., "Resistance to Exercise-Induced Weight Loss: Compensatory Behavioral Adaptations", 2013.

21. Flack et al., "Exercise for Weight Loss: Further Evaluating Energy Compensation with Exercise", 2020.

22. King et al., "Individual Variability Following 12 Weeks of Supervised Exercise: Identification and Characterization of Compensation for Exercise-Induced Weight Loss", 2008.

23. Emery, Levine e Jakicic, "Examining the Effect of Binge Eating and Disinhibition on Compensatory Changes in Energy Balance following Exercise among Overweight and Obese Women", 2016.

24. Flack, et al., "Decreasing the Consumption of Foods with Sugar Increases Their Reinforcing Value: A Potential Barrier for Dietary Behavior Change", 2019.

25. Werle, Wansink e Payne, "Is it Fun or Exercise? The Framing of Physical Activity Biases Subsequent Snacking", 2015.

26. Flack, Hays e Moreland, "The Consequences of Exercise-Induced Weight Loss on Food Reinforcement: A Randomized Controlled Trial", 2020.

27. Basso e Suzuki, "The Effects of Acute Exercise on Mood, Cognition, Neurophysiology, and Neurochemical Pathways: A Review", 2017.

7. EXERCÍCIO OU DIETA RESTRITIVA? [pp. 98-101]

1. Stubbs et al., "Developing Evidence-Based Behavioural Strategies to Overcome Physiological Resistance to Weight Loss in the General Population", 2019; Trepanowski et al., "Effect of Alternate-Day Fasting on Weight Loss, Weight Maintenance, and Cardioprotection Among Metabolically Healthy Obese Adults: A Randomized Clinical Trial", 2017.

2. Esses valores são uma média dos que são encontrados em diferentes estudos.

8. COMO AS DIETAS RESTRITIVAS "FUNCIONAM" [pp. 102-21]

1. A vitamina B12 é encontrada sobretudo na carne e nas vísceras dos animais.

2. Kakoschke et al., "Effects of Very Low-Carbohydrate vs. High-Carbohydrate Weight Loss Diets on Psychological Health in Adults with Obesity and Type 2 Diabetes: A 2-Year Randomized Controlled Trial", 2021.

3. Gardner et al., "Effect of Low-Fat vs Low-Carbohydrate Diet on 12-Month Weight Loss in Overweight Adults and the Association With Genotype Pattern or Insulin Secretion. The DIETFITS Randomized Clinical Trial", 2018.

4. Pontzer, *Burn: New Research Blows the Lid Off How We Really Burn Calories, Lose Weight, and Stay Health*, 2021. Quando se fala em dieta do homem paleolítico, é preciso entender que ela era muito diversa, variando conforme o que encontravam na natureza. Estudos em agrupamentos de caçadores-coletores verificam que, em média, a maior parte da alimentação deles era composta de mel, frutas e tubérculos.

5. Balantekin et al., "Parental Encouragement of Dieting Promotes Daughters' Early Dieting", 2014.

6. Korkeila et al., "Weight-Loss Attempts and Risk of Major Weight Gain: A Prospective Study in Finnish Adults", 1999.

7. Sares-Jäske et al., "Self-Report Dieting and Long-Term Changes in Body Mass Index and Waist Circumference", 2019.

8. Neumark-Sztainer et al., "Why Does Dieting Predict Weight Gain in Adolescents? Findings from Project eat-II: A 5-Year Longitudinal Study", 2007.

9. Pietiläinen et al., "Does Dieting Make You Fat? A Twin Study", 2012.

10. Vale ressaltar que nem sempre o metabolismo lento alegado por muitas pessoas reflete a realidade. Aqui os estudos se referem a uma diminuição do gasto energético, que, como veremos a seguir, não tem a proporção que as pessoas imaginam.

11. Hall, "Metabolic Adaptations to Weight Loss", 2005.

12. Esse valor é uma estimativa. Considerando que 1 grama de gordura gera 9 calorias, o mais lógico seria que, para perder 1kg de gordura, deveria haver o déficit de 9 mil calorias. Contudo, o tecido adiposo não é constituído somente de gordura: ele é formado por cerca de 5% a 10% de água, além de outros componentes. Por isso considera-se um déficit de 7500 calorias.

13. Polidori et al., "How Strongly Does Appetite Counter Weight Loss? Quantification of the Feedback Control of Human Energy Intake", 2016.

14. Fothergil et al., "Persistent Metabolic Adaptation 6 Years After 'The Biggest Loser' Competition", 2016.

15. Martins et al., "Metabolic Adaptation Is Not a Major Barrier to Weight-Loss Maintenance", 2020.

16. Thomas et al., "Weight-Loss Maintenance for 10 Years in the National Weight Control Registry", 2014.

17. Greenway, "Physiological adaptations to weight loss and factors favouring weight regain", 2015.

18. Clamp et al., "Successful and Unsuccessful Weight-Loss Maintainers: Strategies to Counteract Metabolic Compensation Following Weight Loss", 2018.

19. Aller et al., "Weight Loss Maintenance in Overweight Subjects on Ad Libitum Diets with High or Low Protein Content and Glycemic Index: The DIOGENES Trial 12-Month

Results", 2014; Drummen et al., "High Compared with Moderate Protein Intake Reduces Adaptive Thermogenesis and Induces a Negative Energy Balance during Long-term Weight-Loss Maintenance in Participants with Prediabetes in the Postobese State: A PREVIEW Study", 2020.

20. Antoni et al., "Intermittent v. Continuous Energy Restriction: Differential Effects on Postprandial Glucose and Lipid Metabolism Following Matched Weight Loss in Overweight/Obese Participants", 2018.

21. Byrne et al., "Intermittent Energy Restriction Improves Weight Loss Efficiency in Obese Men: The matador Study", 2018.

22. Fothergill et. al., "Persistent Metabolic Adaptation 6 Years After 'The Biggest Loser' Competition", 2016.

23. Greenway, "Physiological adaptations to weight loss and factors favouring weight regain", 2015.

24. Flack et al., "Exercise for Weight Loss: Further Evaluating Energy Compensation with Exercise", 2020.

25. Beaulieu et al., "Exercise Training Reduces Reward for High-Fat Food in Adults with Overweight/Obesity", 2020.

26. Melby et al., "Attenuating the Biologic Drive for Weight Regain Following Weight Loss: Must What Goes Down Always Go Back Up?", 2017.

27. Huda et al., "Ghrelin Restores 'Lean-Type' Hunger and Energy Expenditure Profiles in Morbidly Obese Subjects But Has No Effect on Postgastrectomy Subjects", 2009.

28. Adamska-Patruno et al., "The Differences in Postprandial Serum Concentrations of Peptides That Regulate Satiety/Hunger and Metabolism after Various Meal Intake, in Men with Normal vs. Excessive BMI", 2019.

29. Polidori et al., "How Strongly Does Appetite Counter Weight Loss? Quantification of the Feedback Control of Human Energy Intake", 2016.

9. VOCÊ QUER EMAGRECER, MAS SERÁ QUE SEU CORPO TAMBÉM QUER? [pp. 122-38]

1. Müller, Bosy-Westphal e Heymsfield, "Is There Evidence For a Set Point That Regulates Human Body Weight?", 2010.

2. Mitchell et al., "The Effects of Graded Levels of Calorie Restriction: II. Impact of Short Term Calorie and Protein Restriction on Circulating Hormone Levels, Glucose Homeostasis and Oxidative Stress in male c57bl/6 Mice", 2015.

3. Neel, "Diabetes Mellitus: A 'Thrifty' Genotype Rendered Detrimental by 'Progress'?", 1962.

4. Müller, "About 'Spendthrift' and 'Thrifty' Phenotypes: Resistance and Susceptibility to Overeating Revisited", 2019. Piaggi et al., "Energy Expenditure in the Etiology of Human Obesity: Spendthrift and Thrifty Metabolic Phenotypes and Energy-Sensing Mechanisms", 2018; Piaggi, "Metabolic Determinants of Weight Gain in Humans", 2019.

5. Reinhardt et al., "A Human Thrifty Phenotype Associated With Less Weight Loss During Caloric Restriction", 2015.

6. Não temos a pressão seletiva superior desde nossos antepassados caçadores-coletores, como o *homo Habilis*. Há indícios também de que talvez desde os *Australopithecus*, como a famosa Lucy, que viveu cerca de 3,5 milhões de anos atrás. Mas as evidências em fósseis são raras.

353

7. Alimentos ultraprocessados geralmente são ricos em açúcar, sal, gordura e aditivos alimentares, diretamente relacionados com o risco de doenças. Passos et al., "Association Between the Price of Ultra-Processed Foods and Obesity in Brazil", 2020; Askari et al., "Ultra-Processed Food and the Risk of Overweight and Obesity: A Systematic Review and Meta-Analysis of Observational Studies", 2020; Zhang et al., "Association between Ultra-processed Food Intake and Cardiovascular Health in US Adults: A Cross-Sectional Analysis of the NHANES 2011-2016", 2021.

8. Nesse sentido, é provável que variáveis genéticas, como a epigenética, micro-RNAs e outras formas de regulação do funcionamento dos genes, exerçam maior influência.

9. Lund et al., "The Unidentified Hormonal Defense Against Weight Gain", 2020.

10. O grupo de James Lund na Universidade de Copenhague pesquisa a existência de um ou mais hormônios responsáveis por evitar o ganho de peso.

11. Hollstein et al., "Metabolic Response to Fasting Predicts Weight Gain During Low--Protein Overfeeding in Lean Men: Further Evidence for Spendthrift and Thrifty Metabolic Phenotypes", 2019; Heinitz et al., "Early Adaptive Thermogenesis Is a Determinant of Weight Loss After Six Weeks of Caloric Restriction in Overweight Subjects", 2020.

12. Hollstein et al., "Metabolic Response to Fasting Predicts Weight Gain During Low--Protein Overfeeding in Lean Men: Further Evidence for Spendthrift and Thrifty Metabolic Phenotypes", 2019.

13. Heinitz et al., "Early Adaptive Thermogenesis Is a Determinant of Weight Loss After Six Weeks of Caloric Restriction in Overweight Subjects", 2020.

14. Lund, Gerhart-Hines e Clemmensen, "Role of Energy Excretion in Human Body Weight Regulation", 2020.

15. Levine, Eberhardt e Jensen, "Role of Nonexercise Activity Thermogenesis in Resistance to Fat Gain in Humans", 1999; Bouchard, Tchernof e Tremblay, "Predictors of Body Composition and Body Energy Changes in Response to Chronic Overfeeding", 2014.

16. Turicchi et al., "Associations Between the Proportion of Fat-Free Mass Loss During Weight Loss, Changes In Appetite, and Subsequent Weight Change: Results from a Randomized 2-Stage Dietary Intervention Trial", 2020.

17. Dulloo, Miles-Chan e Schutz, "Collateral Fattening in Body Composition Autoregulation: Its Determinants and Significance for Obesity Predisposition", 2018; Jacquet et al., "How Dieting Might Make Some Fatter: Modeling Weight Cycling Toward Obesity from a Perspective Of Body Composition Autoregulation", 2020; Dulloo, "Physiology of Weight Regain: Lessons from the Classic Minnesota Starvation Experiment on Human Body Composition Regulation", 2021.

10. VOCÊ ESTÁ GARANTINDO O BÁSICO? [pp. 141-54]

1. McMahon et al., "Relationships Between Chronotype, Social Jetlag, Sleep, Obesity and Blood Pressure in Healthy Young Adults", 2019; Patel e Hu, "Short Sleep Duration and Weight Gain: A Systematic Review", 2018.

2. Fenton et al., "The Influence of Sleep Health on Dietary Intake: A Systematic Review and Meta-Analysis of Intervention Studies", 2021; Al Khatib et al., "The Effects of Partial Sleep Deprivation on Energy Balance: A Systematic Review and Meta-Analysis", 2017.

3. Spiegel et al., "Brief Communication: Sleep Curtailment in Healthy Young Men is Associated with Decreased Leptin Levels, Elevated Ghrelin Levels, and Increased Hunger and Appetite", 2004.

4. Knutson et al., "The Metabolic Consequences of Sleep Deprivation", 2007.

5. McMahon et al., "Relationships Between Chronotype, Social Jetlag, Sleep, Obesity and Blood Pressure in Healthy Young Adults", 2019; Patel e Hu, "Short Sleep Duration and Weight Gain: A Systematic Review", 2018.

6. Al Khatib et al., "Sleep Extension Is a Feasible Lifestyle Intervention in Free-Living Adults Who Are Habitually Short Sleepers: A Potential Strategy For Decreasing Intake of Free Sugars? A Randomized Controlled Pilot Study", 2018.

7. Estudos mostram que quem leva o celular ou o laptop para o quarto dorme em média 28 minutos a menos do que quem não leva.

8. Moore et al., "Pathological Overeating: Emerging Evidence for a Compulsivity Construct", 2017.

9. A compulsão alimentar é um dos sintomas e critérios diagnósticos de transtorno alimentar. Nesse caso, existem critérios específicos, e o diagnóstico é feito por um psiquiatra especializado.

10. Azevedo, Santos e Fonseca, "Transtorno da compulsão alimentar periódica", 2004.

11. Speakman, "Sex and Age Related Mortality Profiles During Famine: Testing the 'Body Fat' Hypothesis", 2013.

12. Lowe et al., "Dieting and Restrained Eating as Prospective Predictors of Weight Gain", 2013.

13. Dhurandhar, "The Food-Insecurity Obesity Paradox: A Resource Scarcity Hypothesis", 2016.

14. Zhao e Tomm, "Psychological Responses to Scarcity", 2018.

15. Meule, "The Psychology of Food Cravings: The Role of Food Deprivation", 2020.

16. Volkow, Wang e Baler, "Reward, Dopamine and the Control of Food Intake: Implications for Obesity", 2011.

17. Moreno-Dominguez et al. "Experimental Effects of Chocolate Deprivation on Cravings, Mood, and Consumption in High and Low Chocolate-Cravers", 2012.

18. Blechert et al., "Startling Sweet Temptations: Hedonic Chocolate Deprivation Modulates Experience, Eating Behavior, and Eyeblink Startle", 2014.

19. Ramadã é a época do ano em que os muçulmanos realizam uma prática religiosa na qual jejuam, inclusive de água, do nascer ao pôr do sol.

20. Os testes de QI tentam avaliar o quociente de inteligência de uma pessoa por meio de questões de múltipla escolha. Apesar de muito criticados e possuírem algumas limitações, são um método amplamente utilizado.

11. POR QUE VOCÊ COME? [pp. 155-77]

1. Beaulieu et al., "Homeostatic and Non-Homeostatic Appetite Control Along the Spectrum of Physical Activity Levels: An Updated Perspective", 2018.

2. Keys et al., *The biology of human starvation*, 1950.

3. Cabo e Mattson, "Effects of Intermittent Fasting on Health, Aging, and Disease", 2019; Stockman et al., "Intermittent Fasting: Is the Wait Worth the Weight?", 2018; Tre-

panowski et al., "Effect of Alternate-Day Fasting on Weight Loss, Weight Maintenance, and Cardioprotection Among Metabolically Healthy Obese Adults: A Randomized Clinical Trial", 2017; Cui et al., "Health Effects of Alternate-Day Fasting in Adults: A Systematic Review and Meta-Analysis", 2020; Catenacci et al., "A Randomized Pilot Study Comparing Zero-Calorie Alternate-Day Fasting to Daily Caloric Restriction in Adults with Obesity", 2016; Hoddy et al., "Intermittent Fasting and Metabolic Health: From Religious Fast to Time--Restricted Feeding", 2020.

4. Straub, "The Brain and Immune System Prompt Energy Shortage in Chronic Inflammation and Ageing", 2017.

5. Blundell et al., "The Drive to Eat in *Homo Sapiens*: Energy expenditure Drives Energy Intake", 2020.

6. Stem, "Control of Non-Homeostatic Feeding in Sated Mice Using Associative Learning of Contextual Food Cues", 2020.

7. Rossi e Stuber, "Overlapping Brain Circuits for Homeostatic and Hedonic Feeding", 2018; Beaulieu et al., "Homeostatic and Non-Homeostatic Appetite Control Along the Spectrum of Physical Activity Levels: An Updated Perspective", 2018; Blechert et al., "Startling Sweet Temptations: Hedonic Chocolate Deprivation Modulates Experience, Eating Behavior, and Eyeblink Startle", 2014; Lowe e Butryn, "Hedonic Hunger: A New Dimension of Appetite?", 2007; Sternson e Eiselt, "Three Pillars for the Neural Control of Appetite", 2017.

8. Bongers e Jansen, "Emotional Eating Is Not What You Think It Is and Emotional Eating Scales Do Not Measure What You Think They Measure", 2016.

9. Birch, "Development of Food Preferences", 1999.

10. Mennella, "The Development of Sweet Taste: From Biology to Hedonics", 2016.

11. Monteiro, "FAO. Ultra-Processed Foods, Diet Quality, and Health Using the NOVA Classification System", 2019.

12. Pesquisas com polissorbato 80 e carboximetilcelulose mostram diminuição da camada de muco que compõe nossa barreira intestinal. Chassaning, "Dietary Emulsifiers Directly Alter Human Microbiota Composition and Gene Expression *Ex Vivo* Potentiating Intestinal Inflammation", 2017.

13. Small e Difeliceantonio, "Processed Foods and Food Reward", 2019.

14. Maniam e Morris, "Palatable Cafeteria Diet Ameliorates Anxiety and Depression--Like Symptoms Following an Adverse Early Environment", 2010.

15. Martin e Timofeeva, "Intermittent Access to Sucrose Increases Sucrose-Licking Activity and Attenuates Restraint Stress-Induced Activation of the Lateral Septum", 2010; Spence, "Comfort Food: A Review", 2017; Tomiyama, Dallman e Epel, "Comfort Food Is Comforting to Those Most Stressed: Evidence of the Chronic Stress Response Network in High Stress Women", 2011.

16. Tomiyama, Dallman e Epel, "Comfort Food Is Comforting to Those Most Stressed: Evidence of the Chronic Stress Response Network in High Stress Women", 2011.

17. Gallant, "Parental Eating Behavior Traits Are Related to Offspring BMI in the Québec Family Study", 2013.

18. Stubbs et al., "Developing Evidence-Based Behavioural Strategies to Overcome Physiological Resistance to Weight Loss in the General Population", 2019; Schulz, "The Dutch Hunger Winter and the Developmental Origins of Health and Disease", 2010; Widdowson, "Studies of undernutrition, Wuppertal 1946-9. xxvii. The Response to Unlimited Food", 1951.

19. Barisione et al., "Body Weight at Developmental Age in Siblings Born to Mothers before and after Surgically Induced Weight Loss", 2012.

20. Smith et al., "Effects of Maternal Surgical Weight Loss in Mothers on Intergenerational Transmission of Obesity", 2009.

21. Dias, *Prole de progenitores treinados em endurance herdam a melhora da função mitocondrial por meio da redução dos correpressores de PPAR*, 2016.

22. Você pode ver o trabalho intitulado "Daily Bread" no próprio site do fotógrafo: <www.greggsegal.com>.

12. IDENTIFICANDO AS DIFERENTES FOMES [pp. 178-95]

1. Bays, *Mindful Eating: A Guide to Rediscovering a Healthy and Joyful Relationship with Food*, 2017.

2. Yeomans, "Olfactory Influences on Appetite and Satiety in Humans", 2006.

3. Raubenheimer e Simpson, "Protein Leverage: Theoretical Foundations and Ten Points of Clarification", 2019.

4. Steele et al., "Ultra-processed foods, protein leverage and energy intake in the USA", 2017.

5. Ruddick-Collins, Morgan e Johnstone, "Mealtime: A Circadian Disruptor and Determinant of Energy Balance?", 2020.

6. Crum e Corbin, "Mind Over Milkshakes: Mindsets, Not Just Nutrients, Determine Ghrelin Response", 2011.

13. SACIAÇÃO E SACIEDADE: VOCÊ SABE A DIFERENÇA? [pp. 196-234]

1. De Graaf et al., "Biomarkers of Satiation and Satiety", 2004.

2. De Graaf et al., "Biomarkers of Satiation and Satiety", 2004.

3. Hengist et al., "The Physiological Responses to Maximal Eating in Men", 2020.

4. Hall et al., "Ultra-Processed Diets Cause Excess Calorie Intake and Weight Gain: An Inpatient Randomized Controlled Trial of Ad Libitum Food Intake", 2019.

5. Forde, Mars e De Graaf, "Ultra-Processing or Oral Processing? A Role for Energy Density and Eating Rate in Moderating Energy Intake from Processed Foods", 2020.

6. Müller e Bosy-Westphal, "Effect of Over- and Underfeeding on Body Composition and Related Metabolic Functions in Humans", 2019.

7. Rubino et al., "Joint International Consensus Statement for Ending Stigma of Obesity", 2020; Rubino et al., "Effect of Continued Weekly Subcutaneous Semaglutide vs Placebo on Weight Loss Maintenance in Adults With Overweight or Obesity: The STEP 4 Randomized Clinical Trial", 2021; Christou et al., "Semaglutide as a Promising Antiobesity Drug", 2019.

8. Wadden et al., "Effect of Subcutaneous Semaglutide vs Placebo as an Adjunct to Intensive Behavioral Therapy on Body Weight in Adults With Overweight or Obesity: The STEP 3 Randomized Clinical Trial", 2021.

9. Alguns tipos de aminoácidos (constituintes das proteínas), como a leucina, por exemplo, também estimulam a liberação de insulina.

10. Llewellyn, "Satiety Mechanisms in Genetic Risk of Obesity", 2014.

11. Schwingshackl e Georg Hoffmann, "Long-Term Effects of Low Glycemic Index/Load vs. High Glycemic Index/Load Diets on Parameters of Obesity and Obesity-Associated Risks: A Systematic Review and Meta-Analysis", 2013; Pereira et al., "Effects of a Low--Glycemic Load Diet on Resting Energy Expenditure and Heart Disease Risk Factors During Weight Loss", 2004.

12. Berry et al., "Human Postprandial Responses to Food and Potential for Precision Nutrition", 2020.

13. Chambers, McCrickerd e Yeomans, "Optimising Foods for Satiety", 2015; Brunstrom, "The Control of Meal Size in Human Subjects: A Role for Expected Satiety, Expected Satiation and Premeal Planning", 2011.

14. Clegg et al., "Soups Increase Satiety Through Delayed Gastric Emptying Yet Increased Glycaemic Response", 2013.

15. Rolls, Bell e Thorwart, "Water Incorporated into a Food but Not Served with a Food Decreases Energy Intake in Lean Women", 1999.

16. Brand-Miller et al., "Low-Glycemic Index Diets in the Management of Diabetes. A Meta-Analysis of Randomized Controlled Trials", 2003.

17. Van Walleghen et al., "Habitual Physical Activity Differentially Affects Acute and Short-Term Energy Intake Regulation in Young and Older Adults", 2007.

18. Remes-Troche, "'Too Hot' Or 'Too Cold': Effects of Meal Temperature on Gastric Function", 2013.

19. Rolls, "Smell, Taste, Texture, and Temperature Multimodal Representations in the Brain, and Their Relevance to the Control of Appetite", 2004.

20. Forde, Mars e De Graaf, "Ultra-Processing or Oral Processing? A Role for Energy Density and Eating Rate in Moderating Energy Intake from Processed Foods", 2020; Viskaal-van Dongen, Kok e De Graaf, "Eating Rate of Commonly Consumed Foods Promotes Food and Energy Intake", 2011.

21. Rebello, O'Neil e Greenway, "Dietary Fiber and Satiety: The Effects of Oats on Satiety", 2016; Rolls et al., "Salad and Satiety: Energy Density and Portion Size of a First--Course Salad Affect Energy Intake at Lunch", 2004.

22. Fan e Pedersen, "Gut Microbiota in Human Metabolic Health and Disease", 2021.

23. Suplementos com microrganismos vivos cujo objetivo é colonizar o nosso corpo afetando positivamente a nossa saúde. Jäger et al., "International Society of Sports Nutrition Position Stand: Probiotics", 2019.

24. Hussain e Bloom, "The Regulation of Food Intake by the Gut-Brain Axis: Implications for Obesity", 2013; Alcock, Maley e Aktipis, "Is Eating Behavior Manipulated by the Gastrointestinal Microbiota? Evolutionary Pressures and Potential Mechanisms", 2014.

25. Di Rienzi e Britton, "Adaptation of the Gut Microbiota to Modern Dietary Sugars and Sweeteners", 2020.

26. Seganfredo et al., "Weight-Loss Interventions and Gut Microbiota Changes in Overweight and Obese Patients: A Systematic Review", 2017.

27. Tun et al., "Exposure to Household Furry Pets Influences the Gut Microbiota of Infant at 3-4 Months Following Various Birth Scenarios", 2017.

28. Tun et al., "Postnatal Exposure to Household Disinfectants, Infant Gut Microbiota and Subsequent Risk of Overweight in Children", 2018.

29. Jie et al., "The Baseline Gut Microbiota Directs Dieting-Induced Weight Loss Trajectories", 2021.

30. Fong, Li e Yu, "Gut Microbiota Modulation: A Novel Strategy for Prevention and Treatment of Colorectal Cancer", 2020; Jäger et al., "International Society of Sports Nutrition Position Stand: Probiotics", 2019.

31. Theilade et al., "An Overview of Obesity Mechanisms in Humans: Endocrine Regulation of Food Intake, Eating Behaviour and Common Determinants of Body Weight", 2021.

32. Farooqi et al., "Clinical Spectrum of Obesity and Mutations in the Melanocortin 4 Receptor Gene", 2003; Lotta et al., "Human Gain-of-Function MC4R Variants Show Signaling Bias and Protect against Obesity", 2019.

33. Wade et al., "Loss-of-function Mutations in the Melanocortin 4 Receptor in a UK Birth Cohort", 2021.

34. Llewellyn et al., "Satiety Mechanisms in Genetic Risk of Obesity", 2014.

35. Brown et al., "We are What We (Think We) Eat: The Effect of Expected Satiety on Subsequent Calorie Consumption", 2020.

36. Herbert, "Attenuated Interoceptive Sensitivity in Overweight and Obese Individuals", 2014.

37. Brener e Ring, "Towards a Psychophysics of Interoceptive Processes: The Measurement of Heartbeat Detection", 2016; Garfinkel et al., "Knowing Your Own Heart: Distinguishing Interoceptive Accuracy from Interoceptive Awareness", 2015; Quadt, Critchley e Garfinkel, "The Neurobiology of Interoception in Health and Disease", 2018.

38. Antonaccio e Figueiredo, *Mindful Eating: Comer com atenção plena*, 2018; Simonson et al., "Comparison of Mindful and Slow Eating Strategies on Acute Energy Intake", 2020.

39. Wansink e Bad, "Popcorn in Big Buckets: Portion Size Can Influence Intake as Much as Taste", 2005.

40. Wansink et al., "Slim by Design: Kitchen Counter Correlates of Obesity", 2016.

41. Rolls, "Sensory-specific Satiety", 1986.

42. Ruddock, Kolk e Northey, "Room for Dessert: An Expanded Anatomy of the Stomach", 2006.

43. Shukla et al., "Carbohydrate-Last Meal Pattern Lowers Postprandial Glucose and Insulin Excursions in Type 2 Diabetes", 2017; Shukla et al., "The Impact of Food Order on Postprandial Glycaemic Excursions in Prediabetes", 2018.

44. A durabilidade dos alimentos vai variar conforme os ingredientes e o acondicionamento, mas uma receita simples pode durar alguns bons dias e ajudar na sua rotina!

45. Cadario e Chandon, "Which Healthy Eating Nudges Work Best? A Meta-Analysis of Field Experiments", 2019.

14. POR QUE EU COMO MESMO ESTANDO SACIADO? [pp. 235-43]

1. Feijó, Bertoluci e Reis, "Serotonina e controle hipotalâmico da fome: Uma revisão", 2011.

2. Benton e Young, "A Meta-Analysis of the relationship Between Brain Dopamine Receptors and Obesity: A Matter Of Changes in Behavior Rather Than Food Addiction?", 2016.

3. Benton e Young, "A Meta-Analysis of the relationship Between Brain Dopamine Receptors and Obesity: A Matter Of Changes in Behavior Rather Than Food Addiction?", 2016.

4. Olds e Pilner, "Positive Reinforcement Produced by Electrical Stimulation of Septal Area and Other Regions of Rat Brain", 1954.

5. Thanarajah et al., "Food Intake Recruits Orosensory and Post-ingestive Dopaminergic Circuits to Affect Eating Desire in Humans", 2019.

6. Entendido na psicologia comportamental como baixo controle inibitório, tema que abordarei mais à frente.

15. VÍCIO EM COMIDA E EM COMER [pp. 244-54]

1. Adams et al., "Food Addiction: Implications for the Diagnosis and Treatment of Overeating", 2019.

2. Wiss, Avena e Rada, "Sugar Addiction: From Evolution to Revolution", 2018.

3. Ferreri et al., "Dopamine Modulates the Reward Experiences Elicited by Music", 2019.

4. Gearhardt e Hebebrand, "The Concept of 'Food Addiction' Helps Inform the Understanding of Overeating and Obesity: yes", 2021.

5. Vainik, García-García e Dagher, "Uncontrolled Eating: A Unifying Heritable Trait Linked with Obesity, Overeating, Personality and the Brain", 2019.

6. Liem e Russell, "The Influence of Taste Liking on the Consumption of Nutrient Rich and Nutrient Poor Foods", 2019.

7. Stewart e Keast, "Recent Fat Intake Modulates Fat Taste Sensitivity in Lean and Overweight Subjects", 2012.

8. Liem e Russell, "The Influence of Taste Liking on the Consumption of Nutrient Rich and Nutrient Poor Foods", 2019; Blais et al., "Effect of Dietary Sodium Restriction on Taste Responses to Sodium Chloride: A Longitudinal Study", 1986.

9. Dinicolantonio, O'Keefe e Wilson, "Sugar Addiction: Is It Real? A Narrative Review", 2018.

10. Robins, Davis e Nurco, "How Permanent Was Vietnam Drug Addiction?", 1974.

11. Smyth et al., "Lapse and Relapse following Inpatient Treatment of Opiate Dependence", 2010.

12. Alexander, "The Effect of Housing and Gender on Morphine Self-Administration in Rats", 1978.

13. Drgonova et al., "Cadherin 13: Human *Cis*-Regulation and Selectively-Altered Addiction Phenotypes and Cerebral Cortical Dopamine in Knockout Mice", 2016.

14. Stice et al., "Blunted Striatal Response to Food is Moderated by TaqIA", 2008; Vainik, García-García e Dagher, "Uncontrolled Eating: A Unifying Heritable Trait Linked with Obesity, Overeating, Personality and the Brain", 2019.

15. Benton e Young, "A Meta-Analysis of the relationship Between Brain Dopamine Receptors and Obesity: A Matter Of Changes in Behavior Rather Than Food Addiction?", 2016.

16. Schulte, Avena e Gearhardt, "Which Foods May Be Addictive? The Roles of Processing, Fat Content, and Glycemic Load", 2015.

17. Gordon et al., "What Is the Evidence for 'Food Addiction?' A Systematic Review", 2018.

18. Raubenheimer e Simpson, "In Perfect Balance", 2020.

19. Zhou e Palmiter, "Dopamine-Deficient Mice are Severely Hypoactive, Adipsic, and Aphagic", 1995.

20. Thanarajah et al., "Food Intake Recruits Orosensory and Post-ingestive Dopaminergic Circuits to Affect Eating Desire in Humans", 2019.

21. Benton e Young, "A Meta-Analysis of the Relationship Between Brain Dopamine Receptors and Obesity: A Matter Of Changes in Behavior Rather Than Food Addiction?", 2016; Johannes Hebebrand et al., "'Eating Addiction', Rather Than 'Food Addiction', Better Captures Addictive-Like Eating Behavior", 2014; Hebebrand et al., "'Eating Addiction', Rather Than 'Food Addiction', Better Captures Addictive-Like Eating Behavior", 2014.

16. SOBRE O COMER EMOCIONAL [pp. 255-63]

1. Macht, "How Emotions Affect Eating: A Five-Way Model", 2008; Braden et al., "Eating When Depressed, Anxious, Bored, or Happy: Are Emotional Eating Types Associated with Unique Psychological and Physical Health Correlates?", 2018.

2. Evers et al., "Feeling Bad or Feeling Good, Does Emotion Affect Your Consumption of Food? A Meta-Analysis of the Experimental Evidence", 2018; Van Strien et al., "Moderation of Distress-Induced Eating by Emotional Eating Scores", 2012.

3. Mantau, Hattula e Bornemann, "Individual Determinants of Emotional Eating: A Simultaneous Investigation", 2018; Foster, Makris e Bailer, "Behavioral treatment of obesity", 2005.

4. Bradberry e Greaves, *Emotional Intelligence 2.0*, 2009.

5. Existe uma grande discussão sobre quantas são as emoções. Nesse mapa eles falam de cinco principais sobre as quais existe um consenso científico, mas o próprio Ekman também cita diversão, desprezo, excitação, culpa, orgulho, satisfação e vergonha, e outros pesquisadores mencionam 27 emoções — admiração, adoração, apreciação estética, diversão, ansiedade, temor, estranheza, tédio, calma, confusão, desejo, nojo, dor empática, encantamento, inveja, excitação, medo, horror, interesse, alegria, nostalgia, romance, tristeza, satisfação, desejo sexual, simpatia e triunfo.

6. Goleman, *O cérebro e a inteligência emocional: Novas perspectivas*, 2012.

7. Baumeister et al., "How Emotion Shapes Behavior: Feedback, Anticipation, and Reflection, Rather Than Direct Causation", 2007.

17. COMO O ESTRESSE E A ANSIEDADE AFETAM NOSSA ALIMENTAÇÃO
E VICE-VERSA [pp. 264-69]

1. Sapolsky, *Comporte-se: A biologia humana em seu melhor e pior*, 2021.

2. Sandi, "Stress and Cognition", 2013.

3. Razzoli et al., "Stress, Overeating, and Obesity: Insights from Human Studies and Preclinical Models", 2017.

4. Mantau, Hattula e Bornemann, "Individual Determinants of Emotional Eating: A Simultaneous Investigation", 2018.

5. Strien, "Causes of Emotional Eating and Matched Treatment of Obesity", 2018; Strien et al., "Hunger, Inhibitory Control and Distress-Induced Emotional Eating", 2014.

6. Smith e Rogers, "Positive Effects of a healthy Snack (Fruit) Versus an Unhealthy Snack (Chocolate/Crisps) on Subjective Reports of Mental and Physical Health: A Preliminary Intervention Study", 2014.

7. Werneck et al., "Joint Association of Ultra-Processed Food and Sedentary Behavior with Anxiety-Induced Sleep Disturbance among Brazilian Adolescents", 2020.

8. Keller et al., "Does the Perception that Stress Affects Health Matter? The Association with Health and Mortality", 2012.

9. Keller et al., "Does the Perception that Stress Affects Health Matter? The Association with Health and Mortality", 2012.

10. Jamieson, Nock e Mendes, "Mind over Matter: Reappraising Arousal Improves Cardiovascular and Cognitive Responses to Stress", 2012.

18. ENTENDENDO OS EPISÓDIOS DE EXAGERO E O COMER EMOCIONAL [pp. 270-82]

1. Exercício adaptado do livro *Intuitive Eating*, de Evelyn Tribole e Elyse Resch.

2. Camilleri et al., "Intuitive Eating is Inversely Associated with Body Weight Status in the General Population-Based NutriNet-Santé Study", 2016.

3. Bruch, "Psychological Aspects of Overeating and Obesity", 1964; Tribole e Resch, *Intuitive Eating*, 2020.

19. IMPULSIVIDADE, AUTOCONTROLE E FORÇA DE VONTADE [pp. 283-303]

1. Willems et al., "The Heritability of Self-Control: A Meta-Analysis", 2019.

2. Benton e Young, "A Meta-Analysis of the relationship Between Brain Dopamine Receptors and Obesity: A Matter Of Changes in Behavior Rather Than Food Addiction?", 2016; Stice et al., "Blunted Striatal Response to Food is Moderated by TaqIA Al Allele", 2008.

3. Noble et al., "Hypothalamus-Hippocampus Circuitry Regulates Impulsivity Via Melanin-Concentrating Hormone", 2019.

4. Yilmaz et al., "Association Between MC4R rs17782313 Polymorphism and Overeating Behaviors", 2015.

5. Sapolsky, *Comporte-se: A biologia humana em nosso melhor e pior*, 2021.

6. Incapacidade de sentir prazer ou de se sentir motivado que muitas vezes está relacionada à depressão ou a outras doenças psiquiátricas.

7. American Psychiatric Association, Diagnostic and Statistical Manual of Mental Disorders (DSM-5); Lanza di Scalea e Pearlstein, "Premenstrual Dysphoric Disorder", 2019.

8. Sze et al., "Delay Discounting and Utility for Money or Weight Loss", 2017.

9. Bickel et al., "Self-Control as Measured by Delay Discounting Is Greater Among Successful Weight Losers Than Controls", 2018.

10. Bickel et al., "Self-Control as Measured by Delay Discounting Is Greater Among Successful Weight Losers Than Controls", 2018.

11. Simon et al., "Neural Food Reward Processing in Successful and Unsuccessful Weight Maintenance", 2018.

12. Slogan da Nike que chama as pessoas para a ação e significa algo como "apenas faça".

13. Sze et al., "Bleak Present, Bright Future: Online Episodic Future Thinking, Scarcity, Delay Discounting, and Food Demand", 2017.

14. Rachlin, *The Science of Self-Control*, 2000.

15. Baumeister, *Willpower: Rediscovering the Greatest Human Strength*, 2012.

16. Baumeister, Vohs e Tice, "The Strength Model of Self-Control", 2007.

17. Kakinami et al., "Parenting Style and Obesity Risk in Children", 2015.

18. Kahneman, *Rápido e devagar*, 2012.

19. Liu et al., "High on Food: The Interaction Between the Neural Circuits for Feeding and for Reward", 2015.

20. Difeliceantonio et al., "Supra-Additive Effects of Combining Fat and Carbohydrate on Food Reward", 2018; Davidson et al., "The Cognitive Control of Eating and Body Weight: It's More Than What You 'Think'", 2019.

21. Swann, "The Trouble with Change: Self-Verification and Allegiance to the Self", 1997.

20. QUEM SOU EU? [pp. 304-17]

1. Natacci e Ferreira Júnior, "The Three Factor Eating Questionnaire — R21: Tradução para o português e aplicação em mulheres brasileiras", 2011; Bryant, "Obesity and Eating Disturbance: The Role of TFEQ Restraint and Disinhibition", 2019.

2. Strien et al., "Hunger, Inhibitory Control and Distress-Induced Emotional Eating", 2014.

3. Duarte et al., "What Makes Dietary Restraint Problematic? Development and Validation of the Inflexible Eating Questionnaire", 2017.

4. Teixeira et al., "Successful Behavior Change in Obesity Interventions in Adults: A Systematic Review of Self-Regulation Mediators", 2015.

5. Dlorling et al., "Change in Self-Efficacy, Eating Behaviors and Food Cravings During Two Years of Calorie Restriction in Humans Without Obesity", 2019.

21. COMO TRAÇAR SUAS METAS [pp. 318-32]

1. Teixeira et al., "Successful Behavior Change in Obesity Interventions in Adults: A Systematic Review of Self-Regulation Mediators", 2015; Lowe e Butryn, "Hedonic Hunger: A New Dimension of Appetite?", 2007; Ulen et al., "Weight Regain Prevention", 2008; Wadden et al., "A Two-Year Randomized Trial of Obesity Treatment in Primary Care Practice", 2011; West et al., "A Motivation-Focused Weight Loss Maintenance Program is an Effective Alternative to a Skill-Based Approach", 2011; Paixão et al., "Successful Weight Loss Maintenance: A Systematic Review of Weight Control Registries", 2020; Santos et al., "Weight control behaviors of highly successful weight loss maintainers: the Portuguese Weight Control Registry", 2017; Thom et al., "The Role of Appetite-Related Hormones, Adaptive Thermogenesis, Perceived Hunger and Stress in Long-Term Weight-Loss Maintenance: A Mixed-Methods Study", 2020.

2. Outro bem famoso e que vale a leitura é *O poder do hábito*, de Charles Duhigg.

3. Morton et al., "The Complete Health Improvement Program (CHIP): History, Evaluation, and Outcomes", 2014.

22. VELOCIDADE DE EMAGRECIMENTO E MANUTENÇÃO [pp. 333-42]

1. Ostendorf et al., "Physical Activity Energy Expenditure and Total Daily Energy Expenditure in Successful Weight Loss Maintainers", 2019; Ostendorf et al., "Objectively Measured Physical Activity And Sedentary Behavior in Successful Weight Loss Maintainers", 2018.

2. Larky et al., "Effects of Gradual Weight Loss vs Rapid Weight Loss on Body Composition and Resting Metabolic Rate: A Systematic Review and Meta-Analysis", 2020.

3. Gladwell, *Fora de série: Descubra por que algumas pessoas têm sucesso e outras não*, 2013.

Referências bibliográficas

ABELLA, Vanessa et al. "Leptin in the Interplay of Inflammation, Metabolism and Immune System Disorders". *Nature Reviews*, v. 13, n. 2, pp. 100-9, fev. 2017.

ÅBERG, Sebastian et al. "Whole-Grain Processing and Glycemic Control in Type 2 Diabetes: A Randomized Crossover Trial". *Diabetes Care*, v. 43, n. 8, pp. 1717-23, 2020.

ADAMS, Rachel C. et al. "Food Addiction: Implications for the Diagnosis and Treatment of Overeating". *Nutrients*, v. 11, n. 9, 2019.

ADAMSKA-PATRUNO, Edyta et al. "The Differences in Postprandial Serum Concentrations of Peptides That Regulate Satiety/Hunger and Metabolism after Various Meal Intake, in Men with Normal vs. Excessive BMI". *Nutrients*, v. 11, n. 3, p. 493, fev. 2019.

AL KHATIB, Haya K. et al. "The Effects of Partial Sleep Deprivation on Energy Balance: A Systematic Review and Meta-Analysis". *European Journal of Clinical Nutrition*, v. 71, n. 5, pp. 614-24, maio 2017.

AL KHATIB, Haya K. et al. "Sleep Extension Is a Feasible Lifestyle Intervention in Free-Living Adults Who Are Habitually Short Sleepers: A Potential Strategy For Decreasingintake of Free Sugars? A Randomized Controlled Pilot Study". *The American Journal of Clinical Nutrition*, v. 107, pp. 43-53, 2018.

ALCOCK, Joe; MALEY, Carlo C.; AKTIPIS, C. Athena. "Is Eating Behavior Manipulated by the Gastrointestinal Microbiota? Evolutionary Pressures and Potential Mechanisms". *Bioessays*, v. 36, pp. 940-9, 2014.

ALEXANDER, Bruce K. "The Effect of Housing and Gender on Morphine Self-Administration in Rats". *Psychopharmacology*, v. 58, pp. 175-9, 1978.

ALLER, Erik E. et al. "Weight Loss Maintenance in Overweight Subjects on Ad Libitum Diets With High or Low Protein Content and Glycemic Index: The DIOGENES Trial 12-Month Results". *International Journal of Obesity*, v. 38, n. 12, pp. 1511-7, dez. 2014.

ALVARENGA, Marle et al. *Nutrição comportamental*. 1. ed. Barueri: Manole, 2018.

AMERICAN PSYCHIATRIC ASSOCIATION. *Diagnostic and Statistical Manual of Mental Disorders (DSM-5)*. Disponível em: <http://www.dsm5.org/>. Acesso em: 04 nov. 2013.

ANTONACCIO, Cynthia; FIGUEIREDO, Manoela. *Mindful Eating: Comer com Atenção Plena*. São Paulo: Abril, 2018.

ANTONI, Rona et al. "Intermittent v. Continuous Energy Restriction: Differential Effects on Postprandial Glucose and Lipid Metabolism Following Matched Weight Loss in Overweight/Obese Participants". *The British Journal of Nutrition*, v. 119, n. 5, pp. 507-16, mar. 2018.

ANTONIO, Jose et al. "Assessment of the FTO Gene Polymorphisms (rs1421085, rs17817449 and rs9939609) in Exercise-Trained Men and Women: The Effects of a 4-Week Hypocaloric Diet". *Journal of the International Society of Sports Nutrition*, v. 16, n. 36, pp. 1-9, 2019.

ARAGON, Alan. A. et al. "International Society of Sports Nutrition Position Stand: Diets and Body Composition". *Journal of the International Society of Sports Nutrition*, v. 14, n. 16, 2017.

ARIELI, dan; KORYTOWSKI, Ivo. *Previsivelmente irracional: As forças invisíveis que nos levam a tomar decisões erradas*. Rio de Janeiro: Sextante, 2020.

ASKARI, Mohammadreza et al. "Ultra-Processed Food and the Risk of Overweight and Obesity: A Systematic Review and Meta-Analysis of Observational Studies". *International Journal of Obesity*, v. 44, pp. 2080-91, 2020.

AZEVEDO, Alexandre Pinto de; SANTOS, Cimâni Cristina dos; FONSECA, Dulcineia Cardoso da; "Transtorno da compulsão alimentar periódica". *Revista de Psiquiatria Clínica*, v. 31, n. 4, pp. 170-72, 2004.

BALANTEKIN, Katherine N. et al. "Parental Encouragement of Dieting Promotes Daughters' Early Dieting". *Appetite*, v. 80, pp. 190-6, set. 2014.

BASSO, Julia C.; SUZUKI, Wendy. "The Effects of Acute Exercise on Mood, Cognition, Neurophysiology, and Neurochemical Pathways: A Review". *Brain Plasticity*, v. 2, n. 2, pp. 127-52, mar. 2017.

BAUMEISTER, Roy F. *Willpower: Rediscovering the Greatest Human Strength*. Penguin, 2012.

BAUMEISTER, Roy F. et al. "How Emotion Shapes Behavior: Feedback, Anticipation, and Reflection, Rather Than Direct Causation". *Personality and Social Psychology Review*, v. 11, n. 2, pp. 167-203, maio 2007.

BAUMEISTER Roy F.; VOHS, Katheleen D.; TICE, Dianne M. "The Strength Model of Self-Control". *Current Directions in Psychological Science*, v. 16, n. 6, pp. 351-5, 2007.

BAYS, Jan Chozen. *Mindful Eating: A Guide to Rediscovering a Healthy and Joyful Relationship with Food*. Random House, 2017.

BEAULIEU, Kristine et al. "Exercise Training Reduces Reward for High-Fat Food in Adults with Overweight/Obesity". *Medicine & Science in Sports & Exercise*, v. 52, n. 4, pp. 900-8, abr. 2020.

BEAULIEU, Kristine et al. "Homeostatic and Non-Homeostatic Appetite Control Along the Spectrum of Physical Activity Levels: An Updated Perspective". *Physiology & Behavior*, v. 192, pp. 23-9, ago. 2018.

BECKER, Anne E. et al. "Social Network Media Exposure and Adolescent Eating Pathology in Fiji". *The British Journal of Psychiatry*, v. 198, pp. 43-50, 2011.

BECKER, Anne. E. "Television, Disordered Eating, and Young Women in Fiji: Negotiating Body Image and Identity During Rapid Social Change". *Culture, Medicine & Psychiatry*, v. 28, n. 4, pp. 533-59, 2004.

BELZA, Anita; FRANDSEN, Erik; KONDRUP, Jens "Body Fat Loss Achieved by Stimulation of Thermogenesis by a Combination of Bioactive Food Ingredients: A Placebo-Controlled, Double-Blind 8-Week Intervention in Obese Subjects". *International Journal of Obesity*, v. 31, pp. 121-30, 2007.

BENATTI, F. et al. "Liposuction Induces a Compensatory Increase of Visceral Fat which is Effectively Counteracted by Physical Activity: A Randomized Trial". *The Journal of Clinical Endocrinology and Metabolism*, v. 77, n. 7, pp. 2388-95, jul. 2012.

BENTON, David; YOUNG, Hayley A. "A Meta-Analysis of the Relationship Between Brain Dopamine Receptors and Obesity: A Matter Of Changes in Behavior Rather Than Food Addiction?". *International Journal of Obesity*, v. 40, pp. S12-S21, 2016.

BERRY, Sarah et al. "Human Postprandial Responses to Food and Potential for Precision Nutrition". *Nature Medicine*, v. 26, pp. 964-73, 2020.

BERTHOUD, Hans-Rudolf; MÜNZBERG, Heike; MORRISON, Christopher D. "Blaming the Brain for Obesity: Integration Of Hedonic And Homeostatic Mechanisms". *Gastroenterology*, v. 152, n. 7, pp. 1728-38, maio 2017.

BHASKARAN, Krishnan et al. "Association of BMI with Overall and Cause-specific Mortality: A Population-based Cohort Study of 36 Million Adults in the UK". *Lancet Diabetes Endocrinol*, v. 6, n. 12, pp. 944-53, 2018.

BICKEL, Warren K. et al. "Self-Control as Measured by Delay Discounting Is Greater Among Successful Weight Losers Than Controls". *Journal of Behavioral Medicine*, v. 41, pp. 891-6, 2018.

BIRCH, L. L. "Development of Food Preferences". *Annual Review of Nutrition*, v. 19, pp. 41-62, 1999.

BLAIS, Christina A. et al. "Effect of Dietary Sodium Restriction on Taste Responses to Sodium Chloride: A Longitudinal Study". *The American Journal of Clinical Nutrition*, v. 44, pp. 232-43, ago. 1986.

BLECHERT, Jens et al. "Startling Sweet Temptations: Hedonic Chocolate Deprivation Modulates Experience, Eating Behavior, and Eyeblink Startle". *PLoS One*, v. 9, n. 1, jan. 2014.

BLUNDELL, John E. et al. "The Drive to Eat in *Homo sapiens*: Energy expenditure Drives Energy Intake". *Physiology & Behavior*, v. 219, fev. 2020.

BONGERS, Peggy; JANSEN, Anita. "Emotional Eating Is Not What You Think It Is and Emotional Eating Scales Do Not Measure What You Think They Measure". *Frontiers in Psychology*, v. 7, dez. 2016.

BOUCHARD, Claude et al. "The Response to Long-Term Overfeeding in Identical Twins". *The New England Journal of Medicine*, v. 322, n. 21, pp. 1483-7, maio 1990.

BOUCHARD, Claude; TCHERNOF, André; TREMBLAY, Angelo "Predictors of Body Composition and Body Energy Changes in Response to Chronic Overfeeding". *International Journal of Obesity*, v. 38, n. 2, pp. 236-42, 2014.

BRADBERRY, Travis; GREAVES, Jean. *Emotional Intelligence 2.0*. TalentSmart, 2009.

BRADEN, Abby et al. "Eating When Depressed, Anxious, Bored, or Happy: Are Emotional Eating Types Associated with Unique Psychological and Physical Health Correlates?". *Appetite*, v. 125, pp. 410-7, jun. 2018.

BRAND-MILLER, Jennie et al. "Low-Glycemic Index Diets in The Management of Diabetes. A Meta-Analysis of Randomized Controlled Trials". *Diabetes Care*, v. 26, n. 8, pp. 2261-7, ago. 2003

BRENER, Jasper; RING, Christopher. "Towards a Psychophysics of Interoceptive Processes: The Measurement of Heartbeat Detection". *Philosophical Transactions of the Royal Society B: Biological Sciences*, v. 371, n. 1708, 2016.

BROWN, Steven Daniel et al. "We Are What We (Think We) Eat: The Effect of Expected Satiety on Subsequent Calorie Consumption". *Appetite*, v. 152, set. 2020.

BRUCH, H. "Psychological Aspects of Overeating and Obesity". *Psychosomatics*, v. 5, pp. 269-74, set./out. 1964.

BRUNSTROM, Jeffrey M. "The Control of Meal Size in Human Subjects: A Role for Expected Satiety, Expected Satiation and Premeal Planning". *Proceedings of the Nutrition Society*, v. 70, pp. 155-61, 2011.

BRYANT, Eleanor J. et al. "Obesity and Eating Disturbance: The Role of TFEQ Restraint and Disinhibition". *Current Obesity Reports*, v. 8, pp. 363-72, 2019.

BYRNE, N. M. et al. "Intermittent Energy Restriction Improves Weight Loss Eficiency in Obese Men: The MATADOR Study". *International Journal of Obesity*, v. 42, pp. 129-38, 2018.

CABO, Rafael de; MATTSON, Mark P. "Effects of Intermittent Fasting on Health, Aging, and Disease". *The New England Journal of Medicine*, v. 381, pp. 2541-51, 2019.

CADARIO, Romain; CHANDON, Pierre. "Which Healthy Eating Nudges Work Best? A Meta--Analysis of Field Experiments". *Marketing Science*, v. 39, n. 3, pp. 465-86, 2019.

CAMILLERI, Geraldine M. et al. "Intuitive Eating is Inversely Associated with Body Weight Status in the General Population-Based NutriNet-Santé Study". *Obesity*, v. 24, n. 5, pp. 1154-61, 2016.

CAMPBELL, Caroline L., WAGONER, Ty B.; FOEGEDING, E. Allen. "Designing Foods for Satiety: The Roles of Food Structure and Oral Processing in Satiation and Satiety". *Food Structure*, v. 13, pp. 1-12, jul. 2017.

CATENACCI, Victoria A. et al. "A Randomized Pilot Study Comparing Zero-Calorie Alternate--Day Fasting to Daily Caloric Restriction in Adults with Obesity". *Obesity*, v. 24, n. 9, pp. 1874-83, set. 2016.

CHAMBERS, Lucy; MCCRICKERD, Keri; YEOMANS, Martin R. "Optimising Foods for Satiety". *Trends in Food Science & Technology*, v. 41, pp. 149-60, 2015.

CHASSAING, Benoit et al. "Dietary Emulsifiers Directly Alter Human Microbiota Composition and Gene Expression *Ex Vivo* Potentiating Intestinal Inflammation". *Gut*, v. 66, n. 8, pp. 1414-27, ago. 2017.

CHEN, Peizhu et al. "Abdominal Subcutaneous Adipose Tissue: A Favorable Adipose Depot For Diabetes?". *Cardiovascular Diabetology*, v. 17, n. 93, jun. 2018.

CHOQUET, Héléne; MEYRE, David. "Genetics of Obesity: What Have we Learned?". *Current Genomics*, v. 12, pp. 169-79, 2011.

CHRISTOU, Georgios A. et al. "Semaglutide as a Promising Antiobesity Drug". *Obesity Reviews*, v. 20, n. 6, pp. 805-15, 2019.

CLAMP, Louise D. et al. "Successful and Unsuccessful Weight-Loss Maintainers: Strategies to Counteract Metabolic Compensation Following Weight Loss". *Journal of Nutritional Science*, v. 7, jun. 2018.

CLEGG, Miriam E. et al. "Soups Increase Satiety Through Delayed Gastric Emptying Yet Increased Glycaemic Response". *European Journal of Clinical Nutrition*, v. 67, pp. 8-11, 2013.

CRUM, Alia J.; CORBIN, William R. "Mind Over Milkshakes: Mindsets, Not Just Nutrients, Determine Ghrelin Response". *Health Psychology*, v. 30, n. 4, pp. 424-9, 2011.

CUI, Yuanshan et al. "Health Effects of Alternate-Day Fasting in Adults: A Systematic Review and Meta-Analysis". *Frontiers in Nutrition*, v. 7, nov. 2020.

DANIEL, Tinuke O. et al. "The Future Is Now: Reducing Impulsivity and Energy Intake Using Episodic Future Thinking". *Psychological Science*, v. 24, n. 11, 2013.

DAVIDSON, Terry L. et al. "The Cognitive Control of Eating and Body Weight: It's More Than What You 'Think'". *Frontiers in Psychology*, v. 10, n. 62, fev. 2019.

DE GRAAF, Cees et al. "Biomarkers of Satiation and Satiety". *The American Journal of Clinical Nutrition*, v. 79, pp. 946-61, 2004.

DEMPERSMIER, J.; SUL, H. S. "Shades of Brown: A Model for Thermogenic Fat". *Frontiers in Endocrinology*, v. 6, p. 71, maio 2015.

DHURANDHAR, Emily J. "The Food-Insecurity Obesity Paradox: A Resource Scarcity Hypothesis". *Physiology & Behavior*, v. 162, pp. 88-92, ago. 2016.

DI RIENZI, Sara C.; BRITTON, Robert A. "Adaptation of the Gut Microbiota to Modern Dietary Sugars and Sweeteners". *Advances in Nutrition*, v. 11, n. 3, maio 2020.

DIAS, Ricardo de Freitas. *Prole de progenitores treinados em endurance herdam a melhora da função mitocondrial por meio da redução dos correpressores de PPAR*. Campinas: Unicamp, 2016. Tese (Doutorado em Biologia Funcional e Molecular).

DIFELICEANTONIO, Alexandra G. et al. "Supra-Additive Effects of Combining Fat and Carbohydrate on Food Reward". *Cell Metabolism*, v. 28, n. 1, pp. 33-44. E3, jul. 2018.

DING, D. et al. "Physical Activity Guidelines 2020: Comprehensive and Inclusive Recommendations to Activate Populations". *The Lancet*, v. 396, n. 10265, pp. 1780-2, dez. 2020.

DINICOLANTONIO, James J.; O'KEEFE, James H.; WILSON, William L. "Sugar Addiction: Is It Real? A Narrative Review". *British Journal of Sports Medicine*, v. 52, n. 14, pp. 910-3, jul. 2018.

DONNELLY, Joseph E.; SMITH, Bryan K. "Is Exercise Effective for Weight Loss With Ad Libitum Diet? Energy Balance, Compensation, and Gender Differences". *Exercise and Sport Sciences Reviews*, v. 33, n. 4, pp. 169-74, 2005.

DONNELLY, Joseph E. et al. "Appropriate Physical Activity Intervention Strategies for Weight Loss and Prevention of Weight Regain for Adults". *Medicine and Science in Sports and Exercise*, v. 41, n. 2, pp. 459-71, fev. 2009.

DORLING, James L. et al. "Change in Self-Efficacy, Eating Behaviors and Food Cravings During Two Years of Calorie Restriction in Humans Without Obesity". *Appetite*, v. 143, 2019.

DRGONOVA, Jana et al. "Cadherin 13: Human *cis*-Regulation and Selectively Altered Addiction Phenotypes and Cerebral Cortical Dopamine in Knockout Mice". *Molecular Medicine*, v. 22, pp. 537-47, 2016.

DRUMMEN, Mathijs et al. "High Compared with Moderate Protein Intake Reduces Adaptive Thermogenesis and Induces a Negative Energy Balance during Long-term Weight--Loss Maintenance in Participants with Prediabetes in the Postobese State: A PREVIEW Study". *The Journal of Nutrition*, v. 150, n. 3, pp. 459-63, mar. 2020.

DUARTE, Cristiana et al. "What Makes Dietary Restraint Problematic? Development and Validation of the Inflexible Eating Questionnaire". *Appetite*, v. 114, pp. 146-54, 2017.

DUHIGG, Charles. *O poder do hábito: Por que fazemos o que fazemos na vida e nos negócios*. Rio de Janeiro: Objetiva, 2012.

DULLOO, Abdul G. "Physiology of Weight Regain: Lessons from the Classic Minnesota Starvation Experiment on Human Body Composition Regulation". *Obesity Reviews*, v. 22, n. S2, e13189, 2021.

DULLOO, Abdul G.; MILES-CHAN, Jennifer L.; SCHUTZ, Yves. "Collateral Fattening in Body Composition Autoregulation: Its Determinants and Significance for Obesity Predisposition". *European Journal of Clinical Nutrition*, v. 72, pp. 657-64, 2018.

ELKS, Cathy E. et al. "Variability in the Heritability of Body Mass Index: A Systematic Review and Meta-Regression". *Frontiers in Endocrinology*, v. 3, fev. 2012.

EMERY, Rebecca L., LEVINE, Michele D.; JAKICIC, John M. "Examining the Effect of Binge Eating and Disinhibition on Compensatory Changes in Energy Balance following Exercise among Overweight and Obese Women". *Eating Behaviours*, v. 22, pp. 10-5, ago. 2016.

EVERS, Catharine et al. "Feeling Bad or Feeling Good, Does Emotion Affect Your Consumption of Food? A Meta-Analysis of the Experimental Evidence". *Neuroscience & Biobehavioral Reviews*, v. 92, pp. 195-208, set. 2018.

FAN, Yong; PEDERSEN, Oluf. "Gut Microbiota in Human Metabolic Health and Disease". *Nature Reviews Microbiology*, v. 19, pp. 55-71, 2021.

FAROOQI, I. Sadaf et al. "Clinical Spectrum of Obesity and Mutations in the Melanocortin 4 Receptor Gene". *The New England Journal of Medicine*, v. 348, n. 12, mar. 2003.

FAWCETT, Katherine A.; BARROSO, Inês. "The Genetics of Obesity: FTO Leads the Way". *Trends in Genetics*, v. 26, n. 6, pp. 266-74, 2010.

FEIJÓ, Fernanda M.; BERTOLUCI, Marcello C.; REIS, Cíntia. "Serotonina e controle hipotalâmico da fome: Uma revisão". *Revista da Associação Médica Brasileira*, v. 57, n. 1, pp. 74-7, 2011.

FENTON, Sasha et al. "The Influence of Sleep Health on Dietary Intake: A Systematic Review and Meta-Analysis of Intervention Studies". *Journal of Human Nutrition and Dietetics*, v. 34, pp. 273-85, 2021.

FERREIRA, Edmar Pinto; GANDRA, Jane Adriane. *A influência dos personagens de quadrinhos nos praticantes de musculação em academias, seus músculos e seus estereótipos perfeitos: Em especial o Super-Man, Hulk e a Barbie*. Anápolis: Universidade Estadual de Goiás (UEG), nov. 2015.

FERRERI, Laura et al. "Dopamine Modulates the Reward Experiences Elicited by Music". *PNAS*, v. 116, n. 9, fev. 2019.

FLACK, Kyle D. et al. "Decreasing the Consumption of Foods with Sugar Increases Their Reinforcing Value: A Potential Barrier for Dietary Behavior Change". *Journal of the Academy of Nutrition and Dietetics*, v. 119, n. 7, pp. 1099-108, jul. 2019.

FLACK, Kyle D. et al. "Exercise for Weight Loss: Further Evaluating Energy Compensation with Exercise". *Medicine & Science in Sports & Exercise*, v. 52, n. 11, pp. 2466-75, nov. 2020.

FLACK, Kyle D.; HAYS, Harry M.; MORELAND, Jack. "The Consequences of Exercise-Induced Weight Loss on Food Reinforcement: A Randomized Controlled Trial". *PLoS One*, v. 15, n. 6, jun. 2020.

FONG, Winnie; LI, Qing; YU, Jun. "Gut Microbiota Modulation: A Novel Strategy for Prevention and Treatment of Colorectal Cancer". *Oncogene*, v. 39, pp. 4925-43, 2020.

FORDE, Ciarán G.; MARS, Monica; DE GRAAF, Cees. "Ultra-Processing or Oral Processing? A Role for Energy Density and Eating Rate in Moderating Energy Intake from Processed Foods". *Current Developments in Nutrition*, v. 4, n. 3, fev. 2020.

FORIGHT, Rebecca M. et al. "Is Regular Exercise an Effective Strategy for Weight Loss Maintenance?". *Physiology & Behavior*, v. 188, pp. 86-93, maio 2018.

FOSTER, Gary D.; MAKRIS, Angela P.; BAILER, Brooke A. "Behavioral Treatment of Obesity". *The American Journal of Clinical Nutrition*, v. 82, n. 1, pp. 230S-5S jul. 2005.

FOTHERGIL, Erin et al. "Persistent Metabolic Adaptation 6 Years After 'The Biggest Loser' Competition". *Obesity*, v. 24, n. 8, pp. 1612-9, ago. 2016.

FOX, Caroline S. et al. "Abdominal Visceral and Subcutaneous Adipose Tissue Compartments: Association with Metabolic Risk Factors in the Framingham Heart Study". *Circulation*, v. 116, n. 1, pp. 39-48, jul. 2007.

GALLANT, A. R. et al. "Parental Eating Behavior Traits Are Related to Offspring BMI in the Québec Family Study". *International Journal of Obesity*, v. 37, pp. 1422-6, 2013.

GARDNER, Christopher D. et al. "Effect of Low-Fat vs Low-Carbohydrate Diet on 12-Month Weight Loss in Overweight Adults and the Association With Genotype Pattern or Insulin Secretion The DIETFITS Randomized Clinical Trial". *JAMA*, v. 319, n. 7, pp. 667-79, 2018.

GARFINKEL, Sarah N. et al. "Knowing Your Own Heart: Distinguishing Interoceptive Accuracy from Interoceptive Awareness". *Biological Psychology*, v. 104, pp. 65-74, 2015.

GARNER, David M. "Confronting the Failure of Behavioral and Dietary Treatments for Obesity". *Clinical Psychology Review*, v. 11, pp. 729-80, 1991.

GBD 2015 OBESITY COLLABORATORS. "Health Effects of Overweight and Obesity in 195 Countries over 25 Years". *The New England Journal of Medicine*, v. 377, n. 1, pp. 13-27, jul. 2017.

GEARHARDT, Ashley N.; HEBEBRAND, Johannes. "The Concept of 'Food Addiction' Helps Inform the Understanding of Overeating and Obesity: YES". *The American Journal of Clinical Nutrition*, v. 113, pp. 263-7, 2021.

GERBASI, Margaret E. et al. "Globalization and eating disorder risk: Peer influence, perceived social norms, and adolescent disordered eating in Fiji". *International Journal of Eating Disorders*, v. 47, n. 7, pp. 727-37, nov. 2014.

GIERSCH, Gabrielle E. W. et al. "Fluid Balance and Hydration Considerations for Women: Review and Future Directions". *Sports Medicine*, v. 50, n. 2, pp. 253-61, 2020.

GLADWELL, Malcolm. *Fora de série: Descubra por que algumas pessoas têm sucesso e outras não*. Rio de Janeiro: Sextante, 2013.

GOLDGOF, M. et al., "The Chemical Uncoupler 2,4-Dinitrophenol (DNP) Protects Against Diet-Induced Obesity and Improves Energy Homeostasis in Mice at Thermoneutrality". *Journal of Biological Chemistry*, v. 289, n. 28, pp. 19431-50, 2014.

GOLEMAN, Daniel. *O cérebro e a inteligência emocional: Novas perspectivas*. Rio de Janeiro: Objetiva, 2012.

GORDON, Eliza L. et al. "What Is the Evidence for 'Food Addiction?' A Systematic Review". *Nutrients*, v. 10, n. 4, abr. 2018.

GREENWAY, Frank L. "Physiological Adaptations to Weight Loss and Factors Favouring Weight Regain". *International Journal of Obesity*, v. 39, pp. 1188-96, 2015.

GUO, Juen; BRAGER, Danielle C.; HALL, Kevin D. "Simulating Long-Term Human Weight-Loss Dynamics in Response to Calorie Restriction". *The American Journal of Clinical Nutrition*, v. 107, n. 4, pp. 559-65, abr. 2018.

HALL, Kevin D. "Metabolic Adaptations to Weight Loss". *Obesity*, v. 26, n. 5, p. 790, maio 2005.

HALL, Kevin D. et al. "Ultra-Processed Diets Cause Excess Calorie Intake and Weight Gain: An Inpatient Randomized Controlled Trial of Ad Libitum Food Intake". *Cell Metabolism*, v. 30, pp. 67-77, jul. 2019.

HARRIGER, Jennifer A. et al. "You Can Buy a Child a Curvy Barbie Doll, But You Can't Make Her Like It: Young Girls' Beliefs About Barbie Dolls with Diverse Shapes and Sizes". *Body Image*, v. 30, pp. 107-13, 2019.

HEBEBRAND, Johannes et al. "'Eating Addiction', Rather Than 'Food Addiction', Better Captures Addictive-Like Eating Behavior". *Neuroscience and Biobehavioral Reviews*, v. 47, pp. 295-306, 2014.

HEINITZ, Sacha et al. "Early Adaptive Thermogenesis Is a Determinant of Weight Loss After Six Weeks of Caloric Restriction in Overweight Subjects". *Metabolism*, v. 110, set. 2020.

HENGIST, Aaron et al. "The Physiological Responses to Maximal Eating in Men". *The British Journal of Nutrition*, v. 124, n. 4, pp. 407-17, 2020.

HEPLER, Justin et al. "Being Active and Impulsive: The Role of Goals for Action and Inaction in Self-Control". *Motivation and Emotion*, v. 36, n. 4, pp. 416-24, dez. 2012.

HERBERT, Beate M. "Attenuated Interoceptive Sensitivity in Overweight and Obese Individuals". *Eating Behaviors*, v. 15, pp. 445-8, 2014.

HEYMSFIELD, Steven B. et al. "Voluntary Weight Loss: Systematic Review of Early Phase Body Composition Changes". *Obesity Reviews*, v. 12, n. 5, pp. 348-61, 2011.

HILL, Cristal M.; MORRISON, Christopher. "The Protein Leverage Hypothesis: A 2019 Update for Obesity". *Obesity*, v. 27, n. 8, ago. 2019.

HODDY, Kristin K. et al. "Intermittent Fasting and Metabolic Health: From Religious Fast to Time-Restricted Feeding". *Obesity*, v. 28, n. 1, jul. 2020.

HOLLSTEIN, Tim et al. "Metabolic Response to Fasting Predicts Weight Gain During Low-Protein Overfeeding in Lean Men: Further Evidence for Spendthrift and Thrifty Metabolic Phenotypes". *The American Journal of Clinical Nutrition*, v. 110, n. 3, pp. 593-604, set. 2019.

HUDA, Mohammed S. B. et al. "Ghrelin Restores 'Lean-Type' Hunger and Energy Expenditure Profiles in Morbidly Obese Subjects But Has No Effect on Postgastrectomy Subjects". *International Journal of Obesity*, v. 33, pp. 317-25, 2009.

HUSSAIN, S. S.; BLOOM, S. R. "The Regulation of Food Intake by the Gut-Brain Axis: Implications for Obesity". *International Journal of Obesity*, v. 37, pp. 625-33, 2013.

IBRAHIM, Mohsen. "Subcutaneous and Visceral Adipose Tissue: Structural and Functional Differences". *Obesity Reviews*, v. 11, n. 1, pp. 11-8, jan. 2010.

JACQUET, Philippe et al. "How Dieting Might Make Some Fatter: Modeling Weight Cycling Toward Obesity from a Perspective Of Body Composition Autoregulation". *International Journal of Obesity*, v. 44, pp. 1243-53, fev. 2020.

JÄGER, Ralf et al. "International Society of Sports Nutrition Position Stand: Probiotics". *Journal of the International Society of Sports Nutrition*, v. 16, dez. 2019.

JAMIESON, Jeremy P.; NOCK, Matthew K.; MENDES, Wendy Berry. "Mind over Matter: Reappraising Arousal Improves Cardiovascular and Cognitive Responses to Stress". *Journal of Experimental Psychology*, v. 141, n. 3, pp. 417-22, 2012.

JELLINEK, Rebecca D. et al. "The Impact of Doll Style of Dress and Familiarity on Body Dissatisfaction in 6- to 8-Year-Old Girls". *Body Image*, v. 18, pp. 78-85, 2016.

JIE, Zhuye et al. "The Baseline Gut Microbiota Directs Dieting-Induced Weight Loss Trajectories". *Gastroenterology*, v. 160, pp. 2029-42, 2021.

JOHANNSEN, Darcy L. et al. "Metabolic Adaptation Is Not Observed After 8 Weeks of Overfeeding But Energy Expenditure Variability Is Associated With Weight Recovery". *The American Journal of Clinical Nutrition*, v. 110, n. 4, pp. 805-13, out. 2019.

JURGENS, Tannis M. et al. "Green Tea for Weight Loss and Weight Maintenance in Overweight or Obese Adults". *The Cochrane Database of Systematic Reviews*, v. 12, 2012.

KAHNEMAN, Daniel. *Rápido e devagar: Duas formas de pensar*. Rio de Janeiro: Objetiva, 2012.

KAKINAMI, Lisa et al. "Parenting Style and Obesity Risk in Children". *Preventive Medicine*, v. 75, pp. 18-22, 2015.

KAKOSCHKE, Naomi et al. "Effects of Very Low-Carbohydrate vs. High-Carbohydrate Weight Loss Diets on Psychological Health in Adults with Obesity and Type 2 Diabetes: A 2-Year Randomized Controlled Trial". *European Journal of Nutrition*, maio 2021.

KEATING, Damien J.; SPENCER, Nick J. "What is the Role of Endogenous Gut Serotonin in the Control of Gastrointestinal Motility?". *Pharmacological Research*, v. 140, pp. 50-5, fev. 2019.

KEATING, Shelley E. et al. "Continuous Exercise but Not High Intensity Interval Training Improves Fat Distribution in Overweight Adults". *Journal of Obesity*, v. 2014, n. 834865, jan. 2014.

KELLER, Abiola et al. "Does the Perception that Stress Affects Health Matter? The Association with Health and Mortality". *Health Psychology*, v. 31, n. 5, pp. 677-84, set. 2012.

KERR, Ava; SLATER, Gary J.; BYME, Nuala. "Impact of Food and Fluid Intake on Technical and Biological Measurement Error in Body Composition Assessment Methods in Athletes". *British Journal of Nutrition*, v. 117, n. 4, pp. 591-601, fev. 2017.

KEYS, A. et al. *The Biology of Human Starvation*. Minneapolis: University of Minnesota Press, 1950. v. 1-2.

KING, Neil A. et al. "Individual Variability Following 12 Weeks of Supervised Exercise: Identification and Characterization of Compensation for Exercise-Induced Weight Loss". *International Journal of Obesity*, v. 32, pp. 277-84, 2008.

KNUTSON, Kristen L. et al. "The Metabolic Consequences of Sleep Deprivation". *Sleep Medicine Reviews*, v. 11, pp. 163-78, 2007.

KORKEILA, Maarit et al. "Weight-Loss Attempts and Risk Of Major Weight Gain: A Prospective Study in Finnish Adults". *The American Journal of Clinical Nutrition*, v. 70, pp. 965-75, 1999.

LAFONTAN, Max. "Differences Between Subcutaneous and Visceral Adipose Tissues". In: BASTARD, Jean-Philippe; FEVE, Bruno (Orgs.). *Physiology and Physiopathology of Adipose Tissue*, pp. 329-49. Paris: Springer, 2013.

LANZA DI SCALEA, Teresa; PEARLSTEIN, Teri. "Premenstrual Dysphoric Disorder". *Medical Clinics of North America*, v. 103, n. 4, pp. 613-28, jul. 2019.

LARKY, Damoon Ashtary et al. "Effects of Gradual Weight Loss vs Rapid Weight Loss on Body Composition and Resting Metabolic Rate: A Systematic Review and Meta-Analysis". *The British Journal of Nutrition*, v. 124, n. 11, pp. 1121-32, jun. 2020.

LENOIR, Magalie et al. "Intense Sweetness Surpasses Cocaine Reward". *PLoS ONE*, v. 2, n. 8, e698, ago. 2007.

LEVINE, James; EBERHARDT, Norman; JENSEN, Michael Dennis. "Role of Nonexercise Activity Thermogenesis in Resistance to Fat Gain in Humans". *Science*, v. 283, n. 5399, pp. 212-4, jan. 1999.

LIEM, Djin Gie; RUSSELL, Georgina. "The Influence of Taste Liking on the Consumption of Nutrient Rich and Nutrient Poor Foods". *Frontiers in Nutrition*, v. 6, nov. 2019.

LIU, Jiankang et al. "Differential Associations of Abdominal Visceral, Subcutaneous Adipose Tissue with Cardiometabolic Risk Factors between African and European Americans". *Obesity*, v. 22, n. 3, pp. 811-8, mar. 2014.

LIU, Jing-Jing et al. "High on Food: The Interaction Between the Neural Circuits for Feeding and for Reward". *Frontiers in Biology*, v. 10, n. 2, pp. 165-76, abr. 2015.

LLEWELLYN, Clare H. "Satiety Mechanisms in Genetic Risk of Obesity". *JAMA Pediatrics*, v. 168, n. 4, pp. 338-44, 2014.

LOCKE, Adam et al. "Genetic Studies of Body Mass Index Yield New Insights for Obesity Biology". *Nature*, v. 518, n. 7538, pp. 197-206, fev. 2015.

LOH, R. K. C.; KINGWELL, B. A.; CAREY, A. L. "Human Brown Adipose Tissue As a Target for Obesity Management; Beyond Cold-Induced Thermogenesis". *Obesity Reviews*, v 18, n. 11, pp. 1227-42, jul. 2017.

LOOS, Ruth J. F.; YEO, Giles S. H. "The Bigger Picture of FTO: The First GWAS-Identified Obesity Gene". *Nature Reviews Endocrinology*, v. 10, n. 1, pp. 51-61, 2014.

LOTTA, Luca A. et al. "Human Gain-of-Function MC4R Variants Show Signaling Bias and Protect against Obesity". *Cell*, v. 177, pp. 597-607, 2019.

LOWE, Michael R. et al. "Dieting and Restrained Eating as Prospective Predictors of Weight Gain". *Frontiers in Psychology*, v. 4, n. 577, set. 2013.

LOWE, Michael R.; BUTRYN, Meghan L. "Hedonic Hunger: A New Dimension of Appetite?". *Physiology & Behavior*, v. 91, pp. 432-9, 2007.

LUND, Jens et al. "The Unidentified Hormonal Defense Against Weight Gain". *PLoS Biology*, v. 18, n. 2, 2020.

LUND, Jens; GERHART-HINES, Zachary; CLEMMENSEN, Christoffer. "Role of Energy Excretion in Human Body Weight Regulation". *Trends in Endocrinology & Metabolism*, v. 31, n. 10, pp. 705-8, out. 2020.

MACHT, Michael. "How Emotions Affect Eating: A Five-Way Model". *Appetite*, v. 50, n. 1, pp. 1-11, jan. 2008.

MACKENZIE-SHALDERS, Kristen et al., "The Effect of Exercise Interventions on Resting Metabolic Rate: A Systematic Review and Meta-Analysis". *Journal of Sports Sciences*, v. 38, v. 14, pp. 1635-49, jul. 2020.

MANIAM, Jayanthi; MORRIS, Margaret J. "Palatable Cafeteria Diet Ameliorates Anxiety and Depression-Like Symptoms Following an Adverse Early Environment". *Psychoneuroendocrinology*, v. 35, pp. 717-28, 2010.

MANTAU, Alexandra; HATTULA, Stefan; BORNEMANN, Torsten. "Individual Determinants of Emotional Eating: A Simultaneous Investigation". *Appetite*, v. 130, pp. 93-103, nov. 2018.

MARTIN, Jessica; TIMOFEEVA, Elena. "Intermittent Access to Sucrose Increases Sucrose--Licking Activity and Attenuates Restraint Stress-Induced Activation of the Lateral Septum". *The American Journal of Physiology*, v. 298, n. 5, maio 2010.

MARTINS, Catia et al. "Metabolic Adaptation Is Not a Major Barrier to Weight-Loss Maintenance". *The American Journal of Clinical Nutrition*, v. 112, n. 3, pp. 558-65, maio 2020.

MATSUO, Tomoaki et al. "The FTO Genotype as a Useful Predictor of Body Weight Maintenance: Initial Data from a 5-Year Follow-Up Study". *Metabolism Clinical and Experimental*, v. 63, n. 7, pp. 912-7, 2014.

MCMAHON, Daria M. et al. "Relationships Between Chronotype, Social Jetlag, Sleep, Obesity and Blood Pressure in Healthy Young Adults". *The Journal of Biological and Medical Rhythm Research*, v. 36, n. 4, 2019.

MEERMAN, Ruben; BROWN, Andrew J. "When Somebody Loses Weight, Where Does the Fat Go?". *BMJ*, v. 349, n. g7257, 2014.

MELANSON, Edward L. et al. "Resistance to Exercise-Induced Weight Loss: Compensatory Behavioral Adaptations". *Medicine & Science in Sports & Exercise*, v. 45, n. 8, pp. 1600-9, ago. 2013.

MELBY, Christopher L. et al. "Attenuating the Biologic Drive for Weight Regain Following Weight Loss: Must What Goes Down Always Go Back Up?". *Nutrients*, v. 9, n. 5, 2017.

MENNELLA, Julie A. "The Development of Sweet Taste: From Biology to Hedonics". *Reviews in Endocrine & Metabolic Disorders*, v. 17, n. 2, pp. 171-8, jun. 2016.

MEULE, Adrian. "The Psychology of Food Cravings: The Role of Food Deprivation". *Current Nutrition Reports*, v. 9, pp. 251-7, 2020.

MICHELA BARISIONE, R. D. et al. "Body Weight at Developmental Age in Siblings Born to Mothers before and after Surgically Induced Weight Loss". *Surgery for Obesity and Related Diseases*, v. 8, pp. 387-92, 2012.

MITCHELL, Sharon E. et al. "The Effects of Graded Levels of Calorie Restriction: II. Impact of Short Term Calorie and Protein Restriction on Circulating Hormone Levels, Glucose Homeostasis and Oxidative Stress in male C57BL/6 Mice". *Oncotarget*, v. 6, n. 27, pp. 23213-37, set. 2015.

MONTEIRO, Carlos et al. "FAO. Ultra-Processed Foods, Diet Quality, and Health Using the NOVA Classification System". Roma: Food and Agriculture Organization of the United Nations, 2019.

MOORE, Catherine F. et al. "Pathological Overeating: Emerging Evidence for a Compulsivity Construct". *Neuropsychopharmacology*, v. 42, pp. 1375-89, 2017.

MORALES, Ileanna; BERRIDGE, Kent C. "'Liking' and 'Wanting' in Eating and Food Reward: Brain Mechanisms and Clinical Implications". *Physiology & Behavior*, v. 227, 2020.

MORENO-DOMINGUEZ, Silvia et al. "Experimental Effects of Chocolate Deprivation on Cravings, Mood, and Consumption in High and Low Chocolate-Cravers". *Appetite*, v. 58, pp. 111-6, 2012.

MORTON, Darren et al. "The Complete Health Improvement Program (CHIP): History, Evaluation, and Outcomes". *American Journal of Lifestyle Medicine*, v. 10, n. 1, pp. 64-73, 2014.

MÜLLER, Manfred James. "About 'Spendthrift' and 'Thrifty' Phenotypes: Resistance and Susceptibility to Overeating Revisited". *The American Journal of Clinical Nutrition*, v. 110, n. 3, pp. 542-3, set. 2019.

MÜLLER, Manfred James; BOSY-WESTPHAL, Anja; HEYMSFIELD, Steven B. "Is There Evidence For a Set Point That Regulates Human Body Weight?". *Medicine Reports*, v. 2, n. 59, ago. 2010.

MÜLLER, Manfred James; ENDERLE, Janna; BOSY-WESTPHAL, Anja. "Changes in Energy Expenditure with Weight Gain and Weight Loss in Humans". *Current Obesity Reports*, v. 5, n. 4, pp. 413-23, dez. 2016.

MÜLLER, Manfred James; BOSY-WESTPHAL, Anja. "Effect of Over- and Underfeeding on Body Composition and Related Metabolic Functions in Humans". *Obesity*, v. 19, n. 108, 2019.

NATACCI, Lara Cristine; FERREIRA JÚNIOR, Mario. "The Three Factor Eating Questionnaire — R21: Tradução para o português e aplicação em mulheres brasileiras". *Revista de Nutrição*, v. 24, n. 3, pp. 383-94, 2011.

NEEL, James V. "Diabetes Mellitus: A 'Thrifty' Genotype Rendered Detrimental by 'Progress'?". *The American Journal of Human Genetics*, v. 14, n. 4, pp. 352-3, dez. 1962.

NEELAND, Ian J. et al. "Associations of Visceral and Abdominal Subcutaneous Adipose Tissue with Markers of Cardiac and Metabolic Risk in Obese Adults". *Obesity*, v. 21, n. 9, set. 2013.

NEUMARK-SZTAINER, Diane et al. "Obesity, Disordered Eating, and Eating Disorders in a Longitudinal Study of Adolescents: How Do Dieters Fare 5 Years Later?". *Journal of the American Dietetic Association*, v. 106, n. 4, pp. 559-68, abr. 2006.

NEUMARK-SZTAINER, Dianne et al. "Why Does Dieting Predict Weight Gain in Adolescents? Findings from Project EAT-II: A 5-Year Longitudinal Study". *Journal of the American Dietetic Association*, v. 107, n. 3, pp. 448-55, mar. 2007.

NOBLE, Emily E. et al. "Hypothalamus-Hippocampus Circuitry Regulates Impulsivity Via Melanin-Concentrating Hormone". *Nature Communications*, v. 10, 2019.

OHLSSON, Claes et al. "Increased Weight Loading Reduces Body Weight and Body Fat in Obese Subjects: A Proof of Concept Randomized Clinical Trial". *EClinicalMedicine*, v. 22, maio 2020.

OLDS, James; PILNER, Peter. "Positive Reinforcement Produced by Electrical Stimulation of Septal Area and Other Regions of Rat Brain". *Journal of Comparative and Physiological Psychology*, v. 47, n. 6, pp. 419-27, dez. 1954.

OLIVER, Paula; LOMBARDI, Assunta; DE MATTEIS, Rita. "Editorial: Insights Into Brown Adipose Tissue Functions and Browning Phenomenon". *Frontiers in Physiology*, v. 11, n. 219, mar. 2020.

OSTENDORF, Danielle M. et al. "No Consistent Evidence of a Disproportionately Low Resting Energy Expenditure in Long-Term Successful Weight-Loss Maintainers". *The American Journal of Clinical Nutrition*, v. 108, pp. 658-66, 2018.

OSTENDORF, Danielle M. et al. "Objectively Measured Physical Activity and Sedentary Behavior in Successful Weight Loss Maintainers". *Obesity*, v. 26, n. 1, pp. 53-60, jan. 2018.

OSTENDORF, Danielle M. et al. "Physical Activity Energy Expenditure and Total Daily Energy Expenditure in Successful Weight Loss Maintainers". *Obesity*, v. 27, n. 3, pp. 496--504, mar. 2019.

PAIXÃO, Catarina et al. "Successful Weight Loss Maintenance: A Systematic Review of Weight Control Registries". *Obesity Reviews*, v. 21, 2020.

PASSOS, Camila Mendes dos et al. "Association Between the Price of Ultra-Processed Foods and Obesity in Brazil". *Nutrition, Metabolism and Cardiovascular Diseades*, v. 30, n. 4, pp. 589-98, abr. 2020.

PATEL, Sanjay R.; HU, Frank B. "Short Sleep Duration and Weight Gain: A Systematic Review". *Obesity*, v. 16, n. 3, pp. 643-53, mar. 2018.

PATTERSON, Ruth E.; SEARS, Dorothy D. "Metabolic Effects of Intermittent Fasting". *Annual Review of Nutrition*, v. 37, pp. 371-93, 2017.

PEREIRA, Mark A. et al. "Effects of a Low-Glycemic Load Diet on Resting Energy Expenditure and Heart Disease Risk Factors During Weight Loss". *JAMA*, v. 292, n. 20, nov. 2004.

PIAGGI, Paolo et al. "Energy Expenditure in the Etiology of Human Obesity: Spendthrift and Thrifty Metabolic Phenotypes and Energy-Sensing Mechanisms". *Journal of Endocrinological Investigation*, v. 41, n. 1, pp. 83-9, jan. 2018.

PIAGGI, Paolo. "Metabolic Determinants of Weight Gain in Humans". *Obesity*, v. 27, n. 5, pp. 691-9, maio 2019.

PIETILÄINEN, K. H. et al. "Does Dieting Make You Fat? A Twin Study". *International Journal of Obesity*, v. 36, pp. 456-64, 2012.

POLIDORI, David et al. "How Strongly Does Appetite Counter Weight Loss? Quantification of the Feedback Control of Human Energy Intake". *Obesity*, v. 24, n. 11, pp. 2289-95, nov. 2016.

PONTZER, Herman et al. "Constrained Total Energy Expenditure and Metabolic Adaptation to Physical Activity in Adult Humans". *Current Biology*, v. 26, n. 3, pp. 410-7, fev. 2016.

PONTZER, Herman et al. "Hunter-Gatherer Energetics and Human Obesity". *PLoS*, v. 7, n. 7, pp. 1-17, jul. 2012.

PONTZER, Herman. "Energy Constraint as a Novel Mechanism Linking Exercise and Health". *Physiology*, v. 33, pp. 384-93, out. 2018.

PONTZER, Herman; WOOD, Brian. M.; RAICHLEN, David. A. "Hunter-gatherers as models in public health". *Obesity Reviews*, v. 19, n. 1, pp. 24-35, dez. 2018.

PONTZER, Herman. *Burn: New Research Blows the Lid Off How We Really Burn Calories, Lose Weight, and Stay Health*. Avery, 2021.

PROCHASKA, James O.; DICLEMENTE, Carlo. "Trans-Theoretical Therapy: Toward a More Integrative Model of Change". *Psychotherapy: Theory, Research & Practice*, v. 19, n. 3, pp. 276--88, jan. 1982.

QUADT, Lisa; CRITCHLEY, Hugo D.; GARFINKEL, Sarah N. "The Neurobiology of Interoception in Health and Disease". *Annals of the New York Academy of Sciences*, v. 1428, n. 1, pp. 112-28, 2018.

RACHLIN, Howard. *The Science of Self-Control*. Cambridge, MA: Harvard University Press, 2000.

RAUBENHEIMER, David; SIMPSON, Stephen J. "Protein Leverage: Theoretical Foundations and Ten Points of Clarification". *Obesity*, v. 27, n. 8, ago. 2019.

RAUBENHEIMER, David; SIMPSON, Stephen. "In Perfect Balance". *New Scientist*, v. 246, n. 3283, pp. 31-4, maio 2020.

RAZZOLI, Maria et al. "Stress, Overeating, and Obesity: Insights from Human Studies and Preclinical Models". *Neuroscience and Biobehavioral Reviews*, v. 76, parte A, pp. 154-62, 2017.

REBELLO, Candida J.; O'NEIL, Carol E.; GREENWAY, Frank L. "Dietary Fiber and Satiety: The Effects of Oats on Satiety". *Nutrition Reviews*, v. 74, n. 2, pp. 131-47, 2016.

REIFF, Dan W. *Eating Disorders: Nutrition Therapy in the Recovery Process*. 2. ed. Life Enterprises, 1999.

REINHARDT, Martin et al. "A Human Thrifty Phenotype Associated With Less Weight Loss During Caloric Restriction". *Diabetes*, v. 64, n. 8, pp. 2859-67, 2015.

REMES-TROCHE, José María. "'Too Hot' Or 'Too Cold': Effects of Meal Temperature on Gastric Function". *Digestive Diseases Sciences*, v. 58, n. 9, pp. 2439-40, set. 2013.

RICQUIER, D. "UCP1, The Mitochondrial Uncoupling Protein of Brown Adipocyte: A Personal Contribution and a Historical Perspective". *Biochimie*, v. 134, pp. 3-8, mar. 2017.

RIBEIRO, Gabriela et al. "Association Between Hedonic Hunger and Body-Mass Index Versus Obesity Status". *Scientific Reports*, v. 8, n. 1, abr. 2018.

ROBINS, Lee N.; DAVIS, Darlen H.; NURCO, David N. "How Permanent Was Vietnam Drug Addiction?". *American Journal of Public Health*, v. 64, n. 12, pp. 38-43, dez. 1974.

ROGERS, James et al. "Capsaicinoids Supplementation Decreases Percent Body Fat and Fat Mass: Adjustment Using Covariates in a Post Hoc Analysis". *BMC Obesity*, v. 5, n. 22, 2018.

ROLLS, Barbara J. "Sensory-Specific Satiety". *Nutrition Reviews*, v. 44, n. 3, pp. 93-101, mar. 1986.

ROLLS, Barbara J. et al. "Salad and Satiety: Energy Density and Portion Size of a First-Course Salad Affect Energy Intake at Lunch". *Journal of the American Dietetic Association*, v. 104, n. 110, pp. 1570-6, 2004.

ROLLS, Barbara J.; BELL, Elizabeth A.; THORWART, Michelle L. "Water Incorporated into a Food but Not Served with a Food Decreases Energy Intake in Lean Women". *The American Journal of Clinical Nutrition*, v. 70, pp. 448-55, 1999.

ROLLS, Edmund T. "Smell, Taste, Texture, and Temperature Multimodal Representations in the Brain, and Their Relevance to the Control of Appetite". *Nutrition Reviews*, v. 62, n. 11, nov. 2004.

ROSS, Robert; BRADSHAW, Allson J. "The Future of Obesity Reduction: Beyond Weight Loss". *Nature Reviews Endocrinololy*, v. 5, pp. 319-26, maio 2009.

ROSSI, Mark A.; STUBER, Garret D. "Overlapping Brain Circuits for Homeostatic and Hedonic Feeding". *Cell Metabolism*, v. 27, jan. 2018.

RUBINO, Domenica et al. "Effect of Continued Weekly Subcutaneous Semaglutide vs Placebo on Weight Loss Maintenance in Adults With Overweight or Obesity: The STEP 4 Randomized Clinical Trial". *JAMA*, v. 325, n. 14, pp. 1414-25, abr. 2021.

RUBINO, Francesco et al. "Joint International Consensus Statement for Ending Stigma of Obesity". *Nature Medicine*, v. 26, pp. 485-97, 2020.

RUDDICK-COLLINS, Leonie; MORGAN, Peter J.; JOHNSTONE, Alexandra M. "Mealtime: A Circadian Disruptor and Determinant of Energy Balance?". *Journal of Neuroendocrinology*, v. 32, n. 7, jun. 2020.

RUDDOCK, William D. J.; KOLK, Sarah J.; NORTHEY, Angela J. "Room for Dessert: An Expanded Anatomy of the Stomach". *CMAJ*, v. 175, n. 12, pp. 1567-8, dez. 2006.

SANDI, Carmen. "Stress and Cognition". *WIREs Cognitive Science*, v. 4, n. 3, pp. 245-61, 2013.

SANTOS, Inês et al. "Weight Control Behaviors of Highly Successful Weight Loss Maintainers: the Portuguese Weight Control Registry". *Journal of Behavioral Medicine*, v. 40, n. 2, pp. 366-71, abr. 2017.

SAPOLSKY, Robert M. *Comporte-se: A biologia humana em nosso melhor e pior*. São Paulo: Companhia das Letras, 2021.

SARES-JÄSKE, L. et al. "Self-Report Dieting and Long-Term Changes in Body Mass Index and Waist Circumference". *Obesity Science & Practice*, v. 5, n. 4, pp. 291-303, mar. 2019.

SCHULTE, Erica M.; AVENA, Nicole M.; GEARHARDT, Ashley N. "Which Foods May Be Addictive? The Roles of Processing, Fat Content, and Glycemic Load". *PLoS One*, v. 10, n. 2, fev. 2015.

SCHULZ, Laura C. "The Dutch Hunger Winter and the Developmental Origins of Health and Disease". *PNAS*, v. 107, n. 39, pp. 16757-8, set. 2010.

SCHWINGSHACKL, Lukas; HOFFMANN, Georg "Long-Term Effects of Low Glycemic Index/Load vs. High Glycemic Index/Load Diets on Parameters of Obesity and Obesity-Associated Risks: A Systematic Review and Meta-Analysis". *Nutrition, Metabolism & Cardiovascular Diseases*, v. 23, pp. 699-706, 2013.

SEDLMEIER, Anja M. et al. "Relation of Body Fat Mass and Fat-Free Mass to Total Mortality: Results from 7 Prospective Cohort Studies". *The American Journal of Clinical Nutrition*, v. 113, n. 3, pp. 639-46, mar. 2021.

SEGANFREDO, F. B. et al. "Weight-Loss Interventions and Gut Microbiota Changes in Overweight and Obese Patients: A Systematic Review". *Obesity Reviews*, v. 18, n. 8, pp. 832-51, 2017.

SEGAR, Michelle. *No Sweat: How the Simple Science of Motivation Can Bring You a Lifetime of Fitness*. AMACOM/American Management Association, 2015.

SHUKLA, Alpana P. et al. "Carbohydrate-Last Meal Pattern Lowers Postprandial Glucose and Insulin Excursions in Type 2 Diabetes". *BMJ Open Diabetes Research & Care*, v. 5, n. 1, p. e000440, set. 2017.

SHUKLA, Alpana P. et al. "The Impact of Food Order on Postprandial Glycaemic Excursions in Prediabetes". Diabetes, Obesity and Metabolism, v. 21, n. 2, pp. 377-81, fev. 2019.

SIMON, Joe J. et al. "Neural Food Reward Processing in Successful and Unsuccessful Weight Maintenance". *Obesity*, v. 26, n. 5, maio 2018.

SIMONSON, Anna Peluso et al. "Comparison of Mindful and Slow Eating Strategies on Acute Energy Intake". *Obesity Science & Practice*, v. 6, pp. 668-76, 2020.

SKORKA-BROWN, Jessica; ANDRADE, Jackie; MAY, Jon. "Playing 'Tetris' Reduces the Strength, Frequency and Vividness of Naturally Occurring Cravings". *Appetite*, v. 76, pp. 161-5, 2014.

SLAVIN, J.; GREEN, H. "Dietary Fibre and Satiety". *Nutrition Bulletin*, v. 32, n. 1, pp. 32-42, 2007.

SMALL, Dana M.; DIFELICEANTONIO, Alexandra G. "Processed Foods and Food Reward". *Science*, v. 363, n. 6425, pp. 346-7, 2019.

SMITH, Andrew P.; ROGERS, Rosannagh. "Positive Effects of a healthy Snack (Fruit) Versus an Unhealthy Snack (Chocolate/Crisps) on Subjective Reports of Mental and Physical Health: A Preliminary Intervention Study". *Frontiers in Nutrition*, v. 1, n. 10, 2014.

SMITH, J. et al. "Effects of Maternal Surgical Weight Loss in Mothers on Intergenerational Transmission of Obesity". *The Journal of Clinical Endocrinology & Metabolism*, v. 94, n. 11, pp. 4275-83, nov. 2009.

SMYTH, B. P. et al. "Lapse and Relapse Following Inpatient Treatment of Opiate Dependence". *Irish Medical Journal*, v. 103, n. 6, jun. 2010.

SPEAKMAN, John R. "Evolutionary Perspectives on The Obesity Epidemic: Adaptive, Maladaptive, and Neutral Viewpoints". *Annual Review of Nutrition*, v. 33, pp. 289-317, 2013.

SPEAKMAN, John R. "Sex and Age Related Mortality Profiles During Famine: Testing the 'Body Fat' Hypothesis". *Journal of Biosocial Science*, v. 45, n. 6, pp. 823-40, nov. 2013.

SPENCE, Charles. "Comfort Food: A Review". *International Journal of Gastronomy and Food Science*, v. 9, pp. 105-9, 2017.

SPIEGEL, Karine et al. "Brief Communication: Sleep Curtailment in Healthy Young Men is Associated with Decreased Leptin Levels, Elevated Ghrelin Levels, and Increased Hunger and Appetite". *Annals of Internal Medicine*, v. 141, n. 11, pp. 846-50, dez. 2004.

STEELE, Euridice Martínez et al. "Ultra-processed Foods, Protein Leverage and Energy Intake in the USA". *Public Health Nutrition*, v. 21, n. 1, pp. 114-24, out. 2017.

STEM, Sarah A. "Control of Non-Homeostatic Feeding in Sated Mice Using Associative Learning of Contextual Food Cues". *Molecular Psychiatry*, v. 25, pp. 666-79, 2020.

STERNSON, Scott M.; EISELT, Anne-Kathrin. "Three Pillars for the Neural Control of Appetite". *Annual Review of Physiology*, v. 79, pp. 401-23, 2017.

STEWART, J. E.; KEAST, R. S. J. "Recent Fat Intake Modulates Fat Taste Sensitivity in Lean and Overweight Subjects". *International Journal of Obesity*, v. 36, pp. 834-42, 2012.

STICE, E. et al. "Blunted Striatal Response to Food is Moderated by TaqIA A1 Allele". *Science*, v. 322, pp. 449-52, out. 2008.

STOCKMAN, Mary-Catherine et al. "Intermittent Fasting: Is the Wait Worth the Weight?". *Current Obesity Reports*, v. 7, pp. 172-85, abr. 2018.

STRAUB, Rainer H. "The Brain and Immune System Prompt Energy Shortage in Chronic Inflammation and Ageing. *Nature Reviews Rheumatology*, v. 13, n. 12, pp. 743-51, dez. 2017.

STRIEN, Tatjana van et al. "Hunger, Inhibitory Control and Distress-Induced Emotional Eating". *Appetite*, v. 79, pp. 124-33, 2014.

STRIEN, Tatjana van. "Causes of Emotional Eating and Matched Treatment of Obesity". *Current Diabetes Reports*, v. 18, n. 6, abr. 2018.

STUBBS, R. James et al. "Developing Evidence-Based Behavioural Strategies to Overcome Physiological Resistance to Weight Loss in the General Population". *Proceedings of the Nutrition Society*, v. 78, n. 4, pp. 576-89, nov. 2019.

SWANN, Willam B. "The Trouble with Change: Self-Verification and Allegiance to the Self". *Psychological Science*, v. 8, n. 3, pp. 177-80, 1997.

SZE, Yan Yan et al. "Delay Discounting and Utility for Money or Weight Loss". *Obesity Science & Practice*, v. 3, n. 1, 2017.

SZE, Yan Yan et al. "Bleak Present, Bright Future: Online Episodic Future Thinking, Scarcity, Delay Discounting, and Food Demand". *Clinical Psychological Science*, v. 5, n. 4, pp. 683-97, 2017.

TAGHIZADEH, M. et al. "The Effect of Dietary Supplements Containing Green Tea, Capsaicin and Ginger Extracts on Weight Loss and Metabolic Profiles in Overweight Women:

A Randomized Double-Blind Placebo-Controlled Clinical Trial". *Annals of Nutrition and Metabolism*, v. 70, n. 4, pp. 277-85, 2017.

TEIXEIRA, Pedro J. et al. "Successful Behavior Change in Obesity Interventions in Adults: A Systematic Review of Self-Regulation Mediators". *BMC Medicine*, v. 13, p. 84, abr. 2015.

THANARAJAH, Sharmili Edwin et al. "Food Intake Recruits Orosensory and Post-ingestive Dopaminergic Circuits to Affect Eating Desire in Humans". *Cell Metabolism*, v. 29, pp. 695-706, 2019.

THE GLOBAL BMI MORTALITY COLLABORATION. "Body-Mass Index and All-Cause Mortality: Individual Participant-Data Meta-Analysis of 239 Prospective Studies in Four Continents". *Lancet*, v. 388, pp. 776-86, 2016.

THEILADE, Simone et al. "An Overview of Obesity Mechanisms in Humans: Endocrine Regulation of Food Intake, Eating Behaviour and Common Determinants of Body Weight". *Diabetes, Obesity & Metabolism*, v. 23, n. 1, pp. 17-35, fev. 2021.

THOM, George et al. "The Role of Appetite-Related Hormones, Adaptive Thermogenesis, Perceived Hunger and Stress in Long-Term Weight-Loss Maintenance: A Mixed-Methods Study". *European Journal of Clinical Nutrition*, v. 74, pp. 622-32, 2020.

THOMAS, J. Graham et al. "Weight-Loss Maintenance for 10 Years in the National Weight Control Registry". *American Journal of Preventive Medicine*, v. 46, n. 1, pp. 17-23, jan. 2014.

TOMIYAMA, A. Janet.; DALLMAN, Mary. F.; EPEL, Elissa S. "Comfort Food Is Comforting to Those Most Stressed: Evidence of the Chronic Stress Response Network in High Stress Women". *Psychoneuroendocrinology*, v. 36, pp. 1513-9, 2011.

TRAYHURN, P. "Origins and Early Development of The Concept That Brown Adipose Tissue Thermogenesis is Linked to Energy Balance and Obesity". *Biochimie*, v. 134, pp. 62--70, mar. 2017.

TREMBLAY, Angelo; ARGUIN, Hélène; PANAHI, Shirin "Capsaicinoids: A Spicy Solution to the Management of Obesity?". *International Journal of Obesity*, v. 40, pp. 1198-204, 2016.

TREMBLAY, Angelo; BELLISLE, France. "Nutrients, Satiety, and Control of Energy Intake". *Applied Physiology, Nutrition, and Metabolism*, v. 40, pp. 971-9, 2015.

TREPANOWSKI, John F. et al. "Effect of Alternate-Day Fasting on Weight Loss, Weight Maintenance, and Cardioprotection Among Metabolically Healthy Obese Adults: A Randomized Clinical Trial". *JAMA*, v. 177, n. 7, pp. 930-8, jul. 2017.

TRIBOLE, Evelyn; RESCH, Elyse. *Intuitive Eating: A Revolutionary Anti-Diet Approach*. 4. ed. St. Martin's Essentials, 2020.

TUN, Hein M. et al. "Exposure to Household Furry Pets Influences the Gut Microbiota of Infant at 3-4 Months Following Various Birth Scenarios". *Microbiome*, v. 5, n. 1, abr. 2017.

TUN, Mon H. et al. "Postnatal Exposure to Household Disinfectants, Infant Gut Microbiota and Subsequent Risk of Overweight in Children". *CMAJ*, v. 190, pp. E1097-107, set. 2018.

TURICCHI, Jake et al. "Associations Between the Proportion of Fat-Free Mass Loss During Weight Loss, Changes In Appetite, and Subsequent Weight Change: Results from a Randomized 2-Stage Dietary Intervention Trial". *The American Journal of Clinical Nutrition*, v. 111, n. 3, pp. 536-44, mar. 2020.

TURNWALD, Bradley P. et al. "Learning One's Genetic Risk Changes Physiology Independent of Actual Genetic Risk". *Nature Human Behaviour*, v. 3, pp. 48-56, 2019.

ULEN, Christina Garcia et al. "Weight Regain Prevention". *Clinical Diabetes*, v. 26, n. 3, pp. 100--13, 2008.

URLACHER, Samuel S. et al. "Constraint and Trade-Offs Regulate Energy Expenditure During Childhood". *Science Advances*, v. 5, n. 12, dez. 2019.

VAINIK, Uku et al. "Obesity Has Limited Behavioural Overlap with Addiction and Psychiatric Phenotypes". *Nature Human Behaviour*, v. 4, pp. 27-35, 2020.

VAINIK, Uku; GARCÍA-GARCÍA, Isabel; DAGHER, Alain. "Uncontrolled Eating: A Unifying Heritable Trait Linked with Obesity, Overeating, Personality and the Brain". *European Journal of Neuroscience*, v. 50, pp. 2430-45, 2019.

VAN STRIEN, Tatjana et al. "Moderation of Distress-Induced Eating by Emotional Eating Scores". *Appetite*, v 58, n. 1, pp. 277-84, fev. 2012.

VAN WALLEGHEN, E. L. et al. "Habitual Physical Activity Differentially Affects Acute and Short-Term Energy Intake Regulation in Young and Older Adults". *International Journal of Obesity*, v. 31, n. 8, pp. 1277-85, ago. 2007.

VEILLARD, Megan L.; VINCENT, Benjamin T. "Temporal Discounting Does Not Influence Body Mass Index". *Physiology & Behavior*, v. 221, 2020.

VOLKOW, Nora D.; WANG, Gene-Jack; BALER, Ruben D. "Reward, Dopamine and the Control of Food Intake: Implications for Obesity". *Trends in Cognitive Sciences*, v. 15, n. 1, pp. 37-46, 2011.

WADE, Kaitlin H. et al. "Loss-Of-Function Mutations in the Melanocortin 4 Receptor in a UK Birth Cohort". *Nature Medicine*, v. 27, n. 6, pp. 1088-96, jun. 2021.

WADDEN, Thomas A. et al. "A Two-Year Randomized Trial of Obesity Treatment In Primary Care Practice". *The New England Journal of medicine*, v. 365, n. 21, pp. 1969-79, nov. 2011.

WADDEN, Thomas A. et al. "Effect of Subcutaneous Semaglutide vs Placebo as an Adjunct to Intensive Behavioral Therapy on Body Weight in Adults with Overweight or Obesity: The STEP 3 Randomized Clinical Trial". *JAMA*, v. 325, n. 14, pp. 1403-13, abr. 2021.

WAJCHENBERG, Bernardo Léo. "Subcutaneous and Visceral Adipose Tissue: Their Relation to the Metabolic Syndrome". *Endocrine Reviews*, v. 21, n. 6, pp. 697-738, 2000.

WANSINK, Brian; KIM, Juyong. "Bad Popcorn in Big Buckets: Portion Size Can Influence Intake As Much As Taste". *Journal of Nutrition Education and Behavior*, v. 37, n. 5, pp. 242-5, 2005.

WANSINK, Brian et al. "Slim by Design: Kitchen Counter Correlates of Obesity". *Health Education & Behavior*, v. 43, n. 5, pp. 552-8, out. 2016.

WEBBER, Kelly H. et al. "A Comparison of a Behavioral Weight Loss Program to a Stress Management Program: A Pilot Randomized Controlled Trial". *Nutrition*, v. 32, n. 7-8, pp. 904-9, 2016.

WERLE, Carolina O. C.; WANSINK, Brian; PAYNE, Collin, R. "Is it Fun or Exercise? The Framing of Physical Activity Biases Subsequent Snacking". *Marketing Letters*, v. 26, pp. 691-702, 2015.

WERNECK, André O. et al "Joint Association of Ultra-Processed Food and Sedentary Behavior with Anxiety-Induced Sleep Disturbance among Brazilian Adolescents". *Journal of Affective Disorders*, v. 266, pp. 135-42, abr. 2020.

WEST, D. S. et al. "A Motivation-Focused Weight Loss Maintenance Program is an Effective Alternative to a Skill-Based Approach". *The International Journal of Obesity*, v. 35, n. 2, pp. 259-69, fev. 2011.

WESTENHOEFER, Joachim. "Validation of the Flexible and Rigid Control Dimensions of Dietary Restraint". *The International Journal of Eating Desorders*, v. 26, n. 1, pp. 53-64, 1999.

WESTERTERP, K. R. et al., "Long-Term Effect of Physical Activity on Energy Balance and Body Composition". *British Journal of Nutrition*, v. 68, n. 1, pp. 21-30, jul. 1992.

WESTWATER, Margaret L. et al. "Sugar Addiction: The State of the Science". *European of Journal of Nutrition*, v. 55, n. 2, pp. 55-69, nov. 2016.

WHARTON, Sean et al. "Obesity in Adults: A Clinical Practice Guideline". *CMAJ*, v. 192, n. 31, ago. 2020.

WHITE, Colin P. et al. "Fluid Retention over the Menstrual Cycle: 1-Year Data from the Prospective Ovulation Cohort". *Obstetrics and Gynecology International*, 2011.

WHITING, S.; DERBYSHIRE, E. J.; TIWARI, B. "Could capsaicinoids help to support weight management? A Systematic Review and Meta-analysis of Energy Intake Data". *Appetite*, v. 73, pp. 183-8, 2014.

WIDDOWSON, E. "Studies of Undernutrition, Wuppertal 1946-9. XXVII. The Response to Unlimited Food". Special Report Series (Medical Research Council, Great Britain), v. 275, pp. 313-45, 1951.

WILLEMS, Yayouk Eva et al. "The Heritability of Self-Control: A Meta-Analysis". *Neuroscience and Biobehavioral Reviews*, v. 100, pp. 324-34, 2019.

WING, Rena R.; PHELAN, Suzanne. "Long-Term Weight Loss Maintenance". *The American Journal of Clinical Nutrition*, v. 82, n. 1, pp. 222S-225S, jul. 2005.

WISS, David A.; AVENA, Nicole; RADA, Pedro. "Sugar Addiction: From Evolution to Revolution". *Frontiers in Psychiatry*, v. 9, nov. 2018.

YEO, Giles S. H. "The Role of the FTO (Fat Mass and Obesity Related) Locus in Regulating Body Size and Composition". *Molecular and Cellular Endocrinology*, v. 397, pp. 34-41, 2014.

YEOMANS, Martin R. "Olfactory Influences on Appetite and Satiety in Humans". *Physiology & Behavior*, v. 87, pp. 800-4, 2006.

YLMAZ, Z. et al. "Association Between MC4R rs17782313 Polymorphism and Overeating Behaviors". *International Journal of Obesity*, v. 39, pp. 114-20, 2015.

ZHANG, Cuilin et al. "Abdominal Obesity and the Risk of All-Cause, Cardiovascular, and Cancer Mortality: Sixteen Years of Follow-Up in US Women". *Circulation*, v. 117, n. 13, pp. 1658-67, abr. 2018.

ZHANG, Zafeng et al. "Association between Ultraprocessed Food Intake and Cardiovascular Health in US Adults: A Cross-Sectional Analysis of the NHANES 2011-2016". *The American Journal of Clinical Nutrition*, v. 113, pp. 428-36, 2021.

ZHAO, Jiaying; TOMM, Brandon M. "Psychological Responses to Scarcity". *Oxford Research Encyclopedia of Psychology*. Nova York: Oxford University Press, 2018.

ZHOU, Qun-Yong; PALMITER, Richard D. "Dopamine-Deficient Mice Are Severely Hypoactive, Adipsic, and Aphagic". *Cell*, v. 83, pp. 1197-209, dez. 1995.

ZSIBORÁS, Csaba et al. "Capsaicin and Capsiate Could Be Appropriate Agents for Treatment of Obesity: A Meta-analysis of Human Studies". *Critical Reviews in Food Science and Nutrition*, v. 58, n. 9, pp. 1419-27, 2018.

TIPOGRAFIA Adriane por Marconi Lima
DIAGRAMAÇÃO Osmane Garcia Filho
PAPEL Pólen, Suzano S.A.
IMPRESSÃO Lis Gráfica, abril de 2024

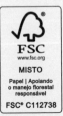

A marca FSC® é a garantia de que a madeira utilizada na fabricação do papel deste livro provém de florestas que foram gerenciadas de maneira ambientalmente correta, socialmente justa e economicamente viável, além de outras fontes de origem controlada.